ANNABEL C. JOSCHKO

Das Recht auf Nichtwissen
in der Gesundheitsversorgung

Schriften zum Gesundheitsrecht

Band 66

Herausgegeben von Professor Dr. Helge Sodan,
Freie Universität Berlin,
Direktor des Deutschen Instituts für Gesundheitsrecht (DIGR)
Präsident des Verfassungsgerichtshofes des Landes Berlin a.D.

Das Recht auf Nichtwissen in der Gesundheitsversorgung

Zum Spannungsfeld von Patientenautonomie und ärztlichem Berufsethos

Von

Annabel C. Joschko

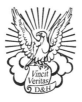

Duncker & Humblot · Berlin

Die Rechts- und Staatswissenschaftliche Fakultät
der Rheinischen Friedrich-Wilhelms-Universität Bonn
hat diese Arbeit im Jahr 2021
als Dissertation angenommen.

Bibliografische Information der Deutschen Nationalbibliothek

Die Deutsche Nationalbibliothek verzeichnet diese Publikation in
der Deutschen Nationalbibliografie; detaillierte bibliografische Daten
sind im Internet über http://dnb.d-nb.de abrufbar.

Satz: Fotosatz Voigt, Berlin
Druck: CPI buchbücher.de gmbh, Birkach
Printed in Germany

ISSN 1614-1385
ISBN 978-3-428-18409-5 (Print)
ISBN 978-3-428-58409-3 (E-Book)

Gedruckt auf alterungsbeständigem (säurefreiem) Papier
entsprechend ISO 9706 ♾

Internet: http://www.duncker-humblot.de

Vorwort

Die vorliegende Arbeit entstand im Zeitraum von Frühjahr 2018 bis Herbst 2020 und wurde im Sommersemester 2021 von der Rechts- und Staatswissenschaftlichen Fakultät der Rheinischen Friedrich-Wilhelms-Universität Bonn als Dissertation angenommen.

Mein besonderer Dank gilt meinem Doktorvater Herrn Prof. Dr. Dr. Tade Matthias Spranger, der diese Arbeit betreut und durch konstruktive Gespräche und Hinweise maßgeblich zum Gelingen meines Promotionsvorhabens beigetragen hat. Herrn Prof. Dr. DDr. hc. Matthias Herdegen danke ich für die zügige Erstellung des Zweitgutachtens.

Von ganzem Herzen danke ich meinen Eltern, Frau Prof. Dr. Sabine Bohnet-Joschko und Herrn Dr. Waldemar Joschko, die mich auf meinem Weg stets uneingeschränkt und liebevoll unterstützt und ermutigt haben.

Bonn, im August 2021   *Annabel C. Joschko*

Inhaltsverzeichnis

Kapitel 3

Dogmatische Herleitung des Rechts auf Nichtwissen   48

Kapitel 6

Recht auf Nichtwissen und Behandlungsvertragsrecht   112

Kapitel 7

Recht auf Nichtwissen im Gendiagnostikgesetz   130

Kapitel 8

Ärztliches Berufsrecht und Recht auf Nichtwissen 172

Kapitel 9

Verstöße gegen das Recht auf Nichtwissen und ihre Sanktionierung 178

Kapitel 10

Zusammenfassung der Ergebnisse 203

Abkürzungsverzeichnis

a. E.	am Ende
AIDS	Acquired Immune Deficiency Syndrome
AMG	Arzneimittelgesetz
APR	Allgemeines Persönlichkeitsrecht
Art.	Artikel
BGB	Bürgerliches Gesetzbuch
BGBl.	Bundesgesetzblatt
BGH	Bundesgerichtshof
BMÜ	Biomedizin-Übereinkommen
BMÜ-ZP	Zusatzprotokoll des Biomedizin-Übereinkommend
Bundesgesundheitsbl.	Bundesgesundheitsblatt
BT-Drs.	Bundestags-Drucksache
BVerfG	Bundesverfassungsgericht
DS-GVO	Datenschutz-Grundverordnung
ESchG	Embryonenschutzgesetz
GEKO	Gendiagnostik-Kommission
GenDG	Gendiagnostikgesetz
GG	Grundgesetz
HeilberG/HeilBG	Heilberufsgesetz
HIV	Human Immunodeficiency Virus
IfSG	Infektionsschutzgesetz
i. V. m.	in Verbindung mit
LG	Landgericht
MBO-Ä	Musterberufsordnung der Ärzte
m. w. N.	mit weiteren Nachweisen
NRW	Nordrhein-Westfalen
OLG	Oberlandesgericht
StGB	Strafgesetzbuch
WHO	World Health Organization
z. B.	zum Beispiel

Wegen der weiteren verwendeten Abkürzungen wird auf *Kirchner*, Hildebert, Abkürzungsverzeichnis der Rechtssprache, 9. Auflage 2018, verwiesen.

Kapitel 1

Grundlegender Klärungsbedarf und rechtliche Spannungsfelder

A. Einleitung

In den letzten Jahren hat sich der Diskurs um das Recht auf Nichtwissen des Patienten nicht nur im medizinischen und ethischen, sondern auch im juristischen Bereich entsponnen. Während sich in der Literatur für den Komplex des Gendiagnostikrechts bereits eine Vielzahl von Ausarbeitungen zum Umfang des Selbstbestimmungsrechts des Patienten findet, sind bis heute Fragen zur konkreten Ausgestaltung des Rechts auf Nichtwissen im Verhältnis zwischen Arzt und Patient offen.

I. Placebo, Nocebo und das Recht auf Nichtwissen

Einen medizinischen Anknüpfungspunkt der Diskussion um die Notwendigkeit eines allgemein anerkannten Rechts auf Nichtwissen des Patienten stellen Placebo- und Nocebo-Effekt dar.

So wird sich seit langem im medizinischen Alltag das vermeintliche Wissen des Patienten um einen Umstand zur Förderung seiner körpereigenen Selbstheilungskräfte zunutze gemacht. Der Patient unterzieht sich einer spezifischen Behandlung oder nimmt bestimmte Medikamente zu sich, deren Wirksamkeit ihm bestätigt wurden und von der er überzeugt ist. Tatsächlich ist eine therapeutische Wirkung jedoch nicht nachgewiesen. Dennoch führt die Behandlung oder die Arzneimitteleinnahme nachweislich zu einer Verbesserung der Gesundheit des Patienten.[1] In den Fällen dieses sogenannten Placebo-Effekts[2] unterstützt das vermeintliche Wissen um die Wirksamkeit einer medizinischen Maßnahme oder eines Medikaments also den Heilungsprozess des Patienten.

Dieser Effekt ist bei Scheinbehandlungen jedoch auch in gegensätzlicher Richtung nachweisbar und kann daher von beträchtlicher Bedeutung für den Krankheitsverlauf des Patienten sein: So kann die subjektive Annahme, ein Arzneimittel löse schwere Nebenwirkungen aus, zu einer physischen Reaktion des Patienten führen – auch wenn solche Nebenwirkungen tatsächlich nicht von dem Arznei-

---

[1] *Lackie/Nation*, Dictionary of Biomedicine, placebo.
[2] Ausführlich *Howick*, Synthese 2017, 1363 f.

mittel ausgehen (können).[3] Eine negative innere Haltung des Patienten sowie negative (Falsch-)Informationen können also schädliche somatische Wirkungen zeitigen.[4] Dieser sogenannte Nocebo-Effekt[5] ist nicht auf den Bereich der Arzneimittelgabe beschränkt, sondern kann auch darüber hinaus im Bereich der Aufklärung beobachtet werden.[6]

Gerade in Bezug auf die Diagnose schwerwiegender Erkrankungen ohne erfolgversprechende Therapiemöglichkeiten kann die Kenntnis der Diagnose eine psychische und auch physische Reaktion des Patienten hervorrufen, die nicht durch die diagnostizierte Erkrankung verursacht wird. Patienten können als Folge der Mitteilung insoweit (schwere) Depressionen oder Angstzustände bis hin zu Suizidgedanken entwickeln.[7] In Anbetracht der messbaren negativen Auswirkungen, die die Kenntnis des Patienten von bestimmten Umständen auf seine Gesundheit entfalten kann, ist aus medizinischer Perspektive der Vorzug der Ungewissheit gegenüber der Gewissheit im Hinblick auf bestimmte unabänderliche Tatsachen nachvollziehbar.[8]

Von besonderer Bedeutung ist in diesem Zusammenhang der rasche Fortschritt im Bereich der genetischen Diagnostik. So kann nach aktuellem Stand der Wissenschaft und Technik zwar die Möglichkeit bestehen, das Vorliegen einer bestimmten genetischen Disposition oder Erkrankung festzustellen. Gleichzeitig kann es je nach Erkrankung jedoch (noch) an einer wirksamen Therapie fehlen, sodass die Diagnose allein dem Patienten noch keine Handlungsmöglichkeiten eröffnet.[9] Diese medizinische Realität wird im ethischen Diskurs aufgegriffen, der sich der Frage widmet, ob die Autonomie des Patienten auch ein Recht auf Nichtwissen umfasst, und welche Grenzen diesem möglicherweise gesetzt werden müssen.

II. Ethischer Diskurs

Das Arzt-Patienten-Verhältnis wird maßgeblich durch das Autonomieprinzip[10] geprägt, wonach der Einzelne sein Privatleben in freier Selbstbestimmung gestal-

---

[3] *Schweiger/Parducci*, Pavlovian Journal of Biological Science, 1981, 140 f.

[4] Bereits *Jewett/Fein/Greenberg*, New England Journal of Medicine, 1990, 429 f.

[5] Aus dem Lateinischen: nocere = schaden; vgl. *Häuser/Hansen/Enck*, DÄBl. 2012, 459 ff.

[6] *Cohen*, Bioethics 2014, 147 ff.; *Gelfand*, Cambridge Quarterly of Healthcare Ethics 2020, 223 ff.; *Ho*, Cambridge Quarterly of Healthcare Ethics, 2020, 236 ff.

[7] In Bezug auf die psychischen Auswirkungen der Krankheit Chorea Huntington *O Walker*, Lancet 2007, 218, 218 f.

[8] *Laufs/Rehborn*, in: Laufs/Kern/Rehborn, Handbuch des Arztrechts, § 130 Rn. 85.

[9] *Goldworth*, Cambridge Quarterly of Healthcare Ethics, 1999, 393, 398.

[10] Ausführlich *Beauchamp/Childress*, Principles of Biomedical Ethics, S. 99 ff.; *Spranger*, Recht und Bioethik, S. 19; *Magnus*, Patientenautonomie, S. 38 ff.; *Neumann*, in: Kindhäuser/Neumann/Paeffgen, StGB, Vorbemerkungen zu § 211 Rn. 107 ff.; zu Autonomieprinzip und Nocebo-Effekt siehe *Cohen*, Bioethics 2014, 147, 147 f.

ten darf und welches die ethische Grundlage der ärztlichen Pflicht zur umfassenden Information des Patienten darstellt.[11] Das Modell des Paternalismus, wonach der Arzt aufgrund seiner Ausbildung besser als der Patient selbst weiß, was das beste Vorgehen für diesen darstellt, und der Schutz der Gesundheit des Patienten dessen Selbstbestimmungsrecht überwiegt,[12] hat indes weitgehend an Bedeutung verloren.[13]

Das aus dem Autonomieprinzip abgeleitete Recht auf Selbstbestimmung umfasst nicht nur ein Recht auf Wissen, sondern auch ein Recht auf Nichtwissen des Individuums.[14] Dies stellt insofern einen wesentlichen Wandel im bioethischen Diskurs dar, als noch vor wenigen Jahrzehnten die Ansicht verbreitet war, dass der Verzicht auf die Kenntnisnahme potentiell handlungsrelevanter Informationen mit dem Autonomieprinzip unvereinbar sei.[15] Voraussetzung für das Treffen einer autonomen Entscheidung war danach die Kenntnis des Individuums von allen entscheidungserheblichen Informationen.

Zwischenzeitlich hat sich jedoch ein Verständnis von Autonomie etabliert, das vielmehr die Möglichkeit der Realisierung von eigenen Handlungsentscheidungen darstellt.[16] In der Stellungnahme des Deutschen Ethikrats zur Zukunft der genetischen Diagnostik wird dazu ausgeführt: „Die Realisierung dieser Möglichkeit hängt von konkreten Bedingungen ab. Sie beziehen sich auf Ort und Zeit des individuellen Lebens ebenso wie auf dessen Entwicklungsstadium. Körperliche und seelische Gesundheit sind dafür ebenso von Bedeutung wie Krankheiten oder Behinderungen. Selbstbestimmung ist eine grundlegende anthropologische Idee, deren Realisierung von empirischen Gegebenheiten abhängt. Selbstbestimmung ist zugleich ein rechtlicher Anspruch, der in verschiedenen Rechtssystemen unterschiedlich ausgestaltet ist."[17]

Insbesondere durch den medizinischen Fortschritt im Bereich der Gendiagnostik und den damit verbundenen Möglichkeiten, eine Vielzahl von Informationen über die eigene genetische Veranlagung in Erfahrung zu bringen, ist im ethischen Diskurs das Recht auf Nichtwissen in den Vordergrund gerückt. Die erweiterten gendiagnostischen Möglichkeiten könnten danach zu einer breiteren Verantwortung führen, die sich über die eigene Lebensführung hinaus auch auf genetisch

---

[11] *Zoglauer*, Konstruiertes Leben, S. 34 f.

[12] *Beauchamp/Childress*, Principles of Biomedical Ethics, S. 230 f.; *Dive*, American Journal of Bioethics 2017, 50, 51.

[13] *Zoglauer*, Konstruiertes Leben, S. 34 f.

[14] *Zoglauer*, Konstruiertes Leben, S. 34.

[15] *Künzler*, Macht der Technik, S. 58 f.; *Harris/Keywood*, Theoretical Medicine 2001, 415 ff.

[16] *Deutscher Ethikrat*, Stellungnahme, 2013, S. 120.

[17] *Deutscher Ethikrat*, Stellungnahme, 2013, S. 120.

verwandte Personen erstrecken könnte.[18] In der Stellungnahme des Deutschen Ethikrats heißt es dazu: „Vor diesem Hintergrund gibt es Befürchtungen, dass genetische Diagnosemöglichkeiten, die dem Individuum erhöhte Verantwortungslasten für sich und für andere auferlegen, es immer schwieriger machen könnten, das Nicht-wissen-Wollen im Blick auf molekulare Gesundheitsrisiken gegenüber dem Druck medizinischer Diagnosemöglichkeiten und der Erwartungshaltung von Familienangehörigen und der Gesellschaft tatsächlich durchzuhalten."[19]

Die Selbstbestimmung des Einzelnen umfasst zwar die Ablehnung der Kenntnisnahme von Umständen und daraus folgend ihrer Bestimmt- und Berechenbarkeit, die der durchschnittlich rationale Mensch haben wollen würde – auch und gerade dann, wenn diese Entscheidung objektiv unvernünftig erscheint oder gar selbstschädigend ist.[20] Es bleibt jedoch offen, wo sie ihre Grenze findet. Im gendiagnostischen Kontext wird zum Teil eine Mitteilungspflicht im Hinblick auf Familienangehörige diskutiert.[21] Teilweise soll das Recht auf Nichtwissen zurücktreten, „wo schwere gesundheitliche Schäden bei anderen zu befürchten sind"[22], da dann „ausnahmsweise sogar eine moralische „Pflicht zum Wissen" entstehen [mag], nämlich sich testen zu lassen und die Weitergabe von Informationen an Dritte zu ermöglichen".[23] Die Frage nach einer moralischen Pflicht zum Wissen führt zwangsläufig zur Frage nach einer rechtlichen Pflicht zum Wissen, die im Rahmen der folgenden Ausführungen beantwortet werden soll.

III. Auswirkungen auf das Recht

Wie oben bereits dargestellt, kann schon die bloße Kenntnis von bestimmten Umständen, sei es die Diagnose einer Krankheit oder genetischen Disposition – unabhängig von der Erkrankung oder Disposition selbst – zu einer Verschlechterung des Gesundheitszustands des Einzelnen führen. Aus medizinischer Perspektive kann es daher für die physische und psychische Gesundheit des Einzelnen durchaus empfehlenswert sein, die Mitteilung bestimmter Informationen abzulehnen. Die Möglichkeit des Einzelnen, dies zu tun, liegt im Autonomieprinzip begründet, das umfassende Selbstbestimmung ermöglicht und sowohl ein Recht auf

---

[18] *Deutscher Ethikrat*, Stellungnahme, 2013, S. 123; vgl. auch BT-Drs. 16/10532, S. 23.

[19] *Deutscher Ethikrat*, Stellungnahme, 2013, S. 123 f.

[20] *Deutscher Ethikrat*, Stellungnahme, 2013, S. 124.

[21] *Deutscher Ethikrat*, Stellungnahme, 2013, S. 124; zur rechtlichen Diskussion: *Kern*, in: Kern, GenDG, § 10 Rn. 17; *Stockter*, in: Prütting, Medizinrecht, GenDG § 10 Rn. 12a; *Fenger*, in: Spickhoff, Medizinrecht, GenDG § 10 Rn. 3; *Heyers*, MedR 2009, 507, 510; *Fündling*, Recht auf Wissen, S. 352 f.

[22] *Deutscher Ethikrat*, Stellungnahme, 2013, S. 124.

[23] *Deutscher Ethikrat*, Stellungnahme, 2013, S. 124; vgl. auch *Taupitz*, in: FS Wiese, S. 600 f.

Wissen als auch ein Recht auf Nichtwissen umfasst. Dabei sind jedoch Umfang und Grenzen des Rechts auf Nichtwissen bislang keiner abschließenden Klärung zugeführt worden.

Die medizinische Entwicklung sowie die Grundzüge der ethischen Kontroverse im Hinblick auf die Selbstbestimmung des Einzelnen und sein Recht auf Nichtwissen finden gleichwohl Eingang in den rechtlichen Diskurs und prägen die normative Ausgestaltung dieses Rechts im Verhältnis zwischen Arzt und Patient.

B. Praktische Bedeutung und grundlegender Klärungsbedarf

Das Recht auf Nichtwissen kann in der ärztlichen Praxis in unterschiedlichen Kontexten bedeutsam werden. Dies gilt insbesondere, aber nicht ausschließlich für den Bereich der humangenetischen Diagnostik, sondern ebenso im Hinblick auf einfache Erkrankungen und Infektionskrankheiten. Darüber hinaus kann die Ausübung des Rechts auf Nichtwissen nicht nur Folgen für die Gesundheit des Patienten zeitigen, so zum Beispiel, wenn ihm aufgrund der mangelnden Kenntnis bezüglich der Diagnose Therapiemöglichkeiten verwehrt bleiben. Vielmehr kann sie sich sowohl auf Dritte als auch auf die ärztliche Tätigkeit als solche auswirken.

I. (Grund-)Rechtliche Dimensionen

In einem ersten Schritt werden zunächst die rechtlichen Rahmenbedingungen im Hinblick auf die Ausübungsmöglichkeiten des Rechts auf Nichtwissen und ihre Voraussetzungen untersucht, um anschließend der Frage nachzugehen, wie auf Grundlage der geltenden Rechtsordnung mit Verstößen gegen das Recht auf Nichtwissen umgegangen werden kann.

1. Das Recht auf Nichtwissen im verfassungsrechtlichen Kontext

Das Recht auf Nichtwissen des Patienten muss in seinem Zusammenspiel mit verfassungsrechtlichen Gütern Dritter, beispielsweise genetisch verwandter Personen oder der Allgemeinheit, betrachtet werden. Ein besonderes Augenmerk soll in diesem Zusammenhang auch auf die Grundrechte des Arztes gelegt werden.

a) Rechte des Patienten und Rechte verwandter Personen

Das Recht auf Nichtwissen des Patienten und die Auswirkungen, die seine Ausübung auf die Rechte Dritter haben kann, lässt sich am Beispiel genetischer Dispositionen veranschaulichen. Die Möglichkeit der Feststellung genetischer Besonderheiten und insbesondere auch (vererblicher) Erkrankungen kann zwar in einer besseren Therapierbarkeit münden. Teilweise beschränken sich die medizinischen Möglichkeiten jedoch lediglich auf die Diagnose eines bestimmten Krankheitsbildes, ohne dass eine entsprechende Therapie existiert.

Exemplarisch soll hier die Krankheit Chorea Huntington benannt werden, bei der es sich um eine langsam voranschreitende Bewegungsstörung handelt, die meist erst im Alter zwischen 35 und 45 Jahren ausbricht.[24] Dabei führt die Degeneration von Gehirnzellen zu sogenannten Chorea, also unwillkürlichen, abrupt einsetzenden Bewegungen, die alle Körperregionen betreffen können.[25] Ein weiteres Symptom der Huntington'schen Chorea ist fortschreitende Demenz.[26] Die neuronale Erkrankung ist genetisch bedingt und wird dominant-autosomal vererbt.[27] Ob die entsprechende genetische Disposition vorliegt, lässt sich mittlerweile mittels eines Gen-Screenings feststellen.[28] Dennoch gibt es bislang keine Therapie, sodass die Krankheit unweigerlich tödlich verläuft.[29]

Wird bei einem Patienten die genetische Disposition für die Huntington'sche Chorea festgestellt, kann diese Information in Verbindung mit dem Wissen um den tödlichen Verlauf der Erkrankung den Patienten derart psychisch belasten, dass seine Lebensqualität in nicht unerheblichem Maße bereits zu einem Zeitpunkt eingeschränkt ist, in dem die Symptome der Krankheit selbst noch gar nicht aufgetreten sind. Folge einer solchen Diagnose kann die Entwicklung von Depressionen, Angstzuständen oder sogar Suizidgedanken sein.[30] Die bloße Kenntnis der Umstände kann in solchen Fällen nicht als Basis für weitere Behandlungsentscheidungen herangezogen werden, sondern bedeutet lediglich einen Zuwachs an Wissen ohne gleichzeitigen Zuwachs an Handlungsmöglichkeiten. Bei einer Ausübung seines Rechts auf Nichtwissen wäre eine zusätzliche psychische Belastung des Patienten nicht gegeben.

Im Hinblick auf Verwandte, insbesondere genetische Nachkommen, die mit einer Wahrscheinlichkeit von 50 Prozent Träger der Veranlagung[31] sind, stellt sich die Frage nach der Ausübung des Rechts auf Nichtwissen in doppelter Hinsicht. Zunächst könnte das Recht auf Wissen des Patienten mit dem Recht auf Nichtwissen seiner potentiell ebenfalls betroffenen Verwandten kollidieren. Erfährt der Patient von seiner Veranlagung, und teilt er die Information mit seinen Verwandten, so ist diesen automatisch die Möglichkeit genommen, ihr Recht auf

---

[24] *Stevenson/Lindberg*, New Oxford American Dictionary, Huntington's Chorea; *Snowden*, Archives of Clinical Neuropsychology 2017, 876, 876 m.w.N.; ausführlich zur Historie der Erkrankung *Bates*, Nature Reviews Genetics 2005, 766.

[25] *Malekpour/Esfandbod*, New England Journal of Medicine 2010, e24.

[26] *Stevenson/Lindberg*, New Oxford American Dictionary, Huntington's Chorea.

[27] *Lackie/Nation*, Dictionary of Biomedicine, Huntington's Disease.

[28] *Quaid*, in: Huntington Disease, S. 113 ff.

[29] Generell: *Wehling*, SW 2003, 509, 513.

[30] *O Walker*, Lancet 2007, 218, 218 f.

[31] Siehe das Beispiel Chorea-Huntington: *Law/Martin*, Concise Medical Dictionary, Huntington's disease.

Nichtwissen auf einer vorgelagerten ersten Ebene auszuüben und darüber zu entscheiden, ob sie die Veranlagung des Patienten – einschließlich der Information über die eigene mögliche Betroffenheit – überhaupt zur Kenntnis nehmen möchten. „Einmal mitgeteilt" bleibt das Recht auf Nichtwissen der Verwandten lediglich auf einer zweiten Ebene bestehen: Sie können selbst entscheiden, ob sie mittels einer genetischen Analyse Gewissheit erlangen möchten. Hier stellt sich neben dem Problem der Abwägung der unterschiedlichen Rechte insbesondere auch die Frage nach einer praktikablen und rechtssicheren Umsetzung im Behandlungsalltag.

Doch auch im umgekehrten Fall, in dem der Patient das Ergebnis einer gendiagnostischen Untersuchung nicht zur Kenntnis nehmen möchte, ist ungeklärt, ob genetisch verwandten Personen in dieser Hinsicht ein Recht auf Wissen zusteht und ob und wenn ja, auf welche Weise die unterschiedlichen Rechte miteinander in Einklang gebracht werden können. Entscheidet sich der Patient gegen eine Kenntnisnahme, so kann dies nicht nur Folgen für seine Gesundheit haben. Seine genetischen Verwandten werden so möglicherweise in ihrem Recht auf Wissen und auch in ihrem Recht auf körperliche Unversehrtheit beeinträchtigt, wenn sie aus diesem Grund nicht in der Lage sind, sich frühzeitig in Behandlung zu begeben.

Es gilt also zu untersuchen, in welchem Verhältnis das Recht auf Wissen bzw. Nichtwissen des Patienten zum Recht auf Nichtwissen bzw. Wissen seiner Verwandten steht. In jedem Fall erscheint es zu kurz gegriffen, diese Problematik einzig als familieninterne Angelegenheit, die „nicht mit den Mitteln des Rechts gelöst"[32] werden sollte, einzuordnen. Denn eine genetische Verwandtschaft als solche geht nicht notwendigerweise mit emotionaler Verbundenheit oder familiärer Nähe einher und rechtfertigt allein keine Einschränkung der autonomen Willensbildung des Einzelnen. Insofern muss auch dieser hoch emotionalisierte Bereich rechtlichen Strukturen unterfallen. Dass das Recht familiäre Strukturen auch in kritischen Fragen durchdringt, zeigt sich beispielhaft bereits an § 15 Abs. 2 Gendiagnostikgesetz (GenDG), wonach die Vornahme einer vorgeburtlichen genetischen Untersuchung zur Feststellung von Erkrankungen, die erst nach Vollendung des 18. Lebensjahres ausbrechen, verboten ist. Durch diese Regelung soll einerseits vermieden werden, dass aufgrund eines positiven Ergebnisses ein Schwangerschaftsabbruch erfolgt.[33] Andererseits dient sie dem Schutz des Rechts auf Nichtwissen des Minderjährigen im Hinblick auf die Frage, ob er seine genetische Disposition erfahren möchte oder nicht.[34] Auch die Entscheidung im Hinblick auf die Klärung der Abstammung mittels genetischer Untersuchung ist

---

[32] *Beck/Barnikol* et al., MedR 2016, 753, 756.

[33] *Häberle*, in: Erbs/Kohlhaas, Strafrechtliche Nebengesetze, GenDG § 15 Rn. 4.

[34] BT-Drs. 16/12713, S. 36; *Häberle*, in: Erbs/Kohlhaas, Strafrechtliche Nebengesetze, GenDG § 15 Rn. 4; *Fenger*, in: Spickhoff, Medizinrecht, GenDG § 15 Rn. 2.

keinesfalls eine familieninterne Angelegenheit, bei der das Recht „außen vor"
bleibt. Verweigert die betroffene Person oder ihr Vertreter die Einwilligung, kann
diese durch eine rechtskräftige gerichtliche Entscheidung ersetzt werden.[35]

Auf den ersten Blick anders gelagert zu sein scheinen Fälle genetisch ver-
erbbarer Dispositionen, in denen eine frühe Diagnose Therapiemöglichkeiten eröffnet und die Überlebenschancen erhöht. Als Beispiel soll hier die Krankheit
Hämochromatose angeführt werden. Dabei handelt es sich um eine autosomal-
rezessiv vererbbare Erkrankung, deren Ursache zwei Punktmutationen auf dem
Hämochromatose-(HFE-)Gen sind.[36] Folge dieser Mutation ist eine erhöhte
Eisenaufnahme aus dem Darm, auch wenn es nicht vom Körper benötigt wird.
Da der Darm die einzige Stelle im Körper ist, an der die Regulierung der Eisenaufnahme stattfindet, kommt es zu einer Eisenüberladung des Gewebes. Diese
führt zunächst zu unspezifischen Symptomen wie Müdigkeit oder Abgeschlagen-
heit, kann unbehandelt aber letztlich zu einer Leberzirrhose, zu Diabetes mellitus
oder zu einer dilatativen Kardiomyopathie, einer krankhaften Erweiterung des
Herzmuskels, führen. Trotz der ernsten Symptome ist Hämochromatose letztlich
durch regelmäßige Aderlässe, durch die dem Organismus Eisen entzogen wird,
gut therapierbar.[37] Gänzlich ohne Behandlung kann die Krankheit jedoch beispielsweise zu Herz- oder Leberversagen oder Leberkrebs führen und tödlich
verlaufen.[38]

Im Falle einer solchen Erkrankung hat der Patient regelmäßig ein großes Interesse daran, sich trotz der zunächst belastenden Feststellung einer genetischen
Disposition dieses Wissen zunutze zu machen und in Behandlung zu begeben.
Auch liegt es in dieser Konstellation näher, dass Verwandte der Kenntniserlangung eher zustimmen würden. Die vergleichsweise milde Diagnose im Zusammenspiel mit einer guten Therapierbarkeit lassen die psychische Belastung der
Mitteilung gering erscheinen.

Dennoch ist fraglich, ob ein mutmaßlich großes Interesse des Patienten an der
Information eine ausreichende Grundlage für eine Mitteilung der Diagnose bieten kann, wenn der Patient zuvor ausdrücklich erklärt hat, dass er die Diagnose
nicht zur Kenntnis nehmen möchte. Denn eine Mitteilung gegen den Willen des
Patienten stellt eine „Zwangsaufklärung" dar. Ob und in welchen Fällen eine
„Zwangsaufklärung" durch den Arzt erfolgen darf, wird im Folgenden zu untersuchen sein. Darüber hinaus ist offen, von wem in der Praxis die Entscheidung
getroffen werden soll, ob und inwieweit der Patientenwille außer Acht gelassen
werden darf und wer für einen daraufhin entstandenen Schaden haftet.

---

[35] Vgl. § 17 Abs. 7 GenDG.
[36] Alle Informationen aus *Teufel*, Basics Humangenetik, S. 60 f.
[37] *Stremmel/Gehrke*, DÄBl. 1998, A 2909 f.
[38] Ausführlich zur Krankheit *Barton/Edwards*, Hemochromatosis.

b) Rechte des Patienten und Rechte der Allgemeinheit

Auch außerhalb des Bereichs der Gendiagnostik finden sich zahlreiche Fälle, die in den Anwendungsbereich des Rechts auf Nichtwissen fallen oder ihn jedenfalls tangieren. So handelt es sich beispielsweise bei der Information um die Trägerschaft des HI-Virus,[39] welches den schweren Immundefekt AIDS[40] auslösen kann, oder bei dem Wissen um eine sonstige, bislang unentdeckte Erkrankung wie Krebs um einschneidende Diagnosen, die die gesamte Lebensplanung und -gestaltung des Patienten beeinflussen können.[41] Doch über die Auswirkungen auf den Patienten hinaus stellen sich Fragen insbesondere im Hinblick auf die Betroffenheit Dritter. Gerade bei Krankheiten und Infektionen, die ein hohes Übertragungsrisiko und eine große Ansteckungsgefahr bergen, können einer Ausübung des Rechts auf Nichtwissen des Einzelnen möglicherweise wichtige Güter der Allgemeinheit, namentlich das Leben und die Gesundheit Dritter, entgegenstehen. In der Praxis entstehen all diese rechtlichen Abwägungsfragen regelmäßig im Rahmen eines Behandlungsverhältnisses, sodass letztlich der behandelnde Arzt als Erster mit derartigen Fallgestaltungen in Berührung kommt und deshalb zu untersuchen sein wird, ob und nach welchen Maßgaben er über eine Mitteilung an den Patienten gegen dessen Willen zum Schutz der Allgemeinheit entscheiden darf oder sogar muss.

2. Rechte des Patienten und Rechte des Arztes

Auch die ärztliche Tätigkeit und der ihr zukommende grundrechtliche Schutz müssen im Hinblick auf das Recht auf Nichtwissen des Patienten eingeordnet werden. Denn durch die Ausübung des Rechts auf Nichtwissen des Patienten können sich Einschränkungen für die Behandlungsmöglichkeiten durch den Arzt ergeben, denen der Staat möglicherweise im Rahmen der ihn treffenden Schutzpflichten begegnen muss.

Die ärztliche Tätigkeit ist – mehr als die meisten anderen Berufe – von ethischen Erwägungen geprägt und geleitet.[42] Daher ist zu untersuchen, ob ein Verstoß des Arztes gegen das Recht auf Nichtwissen des Patienten durch einen allgemein hin als „vernünftig" empfundenen Grund, z.B. zur Erhaltung des Lebens des Patienten, oder durch eine getroffene Gewissensentscheidung gerechtfertigt werden kann, oder ob diese Erwägungen im Hinblick auf die Wertfreiheit des Rechts und zum Schutz der individuellen Selbstbestimmung und der Würde des Einzelnen außer Acht bleiben müssen.

---

[39] Abkürzung für Human Immunodeficiency-Virus.

[40] Abkürzung für Acquired Immune Deficiency Syndrome.

[41] Vgl. *Taupitz*, in: FS Wiese, S. 594 f.

[42] Vgl. § 2 Abs. 1 S. 1 MBO-Ä: „Ärztinnen und Ärzte üben ihren Beruf nach ihrem Gewissen, den Geboten der ärztlichen Ethik und der Menschlichkeit aus."

Nicht selten sind Ärzte auch im medizinischen Forschungskontext tätig. Obgleich Wissenschaft und Forschung gemäß Art. 5 Abs. 3 S. 1 GG frei und somit grundrechtlich „schrankenlos" geschützt sind, ist dennoch zu untersuchen, ob die Forschungsfreiheit bei einer Ausübung des Rechts auf Nichtwissen durch den Probanden Einschränkungen unterliegen kann.

3. Zusammenfassung

Die an dieser Stelle nur ansatzweise umrissenen grundrechtlichen Dimensionen des Rechts auf Nichtwissen sind vielgestaltig und bedürfen einer vertieften Untersuchung nicht nur im Hinblick auf die Rechtspositionen verwandter Personen, sondern auch weiterer Dritter und der Allgemeinheit. Darüber hinaus sind auch die grundrechtlichen Parameter auf Seiten des Arztes zu beachten, die von seiner Berufsfreiheit über die Wissenschafts- und Forschungsfreiheit bis hin zu seiner Gewissensfreiheit reichen.

II. Ausgestaltung auf einfachgesetzlicher Ebene

Die verfassungsrechtliche Einordnung des Rechts auf Nichtwissen und die Untersuchung seines Verhältnisses zu weiteren Grundrechten ist für seine einfachgesetzliche Ausgestaltung von besonderer Bedeutung. Denn auch auf einfachgesetzlicher Ebene finden die grundrechtlichen Dimensionen Eingang in die konkrete Ausgestaltung des Rechts auf Nichtwissen; sie sind daher von besonderer praktischer Relevanz für die Arzt-Patienten-Beziehung.

1. Konkrete Ausgestaltung

Die besondere Schwierigkeit in der rechtlichen Handhabung des Rechts auf Nichtwissen besteht darin, dass Entscheidungen regelmäßig mit der Kenntnis bestimmter Informationen oder Daten verbunden sind, die als Entscheidungsgrundlage dienen.[43] Die gesamte Beziehung zwischen Arzt und Patient ist nicht nur in ethischer Hinsicht, sondern in ihrer rechtlichen Ausgestaltung von einem offenen Austausch und dem Ziel geprägt, dem Patienten durch die umfangreiche Mitteilung von Informationen größtmögliche Selbstbestimmung zu ermöglichen. Insofern ist zu untersuchen, ob nicht die Bestandteile der informierten Einwilligung („Informed Consent") untrennbar miteinander verknüpft sind bzw. welche Anforderungen an die „nicht-informierte Einwilligung"[44] zu stellen sind.

Eine konkrete und insbesondere rechtssichere Möglichkeit zur Ausübung des Rechts auf Nichtwissen im Behandlungsalltag hat sich zum jetzigen Zeitpunkt

---

[43] *Taupitz*, in: FS Wiese, S. 597 f.
[44] „Uninformed dissent", so *Henn*, in: Duttge/Engel/Zoll, Gendiagnostikgesetz, S. 15.

weder in der Rechtsprechung noch in der Literatur etabliert. Zum Teil wird jedenfalls im Hinblick auf genetische Untersuchungen vertreten, dass bereits vor der
Durchführung der Untersuchung detailliert das jeweils zu diagnostizierende aktuelle oder prädiktive Erkrankungs- oder Risikoszenario gedanklich vorwegzu-
nehmen sei, damit der Patient die möglichen Folgen für die eigene Person bereits
im Vorfeld der Untersuchung einschätzen kann.[45] Auch nach der Untersuchung
und vor der Informationspreisgabe sei der Patient noch einmal danach zu befra-
gen, ob er in der abgesprochenen Art und Weise über das Untersuchungsergebnis
informiert werden will.[46] Trotz ausdrücklicher Anweisung des Patienten, ihm das
Ergebnis nicht mitzuteilen, müsse es dem verantwortlichen Arzt dennoch ausnahmsweise gestattet sein, sich über den Willen des Patienten hinwegzusetzen
und zwar namentlich bei Vorliegen einer therapierbaren Erkrankung, wenn eine
rechtzeitige therapeutische Intervention für den individuellen Patienten schweres
Leid verhindern könne.[47] Das Recht auf Nichtwissen sei insofern durchaus durch
einen paternalistischen Vorbehalt im Falle gewichtiger Schadens- und Risiko-
lagen zu begrenzen.[48]

In der praktischen Umsetzung ist zudem die Problematik von nebeneinander-
stehenden und möglicherweise gegenläufigen rechtlichen Interessen verschiedener Personen oder der Rechte Einzelner im Hinblick auf Rechtspositionen der
Allgemeinheit nur schwer abbildbar.[49] Besonders eindrucksvoll zeigt sich der
Konflikt im Bereich der prädiktiven Gendiagnostik, in dem durch genetische
Analysen die Wahrscheinlichkeit des zukünftigen Ausbruchs einer Erkrankung
festgestellt werden kann und deren Ergebnis automatisch Rückschlüsse auf die
genetische Konstitution genetisch Verwandter des untersuchten Patienten zulässt.[50]

2. Umgang mit Verstößen

Nach der Untersuchung des Umfangs des Rechts auf Nichtwissen und insbesondere der Anforderungen an die Ausübung dieses Rechts soll anschließend der
Aspekt der Sanktionierung von Verstößen summarisch beleuchtet werden.

a) Zivilrechtliche Haftung

Von besonderer praktischer Relevanz ist die Frage nach zivilrechtlichen Schadensersatzansprüchen des Patienten gegen den Arzt, der ihm gegen seinen erklär-

---

[45] *Duttge* et al., MedR 2016, 399, 401 f.

[46] *Duttge* et al., MedR 2016, 399, 402.

[47] *Duttge* et al., MedR 2016, 399, 402.

[48] *Duttge* et al., MedR 2016, 399, 404.

[49] *Damm*, MedR 2011, 7, 15.

[50] *Heyers*, MedR 2009, 507, 510; *Fenger*, in: Spickhoff, GenDG § 10 Rn. 3; gegen
ein eigenständiges Recht des Arztes zur Information von potentiell betroffenen Verwandten: *Deutscher Ethikrat*, Stellungnahme, 2013, S. 175 (A13).

ten Willen eine Diagnose oder andere seine Gesundheit betreffende Informationen mitgeteilt hat. Denkbar wären Ansprüche aus der Verletzung des Behandlungsvertrags dann, wenn es sich bei der Pflicht zur Achtung des Rechts auf Nichtwissen um einen Vertragsbestandteil handelt. Darüber hinaus kommen deliktsrechtliche Ersatzansprüche in Betracht, wobei bei allen Ansprüchen zwischen der Geltendmachung allein einer Verletzung des Rechts auf Nichtwissen einerseits und andererseits der Geltendmachung von gesundheitlichen Schäden, die durch die Verletzung des Rechts auf Nichtwissen hervorgerufen wurden, unterschieden werden muss.

Zudem wird zu untersuchen sein, ob auch Dritten, so zum Beispiel Verwandten des Patienten, Ansprüche gegen den Arzt zustehen können, wenn diese ihrerseits in ihrem Recht auf Nichtwissen verletzt sind bzw. aus einer solchen Rechtsverletzung gesundheitliche Schäden davongetragen haben. So ist denkbar, dass ein genetisch nicht verwandter Dritter Schäden aus der Verletzung seines Rechts auf Nichtwissen gegen einen Patienten geltend macht, der die Diagnose einer genetischen Disposition ungefragt mitgeteilt hat. Insoweit wird insbesondere eine Entscheidung des Bundesgerichtshofs[51] aus dem Jahr 2014 zu bewerten sein: In dem zugrundeliegenden Sachverhalt hatte die geschiedene Ehefrau eines Patienten, bei dem die Erbkrankheit Chorea Huntington diagnostiziert worden war, geklagt, da ihr der behandelnde Arzt ungefragt mitgeteilt hatte, dass die beiden gemeinsamen Kinder mit einer Wahrscheinlichkeit von 50 Prozent dieselbe genetische Veranlagung besitzen, und die geschiedene Ehefrau aufgrund der mit der Information einhergehenden Ungewissheit an einer reaktiven Depression erkrankt und arbeitsunfähig geworden war.

b) Strafrechtliche Sanktionierung

Zusätzlich zu möglichen zivilrechtlichen Schadensersatzansprüchen ist denkbar, dass ein Verstoß gegen das Recht auf Nichtwissen auch strafrechtlich relevante Gesichtspunkte aufweist. So könnte eine Strafbarkeit des Arztes hinsichtlich verschiedener Körperverletzungs- oder Tötungsdelikte im Raum stehen, wenn der Arzt dem Patienten auf dessen Wunsch die Diagnose nicht mitteilt und der Patient durch den ungehinderten Fortlauf einer Erkrankung an seiner Gesundheit geschädigt wird oder gar verstirbt.

In diesem Zusammenhang gilt es zu untersuchen, ob ein auf zivilrechtlicher Ebene vertragskonformes Verhalten des Arztes gleichzeitig seine Strafbarkeit begründen kann oder ob es in diesen besonders gelagerten Fällen einen „Gleichlauf" von Zivil- und Strafrecht geben muss, sodass eine Strafbarkeit des Arztes auszuschließen wäre.

---

[51] BGH NJW 2014, 2190.

Verstößt der Arzt gegen die Anweisung des Patienten, ihm bestimmte Gesundheitsinformationen nicht mitzuteilen, so ist zu überlegen, ob eine Strafbarkeit wegen der Verletzung von Privatgeheimnissen nach § 203 StGB[52] in Betracht kommt.

III. Zusammenfassung

Der grundlegende Klärungsbedarf in Bezug auf das Recht auf Nichtwissen des Patienten lässt sich grob in zwei Bereiche gliedern. Zunächst ist die generelle Ausgestaltung des Rechts auf Nichtwissen und seiner Grenzen auf verfassungsrechtlicher Ebene und insbesondere im Hinblick auf weitere Grundrechte zu untersuchen. Eine solche Einordnung muss darüber hinaus auf einfachgesetzlicher Ebene unter Analyse der bestehenden Rechtsgrundlagen erfolgen. Sind Ausgestaltung und Grenzen umrissen, stellt sich als Folge die Frage nach dem Umgang mit und die Rechtsfolge bei Verstößen gegen das Recht auf Nichtwissen.

C. Verankerung im nationalen und internationalen Recht

Trotz der großen praktischen Bedeutung des Rechts auf Nichtwissen im medizinrechtlichen Kontext hat die Problematik bislang nur sporadisch und teils oberflächlich Eingang in die Rechtsordnung gefunden, die im Folgenden zunächst überblicksartig dargestellt werden soll.

I. Internationales Recht

Auf internationaler Ebene finden sich Regelungsansätze zum Recht auf Nichtwissen im Übereinkommen zum Schutz der Menschenrechte und der Menschenwürde im Hinblick auf die Anwendung von Biologie und Medizin des Europarats[53] sowie in seinen Zusatzprotokollen.[54] Auch die Declaration on the Promotion of Patients' Rights in Europe[55] der Weltgesundheitsorganisation enthält einen

---

[52] § 203 Abs. 1 Nr. 1 Alt. 1 StGB: „Wer unbefugt ein fremdes Geheimnis, namentlich ein zum persönlichen Lebensbereich gehörendes Geheimnis [...], offenbart, das ihm als Arzt [...] anvertraut oder sonst bekanntgeworden ist, wird mit Freiheitsstrafe bis zu einem Jahr oder mit Geldstrafe bestraft."

[53] Übereinkommen zum Schutz der Menschenrechte und der Menschenwürde im Hinblick auf die Anwendung von Biologie und Medizin: Übereinkommen über Menschenrechte und Biomedizin, Oviedo, 4.4.1997; SEV Nr. 164.

[54] Additional Protocol to the Convention on Human Rights and Biomedicine, concerning Biomedical Research, Council of Europe Treaty Series – No. 195, January 25th, 2005; Additional Protocol to the Convention on Human Rights and Biomedicine, concerning Genetic Testing for Health Purposes, Council of Europe Treaty Series – No. 203, November 27th, 2008.

[55] A Declaration on the Promotion of Patients' Rights in Europe, European Consultation on the Rights of Patients, World Health Organization, 28. Juni 1994, ICP/HLE 121.

Hinweis auf das Recht auf Nichtwissen als Patientenrecht. Darüber hinaus ist die Deklaration von Helsinki zu den ethischen Grundsätzen für die medizinische Forschung am Menschen[56] in diesem Zusammenhang von besonderer Bedeutung.

II. Nationales Recht

Im nationalen Kontext wird das Recht auf Nichtwissen lediglich im Gendiagnostikgesetz[57] (GenDG) ausdrücklich erwähnt. Laut § 9 Abs. 2 Nr. 5 GenDG umfasst die Aufklärung über eine genetische Untersuchung insbesondere das Recht der betroffenen Person auf Nichtwissen einschließlich des Rechts, das Untersuchungsergebnis oder Teile davon nicht zur Kenntnis zu nehmen, sondern vernichten zu lassen. Darüber hinaus muss die Einwilligung gemäß § 8 Abs. 1 S. 2 GenDG die Entscheidung umfassen, ob und inwieweit das Untersuchungsergebnis zur Kenntnis zu geben oder zu vernichten ist. Hoch umstritten ist dabei die Frage, ob im sensiblen Bereich der Gendiagnostik ein Aufklärungsverzicht möglich ist und wenn ja, welche Anforderungen an ihn zu stellen sind.[58] Im Hinblick auf die genetische Beratung im Rahmen diagnostischer und prädiktiver genetischer Untersuchungen wird die Frage nach dem Umgang mit dem Recht auf Wissen bzw. Nichtwissen genetisch verwandter Personen diskutiert.[59]

Wenngleich die Bezeichnung nicht explizit verwendet wird, enthält auch das Patientenrechtegesetz[60] Regelungsansätze bezüglich eines Rechts auf Nichtwissen. Vor einem medizinischen Eingriff bedarf es der Aufklärung des Patienten nach § 630e Abs. 3 BGB etwa nicht, soweit diese ausnahmsweise aufgrund besonderer Umstände entbehrlich ist, insbesondere wenn der Patient ausdrücklich

---

[56] WMA Deklaration von Helsinki – Ethische Grundsätze für die medizinische Forschung am Menschen, Verabschiedet von der 18. WMA-Generalversammlung, Juni 1964 Helsinki (Finnland) und revidiert durch die 29. WMA-Generalversammlung, Oktober 1975, Tokio (Japan), 35. WMA-Generalversammlung, Oktober 1983, Venedig (Italien), 41. WMA-Generalversammlung, September 1989, Hong Kong, 48. WMA-Generalversammlung, Oktober 1996, Somerset West (Republik Südafrika), 52. WMA-Generalversammlung, Oktober 2000, Edinburgh (Schottland), 53. WMA-Generalversammlung im Oktober 2002, Washington (Vereinigte Staaten) (ergänzt um einen klarstellenden Kommentar zu Ziffer 29), 55. WMA-Generalversammlung im Oktober 2004, Tokio (Japan), (ergänzt um einen klarstellenden Kommentar zu Ziffer 30), 59. WMA-Generalversammlung im Oktober 2008, Seoul (Korea) 64. WMA-Generalversammlung im Oktober 2013, Fortaleza (Brasilien).

[57] Gendiagnostikgesetz vom 31. Juli 2009 (BGBl. I S. 2529, 3672), zuletzt geändert durch Artikel 23 des Gesetzes vom 20. November 2019 (BGBl. I S. 1626).

[58] *Genenger*, NJW 2010, 113; *Fenger*, in: Spickhoff, Medizinrecht, GenDG § 9 Rn. 1; *Häberle*, in: Erbs/Kohlhaas, Strafrechtliche Nebengesetze, GenDG § 9 Rn. 3.

[59] *Leopoldina* et al., Stellungnahme, S. 60 f.; *Heyers*, MedR 2009, 507, 510; *Wollenschläger*, AöR 2013, 161, 183; *Fündling*, Recht auf Wissen, S. 352 f.; *Fenger*, in: Spickhoff, GenDG § 10 Rn. 3.

[60] Gesetz zur Verbesserung der Rechte von Patientinnen und Patienten vom 20. Februar 2013 (BGBl. I S. 277).

auf sie verzichtet hat. Auch im Rahmen der therapeutischen Aufklärung[61] bedarf es der Information des Patienten nach § 630c Abs. 4 BGB dem Wortlaut nach nicht, soweit diese ausnahmsweise aufgrund besonderer Umstände entbehrlich ist, insbesondere wenn der Patient auf die Information ausdrücklich verzichtet hat. Insofern sieht nicht nur die Sondermaterie des Gendiagnostikrechts ein Recht auf Nichtwissen des Patienten vor. Auch im regulären Behandlungsvertragsrecht findet sich die Möglichkeit des Patienten, auf die Mitteilung bestimmter Informationen zu verzichten. Gerade in diesem Bereich, der das Rechtsverhältnis zwischen Arzt und Patient unabhängig von seinem Inhalt im konkreten Fall regelt, ist die Abgrenzung zwischen der Ausübung des Rechts auf Nichtwissen durch den selbstbestimmten Patienten einerseits und der Zurückhaltung von Informationen durch den Arzt im Rahmen eines „therapeutischen Privilegs" von besonderer Bedeutung.[62] Praktische Relevanz hat darüber hinaus auch in diesem Bereich insbesondere die Frage nach den konkreten Anforderungen an einen rechtswirksamen Aufklärungsverzicht,[63] da dieser nicht nur den Patienten vor unliebsamen Informationen schützt, sondern zugleich die Haftung des Arztes im Bereich der Aufklärungsfehler beschränkt.

Auch das ärztliche Berufsrecht[64] verpflichtet den Arzt zur Achtung der Rechte des Patienten. Die Regelung des § 7 Abs. 1 S. 1 Musterberufsordnung der Ärzte (im Folgenden: MBO-Ä), wonach jede medizinische Behandlung unter Wahrung der Menschenwürde und unter Achtung der Persönlichkeit, des Willens und der Rechte der Patientinnen und Patienten, insbesondere des Selbstbestimmungsrechts, zu erfolgen hat, stellt daher möglicherweise einen Anknüpfungspunkt für eine Aufnahme des Rechts auf Nichtwissen in das Berufsrecht dar.

III. Zusammenfassung

Sowohl im internationalen als auch im nationalen Rechtsgefüge finden sich zwar Regelungsansätze in Bezug auf das Recht auf Nichtwissen des Patienten. Gleichwohl müssen diese im Folgenden insbesondere im Hinblick auf den

---

[61] *Wagner*, in: Münchener Kommentar zum BGB, Band 5, § 630c Rn. 14; *Mansel*, in: Jauernig, BGB, § 630c Rn. 3; *Katzenmeier*, in: BeckOK BGB, § 630c Rn. 7; *Schreiber*, in: Schulze, BGB, § 630c Rn. 2; *Kern*, in: Laufs/Kern/Rehborn, Handbuch des Arztrechts, § 6 Rn. 36; *Spickhoff*, in: Spickhoff, Medizinrecht, § 630c Rn. 12.

[62] BGHZ 85, 327, 333; ausführlich zum „therapeutischen Privileg" *Deutsch*, NJW 1980, 1305; *Katzenmeier*, in: BeckOK BGB, § 630e Rn. 58.

[63] BT-Drs. 17/10488, S. 22; BGH NJW 1973, 556, 558; *Spickhoff*, in: Spickhoff, Medizinrecht, BGB § 630e Rn. 11; *Wagner*, in: Münchener Kommentar zum BGB, Band 5, § 630e Rn. 63.

[64] (Muster-)Berufsordnung für die in Deutschland tätigen Ärztinnen und Ärzte – MBO-Ä 1997 – in der Fassung der Beschlüsse des 121. Deutschen Ärztetages 2018 in Erfurt, geändert durch Beschluss des Vorstandes der Bundesärztekammer am 14. Dezember 2018.

Aspekt der praktischen Anwendung untersucht werden. Maßgeblicher Anknüpfungspunkt für die folgenden Ausführungen zum Recht auf Nichtwissen soll das
Verhältnis zwischen Arzt und Patient sein, sowie – soweit erforderlich – der Einfluss von Interessen Dritter. Aber auch die Möglichkeit des Aufklärungsverzichts
im Rahmen eines konkreten medizinischen Eingriffs stellt eine wichtige normative Grundlage für den praktischen Umgang mit dem Recht auf Nichtwissen im
Arzt-Patienten-Verhältnis dar.

Ziel ist es, die geltende deutsche Rechtslage in Bezug auf das Recht auf Nichtwissen darzustellen, praktische Probleme zu beleuchten und eine rechtliche
Lösung anhand der bestehenden Instrumentarien zu erarbeiten sowie – falls erforderlich – auf Unzulänglichkeiten des Rechts hinzuweisen.

Kapitel 2

Biomedizinrechtliche Herleitung des Rechts auf Nichtwissen

A. Überblick über das Regelungswerk

Das Recht auf Nichtwissen und die ihm innewohnende Problematik, dass einerseits zwar die Nichtkenntnis von Umständen oder Informationen schützenswert ist, andererseits aber im Rahmen der Gesundheitsversorgung die Informierung des Patienten vielfach Voraussetzung für die Durchführung einer Behandlung ist, wurde früh erkannt. In den bereits genannten internationalen Regelungswerken finden sich daher Versuche, diese Problematik einer rechtlichen Regelung zuzuführen, die im Folgenden im Hinblick auf ihre einschlägigen Regelungen hin untersucht werden.

B. Die Deklaration von Helsinki

Bei der Deklaration von Helsinki handelt es sich um eine Erklärung ethischer Grundsätze für die medizinische Forschung am Menschen,[1] die im Juni 1964 durch den Weltärztebund verabschiedet und seitdem mehrfach revidiert wurde.[2] Sie ist ein überstaatliches Instrument,[3] das geltendes Recht ergänzt und seiner Interpretation dient.[4] Die Grundsätze der Deklaration finden über § 15 Abs. 3 der Musterberufsordnung für Ärzte unmittelbaren Eingang in das deutsche

---

[1] WMA Deklaration von Helsinki, in der revidierten Fassung von 2013, Präambel 1.

[2] WMA Deklaration von Helsinki – Ethische Grundsätze für die medizinische Forschung am Menschen, Verabschiedet von der 18. WMA-Generalversammlung, Juni 1964 Helsinki (Finnland) und revidiert durch die 29. WMA-Generalversammlung, Oktober 1975, Tokio (Japan), 35. WMA-Generalversammlung, Oktober 1983, Venedig (Italien), 41. WMA-Generalversammlung, September 1989, Hong Kong, 48. WMA-Generalversammlung, Oktober 1996, Somerset West (Republik Südafrika), 52. WMA-Generalversammlung, Oktober 2000, Edinburgh (Schottland), 53. WMA-Generalversammlung im Oktober 2002, Washington (Vereinigte Staaten) (ergänzt um einen klarstellenden Kommentar zu Ziffer 29), 55. WMA-Generalversammlung im Oktober 2004, Tokio (Japan), (ergänzt um einen klarstellenden Kommentar zu Ziffer 30), 59. WMA-Generalversammlung im Oktober 2008, Seoul (Korea) 64. WMA-Generalversammlung im Oktober 2013, Fortaleza (Brasilien); ausführlich zur Entwicklung bis zum Jahr 2000: *Deutsch*, NJW 2001, 857; *Wachenhausen*, in: Kügel/Müller/Hofmann, Arzneimittelgesetz, § 40 Rn. 2.

[3] *Kern*, in: Laufs/Kern/Rehborn, Handbuch des Arztrechts, § 4 Rn. 35.

[4] *Kern*, in: Laufs/Kern/Rehborn, Handbuch des Arztrechts, § 4 Rn. 36; *Heil/Lützeler*, in: Dieners/Reese, Handbuch des Pharmarechts, § 4 Rn. 19; *Kösling/Wolf*, in: Fuhrmann/Klein/Fleischfresser, Arzneimittelrecht, § 12 Rn. 62.

Recht:[5] „Ärztinnen und Ärzte beachten bei der Forschung am Menschen nach § 15 Absatz 1 die in der Deklaration von Helsinki des Weltärztebundes in der Fassung der 64. Generalversammlung 2013 in Fortaleza niedergelegten ethischen Grundsätze für die medizinische Forschung am Menschen."

Neben der Pflicht des Arztes, die Gesundheit und das Wohlergehen des Patienten zu fördern und zu erhalten,[6] wird in der Deklaration von Helsinki dem Schutz der Rechte des Patienten ein besonders hoher Stellenwert eingeräumt. So unterliegt danach medizinische Forschung ethischen Standards, die die Achtung vor den Menschen fördern und sicherstellen und ihre Gesundheit und Rechte schützen.[7] Es wird verdeutlicht, dass das Ziel der medizinischen Forschung, neues Wissen hervorzubringen, niemals Vorrang vor den Rechten und Interessen der einzelnen Versuchsperson haben darf,[8] und es die Pflicht des an der Forschung beteiligten Arztes ist, das Leben, die Gesundheit, die Würde, die Integrität, das Selbstbestimmungsrecht, die Privatsphäre und die Vertraulichkeit persönlicher Informationen der Versuchsteilnehmer zu schützen.[9]

Obwohl das Recht auf Nichtwissen in der Deklaration von Helsinki nicht ausdrücklich erwähnt wird, folgt daraus nicht zwingend, dass ein Schutz dieses Rechts nicht beabsichtigt ist. Denn nach Nr. 10 der Deklaration müssen Ärzte die ethischen, rechtlichen und behördlichen Normen und Standards für Forschung am Menschen ihrer eigenen Länder sowie die maßgeblichen internationalen Normen und Standards berücksichtigen. Der dynamische Verweis auf den jeweiligen nationalen und internationalen Normenapparat ermöglicht, dortige Änderungen zu erfassen und in den Geltungsbereich der Deklaration von Helsinki einzubeziehen. Je präsenter das Recht auf Nichtwissen im nationalen und internationalen Regelwerk ist, desto mehr wächst seine Bedeutung auch im Kontext der Deklaration.

Abseits der Deklaration von Helsinki wurde das Recht auf Nichtwissen jedoch durchaus ausdrücklich in das Regelwerk anderer überstaatlicher Organisationen aufgenommen.

C. Die „Declaration on the Promotion of Patients' Rights in Europe"

Im Rahmen der im Jahr 1994 von der Weltgesundheitsorganisation (WHO)[10] in Amsterdam abgehaltenen europäischen Konferenz über Patientenrechte wurde

---

[5] *Kern*, in: Laufs/Kern/Rehborn, Handbuch des Arztrechts, § 4 Rn. 36; *Lipp*, in: Laufs/Katzenmeier/Lipp, Arztrecht, XIII. Rn. 112; *Kösling/Wolf*, in: Fuhrmann/Klein/ Fleischfresser, Arzneimittelrecht, § 12 Rn. 62; kritisch: *Straßburger*, MedR 2006, 462.

[6] WMA Deklaration von Helsinki, Allgemeine Grundsätze Nr. 4.

[7] WMA Deklaration von Helsinki, Allgemeine Grundsätze Nr. 7.

[8] WMA Deklaration von Helsinki, Allgemeine Grundsätze Nr. 8.

[9] WMA Deklaration von Helsinki, Allgemeine Grundsätze Nr. 9 S. 1.

[10] World Health Organization.

eine „Declaration on the Promotion of Patients' Rights in Europe", also eine De-klaration zur Stärkung der Patientenrechte in Europa, erarbeitet, die als zuverläs-sige Referenz und dynamisches Werkzeug in einer Neugestaltung des Gesund-heitswesens dienen sollte.[11] Ziel der Deklaration ist es nicht, neue Patienten-rechte zu erschaffen, sondern vielmehr, bereits existierende Patientenrechte in einer kohärenten und umfassenden Stellungnahme auf den Bereich „Patienten und Gesundheitswesen" anzuwenden.[12] Aufgrund der fehlenden unmittelbaren Bindungswirkung der Deklaration ist es den Mitgliedstaaten ausdrücklich selbst überlassen, ob und in welcher Weise das Dokument für eine Überarbeitung der nationalen Bestimmungen hinsichtlich der Patientenrechte genutzt werden soll.[13]

Im Abschnitt „Die Patientenrechte"[14] wird zunächst unter der Überschrift „Menschenrechte und Werte des Gesundheitswesens"[15] unter 1.2 aufgeführt: „Jeder hat das Recht auf Selbstbestimmung."[16] Dass das Selbstbestimmungsrecht des Einzelnen in systematischer Hinsicht noch vor dem Recht auf physische und psychische Integrität genannt wird,[17] unterstreicht seine herausragende Bedeu-tung als Menschenrecht. Im darauffolgenden Abschnitt 2 „Information" werden zunächst die Rechte des Patienten im Hinblick auf die ihm zustehenden Informa-tionen über seinen Gesundheitszustand aufgezählt.[18]

---

[11] „The Principles of Patients' Rights endorsed at the Amsterdam Consultation will hopefully be a solid reference and a dynamic tool capable of improving new thinking in the health care process.", Declaration on the Promotion of Patients' Rights in Europe, World Health Organization, S. 2.

[12] „The intention is not to create new rights but to apply them in one coherent, com-prehensive statement to the field of patients and health care.", Declaration on the Pro-motion of Patients' Rights in Europe, World Health Organization, S. 6.

[13] „The Principles of the Rights of Patients in Europe are offered as a contribution to support the growing interest in many Member States in the issues of patients' rights. [...] It is a matter for decision by countries how they might make use of a document such as this when reviewing their present policies on, practices in and legislative sup-port to, patients' rights.", Declaration on the Promotion of Patients' Rights in Europe, World Health Organization, S. 7.

[14] Übersetzung durch die Autorin, „The Rights of Patients", Declaration on the Pro-motion of Patients' Rights in Europe, World Health Organization, S. 9.

[15] Übersetzung durch die Autorin, „Human Rights and Values in Health Care", De-claration on the Promotion of Patients' Rights in Europe, World Health Organization, S. 9.

[16] Übersetzung durch die Autorin, „1.2 Everyone has the right to self-determina-tion.", Declaration on the Promotion of Patients' Rights in Europe, World Health Or-ganization, S. 9.

[17] Übersetzung durch die Autorin, „1.3 Everyone has the right to physical and men-tal integrity and to the security of his or her person.", Declaration on the Promotion of Patients' Rights in Europe, World Health Organization, S. 9.

[18] „2.2 Patients have the right to be fully informed about their health status, inclu-ding the medical facts about their condition; about the proposed medical procedures, together with the potential risks and benefits of each procedure; about alternatives to the proposed procedures, including the effect of non-treatment; and about the diagnosis,

Das Recht auf Nichtwissen des Patienten wurde bereits im Jahr 1994 als wesentliches Patientenrecht erachtet und hat als solches Eingang in die Deklaration der WHO gefunden. So heißt es unter 2.5 „Patienten haben auf ihr explizites Ersuchen hin das Recht, nicht informiert zu werden".[19] Es wird deutlich, dass zwar das Recht auf Nichtwissen des Patienten zu achten ist, es jedoch einer ausdrücklichen Ausübung bedarf. Im Umkehrschluss wird eine stillschweigende Ausübung wohl nicht für möglich erachtet. Dies ist auch interessengerecht, da durch die Deklaration insbesondere die Beachtung der positiv ausgeprägten Rechte gestärkt werden soll und aufgrund des Informationsgefälles zwischen Arzt und Patient eine umfassende Einbeziehung des Patienten in seine Behandlung als Grundsatz angestrebt wird. Dieser beabsichtigte Schutz entfaltet nur dann seine Wirkung, wenn er zum etablierten Standard wird und keiner ausdrücklichen Geltendmachung des Patienten bedarf. Gleichzeitig wird einer missbräuchlichen Berufung des Arztes auf das Recht auf Nichtwissen des Patienten vorgebeugt. Das Recht auf Nichtwissen stellt in diesem Zusammenhang also die Ausnahme vom Regelfall der umfassenden Aufklärung des Patienten dar.

Es ist daher festzuhalten, dass die „Declaration on the Promotion of Patients' Rights" sowohl das Selbstbestimmungsrecht als auch seine Ausprägung als Recht auf Nichtwissen des Patienten ausdrücklich erwähnt und schützt. Während das Recht auf Wissen des Patienten und somit auch seine umfassende Aufklärung jedoch den Regelfall darstellt, wird in der Deklaration für die Beachtung des Rechts auf Nichtwissen durch den Arzt eine explizite Ausübung vorgeschlagen.

D. Das Biomedizin-Übereinkommen des Europarats

Das Übereinkommen über Menschenrechte und Biomedizin[20] des Europarats (im Folgenden: Biomedizin-Übereinkommen, BMÜ) wurde im Jahr 1997 in Oviedo verabschiedet und sollte eine Reaktion auf die rasanten Entwicklungen in der Wissenschaft und ihrer Anwendung in der Medizin und der Biologie sowie auf die Besorgnis hinsichtlich der ambivalenten Natur vieler dieser Entwicklungen darstellen[21] und dem daraus resultierenden Bedürfnis nach einer spezial-

---

prognosis and progress of treatment.", Declaration on the Promotion of Patients' Rights in Europe, World Health Organization, S. 10.

[19] Übersetzung durch die Autorin, „2.5 Patients have the right not to be informed, at their explicit request.", Declaration on the Promotion of Patients' Rights in Europe, World Health Organization, S. 10.

[20] Übereinkommen zum Schutz der Menschenrechte und der Menschenwürde im Hinblick auf die Anwendung von Biologie und Medizin: Übereinkommen über Menschenrechte und Biomedizin, Oviedo, 4. April 1997, SEV Nr. 164.

[21] Nichtamtliche deutsche Übersetzung aus dem Englischen: *Müller-Terpitz*, Recht der Biomedizin, S. 75 f.; Explanatory Report – ETS 164 – Human Rights and Biomedicine (Convention), Nr. 2.

gesetzlichen Regelung dieser Technologien nachkommen. Als völkerrechtlicher Vertrag bindet das BMÜ zwar die Völkerrechtssubjekte, hier die unterzeichnenden und ratifizierenden Mitgliedstaaten des Europarats, und verpflichtet diese zur Umsetzung des Vertragsinhalts und zur Anpassung ihres innerstaatlichen Rechts[22]; es entfaltet jedoch keine unmittelbare rechtliche Wirkung für die Bürger der jeweiligen Staaten.

Von besonderer Bedeutung für das deutsche Recht ist an dieser Stelle, dass Deutschland das Abkommen bislang weder unterzeichnet noch ratifiziert hat[23], da man insbesondere die Regelungen zum Schutz einwilligungsunfähiger Versuchspersonen im Bereich medizinischer Forschung für unzureichend hielt.[24] Die Bundesregierung hatte sich seinerzeit der Stimme enthalten mit dem Hinweis darauf, dass die Debatte in den Parlamenten und in der Öffentlichkeit noch nicht abgeschlossen sei und das BMÜ auf augenfällige Weise die Reihe der aufgenommenen Themen unvollständig ließe.[25] Eine Vielzahl der Regelungen haben gleichwohl – über den „Umweg" der Umsetzung der EU-Richtlinie 2001/20/EG über die Anwendung der guten klinischen Praxis[26] – Eingang in das deutsche Recht, und hier insbesondere im Bereich der Arzneimittelforschung gefunden.[27]

I. Privatsphäre und Recht auf Auskunft
bzw. Nichtwissen des Art. 10 BMÜ

Gegenstand und Ziel des Übereinkommens ist gemäß Art. 1 BMÜ der Schutz der Würde und der Identität aller menschlichen Lebewesen und die Gewährleistung der Wahrung der Integrität des Einzelnen ohne Diskriminierung sowie seiner sonstigen Grundrechte und Grundfreiheiten im Hinblick auf die Anwendung von Biologie und Medizin. Neben Regelungen zu Aspekten der Einwilligung, des menschlichen Genoms oder der wissenschaftlichen Forschung finden sich auch Ausführungen zur Privatsphäre und dem Recht auf Auskunft.

---

[22] *Tinnefeld*, ZRP 2000, 10, 12; *Albers*, EuR 2002, 801, 803.

[23] Vgl. https://www.coe.int/de/web/conventions/full-list/-/conventions/treaty/164/signatures [Stand: 21.09.2020].

[24] *Lipp*, in: Laufs/Katzenmeier/Lipp, Arztrecht, VI. Rn. 7 mit Verweis auf *Laufs*, NJW 1997, 776 f.; *Köhler*, ZRP 2000, 8 ff.; *Spranger*, MedR 2001, 238, 238; *Wachenhausen*, in: Kügel/Müller/Hofmann, Arzneimittelgesetz, § 40 Rn. 3.

[25] *Laufs*, NJW 1997, 776, 776; *Kern*, in: Laufs/Kern/Rehborn, Handbuch des Arztrechts, § 4 Rn. 32.

[26] Richtlinie 2001/20/EG des Europäischen Parlaments und des Rates vom 4. April 2001 zur Angleichung der Rechts- und Verwaltungsvorschriften der Mitgliedstaaten über die Anwendung der guten klinischen Praxis bei der Durchführung von klinischen Prüfungen mit Humanarzneimitteln, 1.5.2001, ABl. L 121/34.

[27] Vgl. z.B. § 41 Abs. 2 S. 1 Nr. 2 a) AMG zur gruppennützigen Forschung an Minderjährigen.

1. Überblick über das Recht auf Wahrung der Privatsphäre

In Art. 10 Abs. 1 BMÜ heißt es, dass jeder das Recht auf Wahrung der Privatsphäre in Bezug auf Angaben über seine Gesundheit habe. Art. 10 Abs. 2 S. 1 BMÜ enthält ferner das subjektive Recht des Einzelnen auf Auskunft bezüglich aller über seine Gesundheit gesammelten Angaben. Das Recht auf Auskunft erstreckt sich ausweislich des Erläuternden Berichts auf „sämtliche über seine Gesundheit gesammelten Informationen, unabhängig davon, ob diese durch Diagnose, Prognose oder auf eine andere Weise gewonnen worden sind"[28]. Als Kehrseite des Rechts auf Auskunft enthält S. 2 die Formulierung: „Will jemand jedoch keine Kenntnis erhalten, so ist dieser Wunsch zu respektieren." Dem Einzelnen soll also die Möglichkeit gegeben werden, autonom zu entscheiden, welche der ihn betreffenden Informationen er erhalten möchte und welche nicht.

Dennoch sollen die Maßstäbe des Art. 10 Abs. 2 BMÜ nicht absolut gelten. Sie werden durch Art. 10 Abs. 3 BMÜ eingeschränkt, der normiert, dass die Rechtsordnung des Vertragsstaates vorsehen kann, dass in Ausnahmefällen die Rechte nach Absatz zwei im Interesse des Patienten eingeschränkt werden können.

2. Recht auf Auskunft aus Art. 10 Abs. 2 S. 1 BMÜ

Das Recht, Kenntnis über alle die eigene Person betreffenden gesammelten Gesundheitsdaten zu erhalten, stellt ausweislich des Erläuternden Berichts nicht nur ein Recht von fundamentaler Bedeutung dar, sondern bestimmt gleichzeitig auch die wirksame Ausübung anderer Rechte, so z. B. des in Art. 5 BMÜ festgelegten Rechts auf Einwilligung bzw. Ablehnung.[29] Insoweit handelt es sich um ein Recht mit Doppelnatur, das dem Patienten einerseits größtmöglichen Zugang und selbstbestimmte Verfügung über seine Gesundheitsdaten ermöglichen und andererseits als Basis informierten Handelns im Hinblick auf die eigene Gesundheit fungieren soll.

3. Recht auf Nichtwissen aus Art. 10 Abs. 2 S. 2 BMÜ

In Korrespondenz mit dem Recht auf Auskunft über die eigenen Gesundheitsdaten normiert Art. 10 Abs. 2 S. 2 BMÜ, dass der Wunsch, keine Kenntnis zu erhalten, zu respektieren sei.

---

[28] Nichtamtliche deutsche Übersetzung aus dem Englischen: *Müller-Terpitz*, Recht der Biomedizin, S. 91; Explanatory Report – ETS 164 – Human Rights and Biomedicine (Convention), Nr. 66.

[29] Nichtamtliche deutsche Übersetzung aus dem Englischen: *Müller-Terpitz*, Recht der Biomedizin, S. 91; Explanatory Report – ETS 164 – Human Rights and Biomedicine (Convention), Nr. 65.

a) Geschützte Rechtsposition oder faktische Verzichtsmöglichkeit?

Angesichts des Wortlauts des Art. 10 Abs. 2 S. 2 BMÜ, der die Respektierung des „Wunsches" auf Nichtkenntnis der Gesundheitsdaten anordnet, muss differenziert werden, ob hier eine geschützte Rechtsposition normiert wird, oder ob dem Einzelnen lediglich eine faktische Verzichtsmöglichkeit eingeräumt werden soll. Denn im Gegensatz zur faktischen Verzichtsmöglichkeit kann eine geschützte Rechtsposition von der betroffenen Person nach außen geltend gemacht und gegen Beeinträchtigungen vorgegangen werden.

Während der Wortlaut des Art. 10 BMÜ zunächst die Möglichkeit, faktisch auf die Kenntnisnahme eigener Gesundheitsdaten zu verzichten, nahelegt, heißt es in Nr. 67 des Erläuternden Berichts: „Das Recht auf Auskunft geht Hand in Hand mit dem ‚Recht auf Nicht-Wissen', das im zweiten Satz von Absatz 2 vorgesehen ist. Ein Patient hat möglicherweise eigene Gründe, warum er über bestimmte Aspekte seines Gesundheitszustandes nicht informiert werden will. Ein Wunsch dieser Art ist zu respektieren. Die Ausübung des Patientenrechts, [...]."[30]

Erstmals wird hier ausdrücklich in einem (medizin-)rechtlichen Kontext von einem „Recht auf Nicht-Wissen" gesprochen, das eine selbstbestimmte Entscheidung des einzelnen Patienten im Hinblick auf den Umfang der Kenntnis über die eigenen Gesundheitsinformationen schützt. Die Formulierung als „Wunsch" ist zwar insofern irreführend, als dass seine rechtliche Verbindlichkeit nicht ohne weiteres offenkundig ist. In Verbindung mit dem Erläuternden Bericht ist jedoch davon auszugehen, dass es sich bei dem „Recht auf Nicht-Wissen" um die negative Ausprägung des Rechts auf Kenntnis, also um dessen „Kehrseite", handeln soll. Es normiert also eine selbstständige geschützte Rechtsposition und gerade nicht eine bloße faktische Verzichtsmöglichkeit.

b) Umfang des „Rechts auf Nichtwissen"

Das Recht auf Kenntnis der eigenen Gesundheitsdaten soll dem Patienten einerseits größtmögliche Selbstbestimmung ermöglichen. Andererseits stellt das Wissen über bestimmte Umstände einen unumgänglichen Bestandteil einer wirksamen Einwilligung des Patienten dar. Aufgrund dieser Doppelnatur des Rechts auf Kenntnis stellt sich die Frage, ob ein vollumfänglicher Verzicht auf die Kenntnisnahme eigener Gesundheitsdaten im Rahmen des „Rechts auf Nicht-Wissen" möglich ist.

Während ein absoluter Verzicht auf die Kenntnisnahme jeglicher die eigene Gesundheit betreffender Informationen jedenfalls dann unproblematisch erscheint,

---

[30] Nichtamtliche deutsche Übersetzung aus dem Englischen: *Müller-Terpitz*, Recht der Biomedizin, S. 91; Explanatory Report – ETS 164 – Human Rights and Biomedicine (Convention), Nr. 67; zum Verhältnis dieser Regelung zu Art. 5 lit. c der UNESCO-Erklärung zum Humangenom *Spranger*, Recht und Bioethik, S. 164.

wenn gerade keine Entscheidung über ein (weiteres) medizinisches Vorgehen getroffen werden muss, ist eine Einwilligung in eine therapeutische Intervention ohne jede Information über den zugrundeliegenden medizinischen Zustand schwer vorstellbar. Im Erläuternden Bericht wird zu dieser Problematik ausgeführt: „Die Ausübung des Patientenrechts, diese oder jene Erkenntnis über die eigene Gesundheit nicht erfahren zu wollen, steht der Gültigkeit seiner Einwilligung zu einer Intervention nicht im Wege; z.B. kann der Patient rechtsgültig in die Entfernung einer Zyste einwilligen und trotzdem nichts über deren Art wissen wollen."[31]

Grundsätzlich wird im Rahmen des BMÜ somit von der Möglichkeit einer wirksamen Einwilligung auch dann ausgegangen, wenn der Patient von seinem Recht auf Nichtwissen Gebrauch macht. Aus der Formulierung ergibt sich, dass eine Intervention, hier also die Durchführung eines medizinischen Eingriffs bzw. einer Therapie, auch auf Grundlage einer Einwilligung erfolgen darf, wenn der Patient lediglich den Grund des Eingriffs zur Kenntnis nimmt und davon absieht, Einzelheiten mitgeteilt zu bekommen. Gleichzeitig legt der Wortlaut durch die Formulierungen „diese oder jene Erkenntnis"[32] bzw. „bestimmte Aspekte seines Gesundheitszustands"[33] nahe, dass im Rahmen des BMÜ das „Recht auf Nicht-Wissen" – jedenfalls im Hinblick auf eine Intervention – immer nur bezogen auf Teilinformationen und niemals auf die Gesundheitsinformationen im Ganzen ausgeübt werden soll.

Soll die Kenntnisnahme bzw. die Nicht-Kenntnisnahme eigener Gesundheitsinformationen daher als Grundlage für eine informierte Einwilligung in eine Intervention dienen, so ist ein vollumfänglicher Verzicht auf die Kenntnisnahme jeglicher Gesundheitsinformationen durch das BMÜ nicht vorgesehen. Folglich darf eine Therapie nicht unter völliger Unkenntnis der Diagnose erfolgen.

c) Zusammenfassung

Art. 10 Abs. 2 S. 2 BMÜ enthält – anders als es der Wortlaut zunächst vermuten lässt – nicht nur eine bloß faktische Verzichtsmöglichkeit im Hinblick auf die Kenntnisnahme der eigenen Gesundheitsinformationen, sondern ein geschütztes „Recht auf Nicht-Wissen". Die Ausführungen des Erläuternden Berichts legen jedoch nahe, dass eine Ablehnung der Mitteilung der eigenen Gesundheitsinfor-

---

[31] Nichtamtliche deutsche Übersetzung aus dem Englischen: *Müller-Terpitz*, Recht der Biomedizin, S. 91; Explanatory Report – ETS 164 – Human Rights and Biomedicine (Convention), Nr. 67.

[32] Nichtamtliche deutsche Übersetzung aus dem Englischen: *Müller-Terpitz*, Recht der Biomedizin, S. 91; Explanatory Report – ETS 164 – Human Rights and Biomedicine (Convention), Nr. 67 S. 4.

[33] Nichtamtliche deutsche Übersetzung aus dem Englischen: *Müller-Terpitz*, Recht der Biomedizin, S. 91; Explanatory Report – ETS 164 – Human Rights and Biomedicine (Convention), Nr. 67 S. 2.

mationen nicht vollumfänglich möglich sein soll. Zwar handelt es sich bei dem Recht auf Nichtwissen um eine geschützte Rechtsposition, die Kenntnis bestimmter Umstände ist jedoch maßgebliche Grundlage für die Einwilligung in eine Behandlung. Aus diesem Grund findet das Recht auf Nichtwissen nach dem BMÜ seine Grenze dort, wo ein Mindestmaß an Information für die Einwilligung in eine Behandlung erforderlich ist.

4. Fazit

Art. 10 BMÜ normiert neben einem generellen Recht auf Wahrung der Privatsphäre in Bezug auf Angaben über die Gesundheit des Einzelnen darüber hinaus ein Recht auf Auskunft bzw. Nicht-Kenntnis dieser Angaben. Das Recht auf Nichtwissen wird jedoch nicht uneingeschränkt gewährleistet, sondern wird immer dann seine Grenze finden, wenn ein Mindestmaß an Informationen für die wirksame Einwilligung in eine medizinische Maßnahme erforderlich ist. Die durch das BMÜ vorgesehenen Einschränkungsmöglichkeiten hinsichtlich dieses Rechts werden im Folgenden untersucht.

II. Einschränkungsmöglichkeiten des Rechts auf Auskunft bzw. Nichtwissen nach Art. 10 Abs. 3 BMÜ

Trotz der großen Bedeutung des Rechts auf Nichtwissen soll dieses nach seiner Ausgestaltung im BMÜ nicht vollends vorbehaltlos gewährleistet werden. Die Normierung konkreter Ausnahmefälle in den jeweiligen Rechtsordnungen wird zwar insoweit den einzelnen Vertragsstaaten überlassen. Grundvoraussetzung einer jeden Einschränkung muss gemäß Art. 10 Abs. 3 BMÜ jedoch sein, dass diese „im Interesse des Patienten" erfolgt. Detaillierter beschreibt Nr. 68 des Erläuternden Berichts, dass eine Einschränkung des Rechts auf Auskunft bzw. auf Nichtwissen im Interesse des Patienten selbst oder auf Grundlage von Art. 26 Abs. 1 BMÜ beispielsweise zum Schutz der Rechte eines Dritten oder der Gesellschaft erfolgen darf.[34] Eine schematische Darstellung potentieller Ausnahmefälle enthalten die im Folgenden näher dargestellten Erwägungsgründe.[35]

1. Die „therapeutische Notwendigkeit"

Beispielhaft für eine Einschränkung der freien Ausübung des Rechts auf Auskunft bzw. auf Nichtwissen im Interesse des Patienten ist die sogenannte thera-

---

[34] Nichtamtliche deutsche Übersetzung aus dem Englischen: *Müller-Terpitz*, Recht der Biomedizin, S. 91; Explanatory Report – ETS 164 – Human Rights and Biomedicine (Convention), Nr. 68.

[35] Nichtamtliche deutsche Übersetzung aus dem Englischen: *Müller-Terpitz*, Recht der Biomedizin, S. 91 f.; Explanatory Report – ETS 164 – Human Rights and Biomedicine (Convention), Nr. 69 und 70.

peutische Notwendigkeit: „In manchen Fällen kollidiert die Pflicht des Arztes zur Information, die auch in Artikel 4 verankert ist, mit den Interessen des Gesundheitszustandes des Patienten. Die Lösung dieses Konflikts ist Sache des innerstaatlichen Rechts unter Berücksichtigung des jeweiligen sozialen und kulturellen Hintergrundes. Nach der Rechtsordnung kann es dem Arzt, gegebenenfalls unter gerichtlicher Aufsicht, in manchen Fällen gestattet sein, einen Teil der Informationen entweder zu verschweigen oder sie zumindest nur behutsam offenzulegen (‚therapeutische Notwendigkeit‘)."[36]

Das BMÜ gestattet somit eine Einschränkung des Rechts auf Auskunft und eine Vorenthaltung von Gesundheitsinformationen gegenüber dem Patienten für den Fall, dass eine Mitteilung eine Verschlechterung des Gesundheitszustandes des Patienten befürchten lässt. Die genaue rechtliche Ausgestaltung einer solchen kollidierenden Interessenlage wird jedoch den einzelnen Vertragsstaaten anheimgestellt. Da insbesondere das Verschweigen von Informationen einen nicht unbeachtlichen Eingriff in das Selbstbestimmungsrecht des Patienten darstellt, wird eine gerichtliche Kontrollinstanz vorgeschlagen. Gleichwohl stellt sich hier die Frage der praktischen Umsetzung. Verzögert sich die (Nicht-)Mitteilung, weil der Arzt zunächst eine Klärung durch das Gericht herbeiführen muss, wird dem Patienten vor Augen geführt, dass er jedenfalls kein „unproblematischer" Fall ist. Auch wird die erste Einschätzung, ob das Verschweigen im konkreten Fall einen beachtlichen oder unbeachtlichen Eingriff in das Selbstbestimmungsrecht des Patienten darstellt, dem Arzt aufgebürdet, der ja gerade keine juristische Ausbildung besitzt und sich bei der Entscheidung einzig an den eigenen Erfahrungswerten oder seinem Gewissen orientieren kann.

Wie sich zeigen wird, ist im deutschen Recht ein Verheimlichen von Gesundheitsinformationen des Patienten auf Grundlage eines „therapeutischen Privilegs" nicht mehr denkbar.[37]

2. Der Präventionsgedanke

Neben einer Einschränkung des Rechts auf Auskunft zum Schutz der Gesundheit des Patienten soll auch das Recht auf Nichtwissen jedenfalls im Rahmen folgender Konstellation eine Begrenzung erfahren: „Darüber hinaus kann die Kenntnis bestimmter Fakten zur eigenen Gesundheit für einen Patienten, der den Wunsch zum Ausdruck gebracht hat, diese nicht zu erfahren, von entscheidender Bedeutung sein. Beispielsweise kann das Wissen des Betroffenen von einer Disposition für eine Krankheit das einzige Mittel sein, um ihn in die Lage zu versetzen, möglicherweise wirksame (vorbeugende) Maßnahmen zu ergreifen. In

---

[36] Nichtamtliche deutsche Übersetzung aus dem Englischen: *Müller-Terpitz*, Recht der Biomedizin, S. 91 f.; Explanatory Report – ETS 164 – Human Rights and Biomedicine (Convention), Nr. 69.

[37] Siehe hierzu Kapitel 6, B. III.

diesem Fall könnte es zu einem Konflikt zwischen der Pflicht eines Arztes zur Hilfeleistung, die in Artikel 4 verankert ist, und dem Recht des Patienten auf Nicht-Wissen kommen."[38]

Hat ein Patient also zum Ausdruck gebracht, bestimmte seine Gesundheit betreffende Informationen nicht zur Kenntnis nehmen zu wollen, wird der Arzt unter Verweis auf seine Helfenspflicht in die Lage versetzt, sich über diese Entscheidung dann hinwegzusetzen, wenn dem Patienten dadurch die Prävention einer gesundheitlichen Disposition ermöglicht wird. Die Bezugnahme auf Art. 4 BMÜ, der die Befolgung der einschlägigen Rechtsvorschriften, Berufspflichten und Verhaltensregeln im Gesundheitsbereich anordnet, überantwortet wiederum die Lösung einer solch kollidierenden Interessenlage dem nationalen Recht der Vertragsstaaten.

3. Gefahr für Dritte

Neben dem eigenen gesundheitlichen Interesse des Patienten, das sowohl das Recht auf Auskunft als auch das Recht auf Nichtwissen einzuschränken geeignet ist, wird als weitere Einschränkungsmöglichkeit das Bestehen einer Gesundheitsgefahr für Dritte angeführt.

So heißt es dazu im Erläuternden Bericht Nr. 70: „Es könnte sich auch als vorteilhaft erweisen, eine Person über ihren Zustand zu informieren, wenn nicht nur für sie, sondern auch für Dritte irgendeine Gefahr besteht. Auch hier ist es Sache des jeweiligen innerstaatlichen Rechts festzulegen, ob der Arzt angesichts der Umstände des jeweiligen Falles ausnahmsweise entgegen dem Recht auf Nicht-Wissen handeln darf. Gleichzeitig sind möglicherweise bestimmte Fakten zum Gesundheitszustand einer Person, die den Wunsch geäußert hat, diese nicht zu erfahren, von außerordentlichem Interesse für Dritte, z. B. bei einer auf andere übertragbaren Krankheit oder besonderen Voraussetzung. In einem solchen Fall könnten das Recht des Patienten auf Wahrung der Privatsphäre nach Absatz 1 und infolgedessen das Recht auf Nicht-Wissen nach Absatz 2 auf der Grundlage von Artikel 26 gegenüber dem Recht eines Dritten je nach der Möglichkeit der Vermeidung des von dem Letztgenannten eingegangenen Risikos in den Hintergrund treten.

Auf jeden Fall kann das Recht des Betroffenen auf Nicht-Wissen dem Interesse einer anderen Person auf Auskunft entgegenstehen, und ihre Interessen sollten durch das innerstaatliche Recht ins Gleichgewicht gebracht werden."[39]

---

[38] Nichtamtliche deutsche Übersetzung aus dem Englischen: *Müller-Terpitz*, Recht der Biomedizin, S. 92; Explanatory Report – ETS 164 – Human Rights and Biomedicine (Convention), Nr. 70.

[39] Nichtamtliche deutsche Übersetzung aus dem Englischen: *Müller-Terpitz*, Recht der Biomedizin, S. 92; Explanatory Report – ETS 164 – Human Rights and Biomedicine (Convention), Nr. 70.

Während die konkrete Ausgestaltung einer Einschränkung des Rechts auf Nichtwissen und damit einhergehend eine gezielte Offenbarung von Informationen betreffend den Gesundheitszustand des Patienten auch hier als Gegenstand nationaler Regelungen verortet wird, zeigt sich jedoch, dass Grundlage einer solchen Einschränkung eine sorgfältige Güterabwägung zwischen dem berechtigten Interesse des Patienten, die gegenständlichen Informationen nicht zur Kenntnis nehmen zu wollen, und dem ebenso berechtigten Interesse Dritter, eine Gefährdung ihrer Gesundheit nicht hinnehmen zu wollen, sein soll. Irreführend ist insofern die Formulierung, das Bestehen „irgendeiner" Gefahr für Dritte reiche für eine Einschränkung des Rechts auf Nichtwissen des Patienten aus. Denn aus den weiteren Ausführungen ergibt sich, dass einzig außerordentliche Interessen Dritter einbezogen werden dürfen.

4. Zusammenfassung

Es sind insbesondere drei Fallgruppen auszumachen, im Rahmen derer eine Einschränkung des Rechts auf Auskunft bzw. auf Nichtwissen nach Maßstäben des BMÜ erfolgen darf. Namentlich handelt es sich dabei um Fälle der sogenannten „therapeutischen Notwendigkeit", sodann um Konstellationen, in denen der Patient durch Mitteilung vor einer Verschlechterung seines Gesundheitszustands bewahrt werden kann, und schließlich um solche Umstände, deren Nichtkenntnis eine Gesundheitsgefahr für Dritte begründet. Gleichwohl bleibt zu beachten, dass die konkrete Ausgestaltung und Lösung dieser kollidierenden Rechtspositionen dem nationalen Recht der Vertragsstaaten unter Berücksichtigung der dortigen sozialen und kulturellen Hintergründe überlassen werden.

III. Die Zusatzprotokolle

Als Reaktion auf aktuelle biomedizinische Entwicklungen wurden Zusatzprotokolle zum Biomedizin-Übereinkommen verabschiedet, die sich mit verschiedenen thematischen Komplexen befassen. Besondere Relevanz entfaltet das Recht auf Nichtwissen in den Bereichen der biomedizinischen Forschung und der genetischen Tests.

1. Das Recht auf Nichtwissen in der biomedizinischen Forschung

Das dritte Zusatzprotokoll zum Biomedizin-Übereinkommen betreffend biomedizinische Forschung vom 25. Januar 2005[40] (im Folgenden: 3. BMÜ-ZP) baut auf den im Rahmen des BMÜ entwickelten Grundsätzen auf und enthält

---

[40] Additional Protocol to the Convention on Human Rights and Biomedicine, concerning Biomedical Research, Council of Europe Treaty Series – No. 195, January 25th, 2005.

Regelungen, die den Schutz der Menschenrechte und Menschenwürde im Bereich der biomedizinischen Forschung gewährleisten sollen.[41] Neben relevanten Regelungen zur Involvierung von Ethikkomitees, zu den Anforderungen an Aufklärung und Einwilligung der Probanden sowie dem Schutz einwilligungsunfähiger Probanden finden sich in Kapitel 8 des Zusatzprotokolls Regelungen bezüglich der Vertraulichkeit der gesammelten personenbezogenen Daten[42] sowie des Rechts des Einzelnen, deren Inhalt zur Kenntnis zu nehmen.

Art. 26 Abs. 1 des 3. BMÜ-ZP normiert das Recht der Forschungsteilnehmer auf Kenntnisnahme aller Informationen, die in Bezug auf ihre Gesundheit gesammelt wurden, in Übereinstimmung mit den Regelungen des Art. 10 BMÜ.[43] Der Proband hat also auch im biomedizinischen Forschungskontext das Recht, Auskunft über alle die eigene Person betreffenden Gesundheitsinformationen zu erhalten.

Problematisch erscheint in diesem Kontext die Reichweite der Verweisung auf Art. 10 BMÜ und damit die Frage, ob dem Probanden ebenso ein Recht auf Nichtwissen zusteht. Jedenfalls die pauschale Verweisung auf Art. 10 BMÜ ohne die Nennung konkreter Absätze lässt den Schluss zu, dass die dort begründeten Rechte vollumfänglich auch im Forscher-Probanden-Verhältnis gelten sollen. Daraus folgt, dass auch ein Proband das Recht hat, die ihn betreffenden Gesundheitsinformationen nicht zur Kenntnis nehmen zu müssen.

Nimmt man eine umfassende Verweisung an, hat dies jedoch zur Folge, dass auch die Einschränkungsmöglichkeiten des Art. 10 Abs. 3 BMÜ Anwendung finden. Insoweit wird auch im biomedizinischen Forschungskontext kein uneingeschränktes Recht auf Auskunft bzw. auf Nichtwissen gewährleistet. Vielmehr müssen auch die im Rahmen des Art. 10 Abs. 3 BMÜ identifizierten Ausnahmefälle Beachtung finden mit der Besonderheit, dass im Rahmen der Prävention bzw. dem Schutz Dritter im Forschungskontext gemachten sog. Zufallsbefunde[44] eine größere Bedeutung zukommt.

---

[41] https://www.coe.int/en/web/conventions/full-list/-/conventions/treaty/195?_coecon ventions_WAR_coeconventionsportlet_languageId=de_DE [zuletzt aufgerufen: 21.09. 2020].

[42] Art. 25 des 3. ZP-BMÜ.

[43] Nichtamtliche deutsche Übersetzung aus dem Englischen: Müller-Terpitz, Recht der Biomedizin, S. 170: „In Übereinstimmung mit Artikel 10 des Übereinkommens haben Forschungsteilnehmer das Recht auf Auskunft in Bezug auf alle über ihre Gesundheit gesammelten Angaben." Art. 26 Abs. 1 des 3. ZP-BMÜ; „Research participants shall be entitled to know any information collected on their health in conformity with the provisions of Article 10 of the Convention", Art. 26 par. 1, Council of Europe Treaty Series – No. 195.

[44] OLG Koblenz VersR 2012, 1041, 1042; Nassall, jurisPR-BGHZivilR 7/2011 Anm. 1; Kreß, MedR 2015, 387, 388; Überblicksartig zur Problematik der Zufallsbefunde im Big Data-Forschungskontext Winkler, Frankfurter Forum 2017, 22 ff.

2. Das Recht auf Nichtwissen und genetische Tests

Auch das vierte Zusatzprotokoll[45] vom 27. November 2008 (im Folgenden: 4. BMÜ-ZP), das Sonderregelungen zu solchen Gentests enthält, die zu gesundheitlichen Zwecken durchgeführt werden, greift die Notwendigkeit eines Rechts auf Nichtwissen noch einmal auf. In struktureller Anlehnung an Art. 10 BMÜ enthält Art. 16 des 4. BMÜ-ZP zunächst Regelungen bezüglich eines respektvollen Umgangs mit der Privatsphäre[46] des Einzelnen und insbesondere bezüglich des Schutzes der Daten, die einem genetischen Test entstammen.

Art. 16 Abs. 2 des 4. BMÜ-ZP legt fest, dass jeder, der einen genetischen Test durchführen lässt, berechtigt ist, alle über ihn gesammelten Informationen, die durch den Test gewonnen wurden, zur Kenntnis zu nehmen. Nach Art. 16 Abs. 3 des 4. BMÜ-ZP ist jedoch auch der Wunsch einer Person, nicht informiert zu werden, zu respektieren. Auch hier stellt sich grundsätzlich die Frage, ob es sich bei dem „Wunsch, Informationen nicht zu erhalten" um eine faktische Verzichtsmöglichkeit oder ein geschütztes Recht auf Nichtwissen handelt. In Einklang mit der Auslegung des Art. 10 Abs. 2 S. 2 BMÜ wird jedoch auch hier davon auszugehen sein, dass es sich um eine geschützte Rechtsposition handeln soll.

Gesetzliche Einschränkungen der Absätze zwei und drei können gemäß Art. 16 Abs. 4 des 4. BMÜ-ZP in solch außergewöhnlichen Fällen greifen, in denen dies im Interesse der betroffenen Person ist, wobei auch in diesem Kontext auf die Feststellungen zu Art. 10 Abs. 3 BMÜ verwiesen werden kann.[47]

3. Zusammenfassung

Auch in den das BMÜ ergänzenden Zusatzprotokollen zur biomedizinischen Forschung und zu genetischen Tests spielt das Recht auf Nichtwissen der betreffenden Person eine bedeutende Rolle. Während noch im 3. BMÜ-ZP vollumfänglich auf den einschlägigen Art. 10 des BMÜ verwiesen wird, findet sich in Art. 16 des 4. BMÜ-ZP eine eigenständige Regelung zum Umgang mit der Privatsphäre und den Informationsrechten der betreffenden Person, die in ihrer Ausgestaltung jedoch an Art. 10 BMÜ angelehnt ist.

IV. Fazit

Der Erläuternde Bericht zu Art. 10 BMÜ beantwortet einige offene Fragen, lässt aber mindestens ebenso viele neue Fragen entstehen. Das Konfliktpotenzial,

---

[45] Additional Protocol to the Convention on Human Rights and Biomedicine, concerning Genetic Testing for Health Purposes, Council of Europe Treaty Series – No. 203, November 27th, 2008.

[46] „Private life", Art. 16 BMÜ.

[47] Kapitel 2, D.

das insbesondere die Ausübung des Rechts auf Nichtwissen gegenüber dem Patienten selbst, aber auch gegenüber Dritten und der Gesellschaft birgt, wurde zwar erkannt. Die Frage der Zulässigkeit eines aufgezwungenen Schutzes des Patienten vor sich selbst im beispielhaften Fall, dass die Kenntnis der Umstände essentiell für die Ergreifung von vorbeugenden Maßnahmen und zur Therapiemöglichkeit ist und, damit einhergehend, die Frage nach der Pflicht des Arztes zur Hilfeleistung, sowie das Problem bei einer potentiellen Gefahr Dritter gegenüber werden jedoch nicht beantwortet. Es wird lediglich darauf verwiesen, dass es Sache des innerstaatlichen Rechts bzw. des Gesetzgebers sei, Lösungen zu finden. Auch aus den Zusatzprotokollen zur biomedizinischen Forschung und zu Gentests zu gesundheitlichen Zwecken ergeben sich keine konkreten Regelungsvorschläge.

An dieser Stelle wäre eine genaue Differenzierung zwischen dem therapeutischen Ermessen des Arztes, der die Information des Patienten unterlässt, und dem in seiner Selbstbestimmung wurzelnden Recht des Patienten, von sich aus auf die Kenntnisnahme bestimmter Umstände, z. B. einer Diagnose, zu verzichten, sowie die Entwicklung eines einheitlichen europäischen Maßstabs erstrebenswert gewesen.

Nachvollziehbar ist, dass der jeweilige staatliche Gesetzgeber die sozialen, politischen und kulturellen Hintergründe besser kennt und somit auch angemessener in der Umsetzung des Übereinkommens berücksichtigen kann. Die beschriebenen Dilemmata finden sich jedoch in allen Gesellschaften und Rechtssystemen gleichermaßen. Mangels präziser Regelungen und konkreter Lösungsvorschläge kann daher Art. 10 BMÜ lediglich einen groben Rahmen für das nationale Recht vorgeben. Das Risiko, dass die tatsächliche Umsetzung und Konkretisierung weiterhin sehr unterschiedlich erfolgt, bleibt bestehen. Die Chance zur Etablierung praxistauglicher einheitlicher und insbesondere konkreter(er) Mindeststandards wurde durch das BMÜ nicht ergriffen.

Unbestreitbar ist jedoch, dass die genannten Konstellationen sehr genau die Vielschichtigkeit und die Problematiken verdeutlichen, die das Recht auf Nichtwissen birgt und die im Hinblick auf das deutsche Recht nachfolgend näher untersucht werden sollen.

Kapitel 3

Dogmatische Herleitung des Rechts auf Nichtwissen

A. Dogmatischer Anknüpfungspunkt

Die dogmatische Herleitung eines Rechts auf Nichtwissen der eigenen Gesundheitsinformationen ist umstritten. Daher ist zunächst zu untersuchen, ob und an welcher Stelle das Recht auf Nichtwissen seine verfassungsrechtliche Verankerung findet. Maßgeblicher Anknüpfungspunkt ist insoweit das allgemeine Persönlichkeitsrecht aus Art. 2 Abs. 1 i.V.m. Art. 1 Abs. 1 GG mit seinen unterschiedlichen Ausprägungen.

B. Das allgemeine Persönlichkeitsrecht

Das allgemeine Persönlichkeitsrecht (APR) ist eines der facettenreichsten Grundrechte, findet sich als solches jedoch nicht ausdrücklich im Grundgesetz. Vielmehr handelt es sich um ein unbenanntes[1] und vergleichsweise junges Grundrecht, dessen Verankerung sich in der allgemeinen Handlungsfreiheit des Art. 2 Abs. 1 GG und in der Garantie der Menschenwürde des Art. 1 Abs. 1 GG findet. Die Besonderheit dieses im Wege der Rechtsfortbildung vom Bundesverfassungsgericht entwickelten Grundrechts liegt in der ihm innewohnenden Dynamik: Es hat keinen statischen, einheitlichen Schutzbereich, sondern lässt viele unterschiedliche Ausprägungen zu, um seinen Oberbegriff zu präzisieren und an technische, soziale und gesellschaftliche Entwicklungen anzupassen. Nur durch diese Dynamik wird ein möglichst umfassender Persönlichkeitsschutz gewährleistet. So formuliert das Bundesverfassungsgericht als Aufgabe des allgemeinen Persönlichkeitsrechts, „die engere persönliche Lebenssphäre und die Erhaltung ihrer Grundbedingungen zu gewährleisten, die sich durch die traditionellen konkreten Freiheitsgarantien nicht abschließend erfassen lässt."[2]

Neben dem Recht am eigenen Wort[3] und Bild[4] umfasst das APR das Recht auf den eigenen Namen[5]. Des Weiteren schützt das allgemeine Persönlichkeitsrecht

---

[1] BVerfGE 54, 148, 153; 72, 155, 170; 79, 256, 268; 95, 220, 241; *Di Fabio*, in: Maunz/Dürig, Art. 2 Abs. 1 Rn. 128.

[2] BVerfGE 54, 148, 153.

[3] BVerfGE 34, 238, 246 ff.

[4] BVerfGE 35, 202, 220; 54, 148, 155.

[5] BVerfGE 78, 38, 49.

die engere persönliche Lebenssphäre des Einzelnen.[6] Seine jüngste Ausprägung stellt das Recht auf Gewährleistung der Vertraulichkeit und Integrität informationstechnischer Systeme dar.[7] Auch die Rechte auf informationelle Selbstbestimmung[8] und auf Kenntnis der eigenen Abstammung[9] sind seit langem anerkannte Unterfälle des allgemeinen Persönlichkeitsrechts, die im Folgenden im Hinblick auf die dogmatische Einordnung des Rechts auf Nichtwissen näher beleuchtet werden sollen.

C. Recht auf Nichtwissen und Recht auf Kenntnis der eigenen Abstammung

Das Recht auf Kenntnis der eigenen Abstammung als Ausprägung des allgemeinen Persönlichkeitsrechts stellt einen wichtigen ersten Anknüpfungspunkt für die Beantwortung der Frage nach der verfassungsrechtlichen Verankerung des Rechts auf Nichtwissen hinsichtlich der eigenen Gesundheitsinformationen dar, da es sich – wie sich zeigen wird – auch bei Informationen bezüglich der eigenen Abstammung um Gesundheitsinformationen handelt.

I. Die Entscheidung des Bundesverfassungsgerichts vom 31. Januar 1989

Bereits im Jahr 1989[10] entschied das Bundesverfassungsgericht, dass das allgemeine Persönlichkeitsrecht ein Recht auf Kenntnis der eigenen Abstammung umfasst. In dem zugrundeliegenden Sachverhalt hatte die Klägerin des Ausgangsverfahrens nach Eintritt ihrer Volljährigkeit Klage auf Feststellung erhoben, dass sie nicht das eheliche Kind des Ehemanns ihrer Mutter sei. Die Frage, ob § 1598 i.V.m. § 1596 Abs. 1 Nr. 2 BGB insoweit verfassungswidrig sei, als ein volljährig gewordenes Kind seine Ehelichkeit nur dann anfechten kann, wenn die Ehe seiner Mutter geschieden, aufgehoben oder für nichtig erklärt ist, oder wenn die Ehegatten seit drei Jahren getrennt leben und nicht zu erwarten ist, dass sie die eheliche Lebensgemeinschaft wiederherstellen, wurde dem Bundesverfassungsgericht zur Entscheidung vorgelegt.

Das Bundesverfassungsgericht wiederum führte zu der Ableitung eines Rechts auf Kenntnis der eigenen Abstammung aus: „Das Recht auf freie Entfaltung der Persönlichkeit und die Menschenwürde sichern jedem Einzelnen einen autono-

---

[6] BVerfGE 54, 148, 153.

[7] BVerfGE 120, 274.

[8] BVerfGE 65, 1.

[9] BVerfGE 79, 256, 268 ff.; 90, 263, 271; vgl. zu den Grenzen des Rechts *Enders*, NJW 1989, 881 ff. m.w.N.

[10] BVerfGE 79, 256.

men Bereich privater Lebensgestaltung, in dem er seine Individualität entwickeln und wahren kann [...]. Verständnis und Entfaltung der Individualität sind aber mit der Kenntnis der für sie konstitutiven Faktoren eng verbunden. Zu diesen zählt neben anderen die Abstammung. Sie legt nicht nur die genetische Ausstattung des Einzelnen fest und prägt so seine Persönlichkeit mit.

Unabhängig davon nimmt sie auch im Bewußtsein des Einzelnen eine Schlüsselstellung für Individualitätsfindung und Selbstverständnis ein. Insofern hängt der Persönlichkeitswert der Kenntnis auch nicht von dem Maß an Aufklärung ab, das die Biologie derzeit über die Erbanlagen des Menschen, die für seine Lebensgestaltung bedeutsam sein können, zu vermitteln vermag. Bei Individualitätsfindung und Selbstverständnis handelt es sich vielmehr um einen vielschichtigen Vorgang, in dem biologisch gesicherte Erkenntnisse keineswegs allein ausschlaggebend sind. Als Individualisierungsmerkmal gehört die Abstammung zur Persönlichkeit, und die Kenntnis der Herkunft bietet dem Einzelnen unabhängig vom Ausmaß wissenschaftlicher Ergebnisse wichtige Anknüpfungspunkte für das Verständnis und die Entfaltung der eigenen Individualität. Daher umfaßt das Persönlichkeitsrecht auch die Kenntnis der eigenen Abstammung."[11]

Das Recht auf Kenntnis der eigenen Abstammung wird somit bereits seit mehr als 30 Jahren dem allgemeinen Persönlichkeitsrecht zugeordnet. Dennoch hat sich die Frage nach der Existenz eines korrelierenden Rechts auf Unkenntnis der Abstammung dem Bundesverfassungsgericht erst in jüngerer Zeit gestellt.

II. Die Entscheidung des Bundesverfassungsgerichts vom 13. Februar 2007

In einem umgekehrt gelagerten und ebenfalls vom Bundesverfassungsgericht zu entscheidenden Fall hatte der Beschwerdeführer ohne Kenntnis der Mutter des Kindes auf Basis eines vom Kind benutzten Kaugummis bei einem privaten Labor ein gendiagnostisches Gutachten eingeholt, das bestätigte, dass es mit einer Wahrscheinlichkeit von einhundert Prozent auszuschließen sei, dass die Probenspender Vater und Kind seien.[12]

Zur Verwertbarkeit heimlich eingeholter genetischer Abstammungsgutachten führt das Bundesverfassungsgericht zunächst in Übereinstimmung mit der vorangegangenen Entscheidung[13] aus: „[Die Abstammung] nimmt im Bewusstsein des Einzelnen eine Schlüsselstellung für seine Individualitätsfindung wie für sein Selbstverständnis und sein familiäres Verhältnis zu anderen ein. Die Möglichkeit, sich als Individuum nicht nur sozial, sondern auch genealogisch in eine Bezie-

---

[11] BVerfGE 79, 256, 269.
[12] BVerfGE 117, 202.
[13] BVerfGE 79, 256.

hung zu anderen zu setzen, wird deshalb vom Schutz des Persönlichkeitsrechts mit umfasst und begründet aus Art. 2 Abs. 1 in Verbindung mit Art. 1 Abs. 1 GG ein Recht des Kindes auf Kenntnis der eigenen Abstammung ebenso wie es einem Mann das Recht auf Kenntnis einräumt, ob ein Kind von ihm abstammt."[14]

Über das Recht des Vaters auf Kenntnis der genetischen Abstammungsverhältnisse[15] hinaus hatte sich das Bundesverfassungsgericht sodann mit der Frage zu befassen, inwieweit das Kind ein Recht auf Unkenntnis der eigenen Abstammung hat. Der BGH hatte die Existenz eines solchen Rechts in der vorangegangenen Entscheidung angenommen: „Die Beklagte hat zwar ebenfalls ein grundgesetzlich geschütztes Recht auf Kenntnis ihrer Abstammung; die Entscheidung darüber, ob sie dieses Recht wahrnehmen und ein entsprechendes Interesse geltend machen will, bleibt aber ihr allein bzw. ihrer gesetzlichen Vertreterin überlassen, zumal ihr Interesse auch dann schutzwürdig ist, wenn es dahin geht, ihren gesetzlichen Status als Kind des Klägers gerade nicht in Frage stellen zu lassen. Das Recht des Kindes auf Kenntnis seiner genetischen Abstammung schließt nämlich auch das Recht auf Unkenntnis ein."[16]

Das Bundesverfassungsgericht ging im vorliegenden Fall zwar davon aus, dass es keiner Entscheidung bedürfe, ob das Kind ein Recht auf Nichtkenntnis der eigenen Abstammung hat, hob jedoch seine Zweifel an der Existenz eines solchen Rechts hervor: „[...] Die Nichtkenntnis eröffnet anders als die positive Kenntnis der Abstammung dem Einzelnen mit der Information nicht die Möglichkeit, sich zu konkreten Personen in Beziehung zu setzen und den persönlichen familiären Zusammenhang zu erfahren, an dem sich die eigene Identität ausrichten kann. Insofern ist im Falle eines Verfahrens zur Klärung der Abstammung eines Kindes in Wahrheit auch nicht dessen Nichtwissen über die Abstammung betroffen, sondern sein möglicherweise nur vermeintliches Wissen über die Abstammung von seinem rechtlichen Vater, das durch Kenntnis der wahren Abstammung erschüttert werden könnte.

Ein Recht aber, das eine möglicherweise fehlerhafte Annahme schützt und das Kind vor einer Klärung der tatsächlichen Abstammung bewahrt, hätte, selbst wenn es vom Schutzbereich des Persönlichkeitsrechts umfasst wäre, grundsätzlich ein geringeres Gewicht gegenüber dem Recht auf Kenntnis der Abstammung, weil allein dieses letztlich einen dauerhaften Beitrag zur eigenen Identitätsfindung sowohl des Mannes als auch des Kindes leisten kann."[17]

---

[14] BVerfGE 117, 202, 225 f.

[15] *Braun*, HFR 2010, 149, 151; *Bohnert*, FPR 2002, 383, 389; *Wellenhofer*, FamRZ 2005, 665, 667.

[16] BGHZ 162, 1, 5 mit Verweis auf *Bohnert*, FPR 2002, 383, 389.

[17] BVerfGE 117, 202, 230.

III. Stellungnahme

In seiner Entscheidung äußert sich das Bundesverfassungsgericht nur sehr zurückhaltend zu der Frage, ob die fehlerhafte Annahme des Kindes bezüglich der Person seines Vaters überhaupt vom Schutzbereich des Persönlichkeitsrechts umfasst ist und behilft sich mit der Einschätzung, dass ein solches Recht grundsätzlich hinter das Recht auf Kenntnis der Abstammung des Mannes und des Kindes zurücktreten würde. Doch wenn die Annahme eines Rechts des Mannes auf Kenntnis darüber, ob ein Kind von ihm abstammt, vom Schutzbereich des allgemeinen Persönlichkeitsrechts umfasst ist, ist nicht ersichtlich, warum die bloße Existenz dieses Rechts gleichzeitig zur Konsequenz haben soll, dass es ein Recht auf Nichtkenntnis des Kindes automatisch überwiegt.

Denn die eigene Identitätsfindung und -bewahrung eines Kindes ist nicht nur höchstpersönlicher Natur, sondern in ihrem individuellen Facettenreichtum nur schwer zu umreißen und zu definieren. Es scheint daher nicht nachvollziehbar, weshalb lediglich die positive Kenntnis der genetischen Abstammung einen dauerhaften Beitrag zur Identitätsfindung des Kindes leisten können soll. Aus der Vielzahl der denkbaren Konstellationen, in denen eine nicht genetisch verwandte Person die Persönlichkeitsentwicklung und Identitätsfindung eines Kindes maßgeblich beeinflusst, sollen nur beispielhaft die Adoption, die Stief- oder Pflegeelternschaft oder das Auseinanderfallen von rechtlicher und genetischer Vaterschaft genannt werden. Insofern ist hervorzuheben, dass das Bundesverfassungsgericht bereits in seiner Entscheidung von 1989 festgestellt hat, dass es sich bei Individualitätsfindung und Selbstverständnis um einen vielschichtigen Vorgang handele, in dem biologisch gesicherte Erkenntnisse keineswegs allein ausschlaggebend sind.[18]

Die Einschätzung des Bundesverfassungsgerichts, eine genetisch beweisbare Vaterschaft, möglicherweise ohne emotionale Verbundenheit zu dem Kind, vielleicht sogar ohne jeglichen sozialen Bezug zur Sphäre des Kindes, habe in jedem Falle Vorrang gegenüber dem Interesse des Kindes am Erhalt der zwar biologisch „fehlerhaften", aber dennoch nicht minder identitätsprägenden Vorstellung über eine soziale Vaterschaft, entspricht nicht der Vielschichtigkeit der Lebenswirklichkeit und den aktuellen gesellschaftlichen und politischen Entwicklungen. In Bezug auf familiäre Beziehungen ist somit eine Kategorisierung nach „richtig" – weil genetisch verwandt –, oder „fehlerhaft" – weil genetisch nicht verwandt – nicht zielführend. Vielmehr ist ein differenzierender Ansatz geboten, der soziale und gesellschaftliche Strukturen und Entwicklungen einbezieht und nicht von vornherein einen grundrechtlichen Schutz der „fehlerhaften" Vorstellung über die Abstammung versagt.

Denn genauso, wie die Information über die genetische Abstammung dem Kind ermöglichen könnte, sich zu konkreten Personen in Beziehung zu setzen

---

[18] BVerfGE 79, 256, 269.

und den persönlichen familiären Zusammenhang zu erfahren, kann diese Information ebenso bereits bestehende Beziehungen zu konkreten Personen und einen – möglicherweise über viele Jahre gewachsenen – persönlichen familiären Zusammenhang nachhaltig und irreparabel beeinträchtigen. Insofern greift auch das vom Bundesverfassungsgericht angeführte Argument, der Familienfrieden sei bereits bei Zweifeln an der Vaterschaft – und nicht erst durch ein rechtsförmiges Verfahren – nachhaltig gestört,[19] zu kurz. Das „vermeintliche Wissen" über die eigene Abstammung stellt ein Nichtwissen bezüglich der genetisch korrekten Tatsachen dar und ist in dieser Funktion als negative Ausprägung des Schutzbereichs des Rechts auf Kenntnis, hier Nichtkenntnis, der Abstammung schützenswert. Dass ein Recht auf Nichtwissen bezüglich der genetischen Abstammung eines Kindes das Recht auf Kenntnis der Abstammung des potentiellen Vaters überwiegt, kann daher zwar nicht pauschal bejaht – aber eben auch nicht verneint – werden, sondern bedarf der sorgfältigen Betrachtung des konkreten Einzelfalls.

Der speziellen Frage nach Kenntnis oder Nichtkenntnis der Abstammung liegt die allgemeinere Frage nach einem Recht auf Nichtwissen im Bereich der personenbezogenen Gesundheitsinformationen zugrunde. Diese umfasst letztlich auch die Frage nach einem Recht auf Nichtkenntnis der Abstammung, da es sich dabei um die Eruierung und das In-den-Zusammenhang-Setzen genetischer Informationen des Einzelnen handelt und diese wiederum dem übergeordneten Bereich der personenbezogenen Gesundheitsinformationen zugeordnet werden können.

So kann bereits die Frage nach der Abstammung ungewollt und ungeplant Informationen zu genetischen Dispositionen zu Tage treten lassen. Gerade bei Informationen über genetische Dispositionen oder schwere Krankheiten nicht genetischen Ursprungs lässt sich schwerlich formulieren, dass lediglich das zuvor „vermeintliche Wissen" um eine gute Gesundheit durch die Mitteilung der entsprechenden Informationen erschüttert werde und diese fehlerhafte Annahme daher weniger schützenswert sei. Auch hier beinhaltet das „vermeintliche Wissen" das Nichtwissen über die tatsächlichen oder möglicherweise auch nur potentiellen gesundheitlichen Informationen. Eine Subsumtion des Rechts auf Nichtwissen allein unter das Recht auf Kenntnis der Abstammung greift daher zu kurz.

D. Recht auf Nichtwissen als Unterfall des Rechts auf informationelle Selbstbestimmung

Der verfassungsrechtliche Anknüpfungspunkt eines Rechts, das den Einzelnen vor einer zwingenden oder aufgedrängten Kenntnisnahme der seine Gesundheit und seine genetische Konstitution betreffenden Informationen schützt, wird richtigerweise im Recht auf informationelle Selbstbestimmung zu sehen sein.

---

[19] BVerfGE 117, 202, 233.

I. Der sachliche Schutzbereich des Rechts auf informationelle Selbstbestimmung

Das Recht auf informationelle Selbstbestimmung wurde vom Bundesverfassungsgericht erstmals im Jahr 1983 im sog. „Volkszählungsurteil" als Unterfall des allgemeinen Persönlichkeitsrechts definiert und gibt dem Einzelnen die Befugnis, „selbst zu entscheiden, wann und innerhalb welcher Grenzen [er] persönliche Lebenssachverhalte offenbart"[20]. Es umfasst alle personenbezogenen Daten des Einzelnen[21] und schützt sein Recht, selbst über Erhebung, Speicherung und Verwendung personenbezogener Daten, sowie über die Weitergabe und Veröffentlichung dieser Informationen zu entscheiden.[22] In Anlehnung an die Begriffsdefinition, die Art. 4 Nr. 1 Datenschutz-Grundverordnung (DS-GVO)[23] enthält und die auch für das deutsche Datenschutzrecht maßgeblich ist, handelt es sich bei personenbezogenen Daten um alle Informationen, die sich auf eine identifizierte oder identifizierbare natürliche Person beziehen, wobei eine natürliche Person als identifizierbar angesehen wird, die direkt oder indirekt, insbesondere mittels Zuordnung zu einer Kennung wie einem Namen, zu einer Kennnummer, zu Standortdaten, zu einer Online-Kennung oder zu einem oder mehreren besonderen Merkmalen, die Ausdruck der physischen, physiologischen, genetischen, psychischen, wirtschaftlichen, kulturellen oder sozialen Identität dieser natürlichen Person sind, identifiziert werden kann.

In diesem Zusammenhang sind insbesondere Gesundheitsdaten besonders schützenswert. Dies ergibt sich auch aus Art. 9 Abs. 1 DS-GVO, der die Verarbeitung personenbezogener Gesundheitsdaten einer natürlichen Person grundsätzlich untersagt und nur in den Grenzen des Art. 9 Abs. 2 DS-GVO ausnahmsweise erlaubt. Dabei handelt es sich – im Einklang mit dem europäischen Datenschutzrecht – um personenbezogene Daten, die sich auf die körperliche oder geistige Gesundheit einer natürlichen Person, einschließlich der Erbringung von Gesundheitsdienstleistungen, beziehen und aus denen Informationen über deren Gesundheitszustand hervorgehen.[24] Erfasst sind auch indirekte Informationen, wenn sie den logischen und eindeutigen Schluss auf den Gesundheitszustand einer Person

---

[20] BVerfGE 65, 1, 41 f. mit Bezugnahme auf die einschlägigen früheren Entscheidungen; BVerfGE 80, 367, 373.

[21] *Dreier*, in: Dreier, GG, Band 1, Art. 2 Abs. 1 Rn. 79; *Di Fabio*, in: Maunz/Dürig, Art. 2 Abs. 1 Rn. 175; *Schantz*, in: Schantz/Wolff, Das neue Datenschutzrecht, A. Verfassungs- und unionsrechtliche Grundlagen, Rn. 150.

[22] BVerfGE 65, 1, 43; *Di Fabio*, in: Maunz/Dürig, Art. 2 Abs. 1 Rn. 176; *Murswiek/Rixen*, in: Sachs, Grundgesetz Kommentar, Art. 2 Rn. 72.

[23] Verordnung (EU) 2016/679 des Europäischen Parlaments und des Rates vom 27. April 2016 zum Schutz natürlicher Personen bei der Verarbeitung personenbezogener Daten, zum freien Datenverkehr und zur Aufhebung der Richtlinie 95/46/EG (Datenschutz-Grundverordnung), 4. Mai 2016, ABl. L 119, ber. ABl. L 314 S. 72 und ABl. 2018 L 127 S. 2, Celex-Nr. 3 2016 R 0679.

[24] Vgl. Art. 4 Nr. 15 DS-GVO.

nahelegen.[25] Gerade gesundheitliche Daten, die einem bestimmten Patienten zugeordnet werden können und Aufschluss über dessen physische und psychische, aber auch genetische Verfassung geben, sind daher vom sachlichen Schutzbereich des Rechts auf informationelle Selbstbestimmung umfasst.

In Anbetracht der fortschreitenden Entwicklungen im Bereich der Medizin und der Medizintechnik ist für den Patienten das Recht auf informationelle Selbstbestimmung[26] von besonderer und stetig wachsender Bedeutung. Geschützt werden in diesem Kontext die Sammlung, Aufbereitung und Weitergabe der medizinischen Daten des Patienten im Krankenhaus oder in einer Arztpraxis, die der zweckmäßigen Behandlung, geschäftsmäßigen Abwicklung und gegebenenfalls der wissenschaftlichen Forschung dienen.[27] Im Einzelnen sind nicht nur Krankenakten, sondern ebenso jegliche Befunde über die seelische Verfassung und den Charakter des Einzelnen erfasst.[28] Auch die Entscheidung über die Preisgabe und Verwertung von Daten, die Informationen über genetische Merkmale einer Person enthalten, ist vom Schutzbereich des Rechts auf informationelle Selbstbestimmung umfasst.[29]

So beinhaltet das Recht auf informationelle Selbstbestimmung – teils ausdrücklich festgestellt, teils als notwendige Voraussetzung einer weiteren Verfügung – das Recht zur Möglichkeit der Kenntnisnahme solcher personenbezogenen Daten, die der Einzelne noch nicht erlangt hat. So hat der Patient ein Recht auf Einblick in die Krankenunterlagen[30] und auf Auskunft über die zu seiner Person gespeicherten Daten.[31] Das informationelle Selbstbestimmungsrecht kann also auch verletzt sein, wenn dem Einzelnen der Zugang zu ihn betreffenden Informationen versagt wird. Praktisch relevant ist diese Konstellation im gesundheitsrechtlichen Bereich unter anderem bei der Vornahme einer Untersuchung durch den Arzt, durch die dieser medizinische Daten über den Patienten sammelt, die der Patient selbst denknotwendigerweise (noch) nicht kennt. Hier muss der Patient zumindest die Möglichkeit haben, die ihn betreffenden Informationen zur Kenntnis zu nehmen.

Ein solches grundrechtlich geschütztes Recht auf Kenntnis der die eigene Person betreffenden Daten, das dem Recht auf informationelle Selbstbestimmung erwächst, wird allgemein anerkannt und findet vielfach auf einfachgesetzlicher

---

[25] *Petri*, in: Simitis, Datenschutzrecht, DSGVO Art. 4 Nr. 15 Rn. 4; *Ernst*, in: Paal/Pauly, DS-GVO, Art. 4 Rn. 108; *Schild*, in: BeckOK Datenschutzrecht, DS-GVO Art. 4 Rn. 142 f.; zur datenschutzrechtlichen Einwilligung im Gesundheitskontext *Spranger*, MedR 2017, 864.

[26] BVerfGE 65, 1, 41 ff.

[27] *Deutsch/Spickhoff*, Medizinrecht, Rn. 906; vgl. auch *Menzel*, MedR 2006, 702.

[28] BVerfGE 89, 69, 82; 32, 373, 379 f.

[29] BVerfGE 117, 202.

[30] BVerfG NJW 2006, 1116, 1117.

[31] Einfachgesetzlich ausgeprägt ist dieser Anspruch in Art. 15 DS-GVO, § 34 BDSG.

Ebene Berücksichtigung. Neben den Einsichtnahmerechten des Patienten im Rahmen des Behandlungsvertrags, die konkret die in die Krankenakte aufgenommene Dokumentation umfasst, existieren darüber hinaus eine Vielzahl berufsrechtlicher Informationspflichten im Arzt-Patienten-Verhältnis.[32] Auch die jüngst in Kraft getretene Datenschutz-Grundverordnung enthält weitreichende Informationspflichten[33] des Verarbeiters sowie Auskunftsrechte[34] des Einzelnen über seine personenbezogenen (Gesundheits-)Daten, die insbesondere den Grundsätzen einer fairen und transparenten Verarbeitung Rechnung tragen sollen.[35]

II. Systematische Einordnung des Rechts auf Nichtwissen

Das Recht auf informationelle Selbstbestimmung schützt die Dispositionsbefugnis des Einzelnen hinsichtlich des Umgangs mit personenbezogenen Daten und insbesondere auch des Umfangs, in dem diese sensiblen Informationen nach außen gelangen.[36] Aus dem Recht auf Kenntnisnahme, das der Einzelne im Rahmen seiner informationellen Selbstbestimmung haben muss, folgt notwendigerweise im Umkehrschluss, dass die bewusste Entscheidung, die Kenntnisnahme abzulehnen, ebenso unter grundrechtlichem Schutz steht.

1. Meinungsstand in Literatur und Rechtsprechung

Höchstrichterlich anerkannt ist jedenfalls ein Recht auf Nichtwissen in Bezug auf die eigene genetische Veranlagung. Der Bundesgerichtshof führt dazu aus: „Das allgemeine Persönlichkeitsrecht umfasst ein ‚Recht auf Nichtwissen der eigenen genetischen Veranlagung‘, das den Einzelnen davor schützt, Kenntnis über ihn betreffende genetische Informationen mit Aussagekraft für seine persönliche Zukunft zu erlangen, ohne dies zu wollen."[37] Wenngleich sich die Diskussion um das Recht auf Nichtwissen bislang maßgeblich im Hinblick auf den gendiagnostischen Bereich entsponnen hat,[38] darf die Frage nach einem allge-

---

[32] § 630g Abs. 1 S. 1 BGB: „Dem Patienten ist auf Verlangen unverzüglich Einsicht in die vollständige, ihn betreffende Patientenakte zu gewähren, soweit der Einsichtnahme nicht erhebliche therapeutische Gründe oder sonstige erhebliche Rechte Dritter entgegenstehen."

[33] Vgl. Art. 13 DS-GVO.

[34] Vgl. Art. 15 DS-GVO.

[35] Erwägungsgrund 60 der DS-GVO; zum Sinn und Zweck der Informationspflicht des Art. 13 DS-GVO vgl. *Paal/Hennemann*, in: Paal/Pauly, DS-GVO, Art. 13 Rn. 4; *Dix*, in: Simitis, Datenschutzrecht, DS-GVO Art. 13 Rn. 1; *Schmidt-Wudy*, in: BeckOK Datenschutzrecht, DS-GVO Art. 15 Rn. 2; *Engeler/Quiel*, NJW 2019, 2201, 2202; zu den Informationspflichten im Einzelnen *Lorenz*, VuR 2019, 213.

[36] BVerfGE 65, 1, 41 f.

[37] BGH NJW 2014, 2190 Leitsatz 2.

[38] So habe „jeder [...] ein unentziehbares Recht, seine Gene zu kennen, aber er muss auch ein ebensolches Recht haben, sie nicht zu kennen", *van den Daele*, Mensch nach

meineren Recht auf Nichtwissen der eigenen Gesundheitsinformationen nicht außer Acht gelassen werden.

Vereinzelt wird zwar die Existenz eines allgemeinen Rechts auf Nichtwissen oder auch Rechts auf informationelle Abgeschiedenheit[39], das „mit festem Zuweisungsgehalt als Abwehrrecht"[40] besteht, abgelehnt. Stattdessen wird dem Einzelnen lediglich eine faktische Verzichtsmöglichkeit in Bezug auf die Kenntnisnahme personenbezogener Informationen zugesprochen – er könne „sich nur wehren, indem er sie nicht zur Kenntnis nimmt"[41]. Beispielhaft wird in diesem Kontext die negative Informationsfreiheit aus Art. 5 Abs. 1 GG angeführt, die zwar ein Recht, sich von der Welt abzukapseln, gewähre, ein Wehren allerdings nur durch „Nicht-zur-Kenntnis-Nehmen" vorsehe.[42]

In den letzten Jahren hat sich jedoch in der Literatur – unabhängig von der konkreten dogmatischen Anknüpfung – ein Konsens darüber gebildet, dass es sich bei dem Recht auf Nichtwissen um ein verfassungsrechtlich verbürgtes Recht handelt.[43] Umstritten ist gleichwohl weiterhin, ob das Recht auf Nichtwis-

---

Maß?, S. 81; vgl. *Taupitz*, in: FS Wiese, S. 589 f.; *Wiese*, in: FS Niederländer, S. 475 ff.; *Katzenmeier*, in: DÄBl. 2006, A 1054, A 1054; *Fündling*, Recht auf Wissen, S. 170; *Donner/Simon*, DÖV 1990, 907, 912 f.; *Kluth*, in: Dierks et al., Genetische Untersuchungen, S. 91; *Duttge*, MedR 2016, 664, 666; *Kern*, in: Dierks et al., Genetische Untersuchungen und Persönlichkeitsrecht, S. 63; *Heyers*, MedR 2009, 507, 509, Fußnote 18; *Simon*, MDR 1991, 5, 10; *Tinnefeld/Böhm*, DuD 1992, 62, 63; *Rosenau*, in: Duttge/Engel/Zoll, Gendiagnostikgesetz, S. 85; *Gretter*, ZRP 1994, 24, 26; *Lensing*, VuR 2009, 411, 414; *Meyer*, ArztRecht 2001, 172, 174.

[39] *Taupitz*, in: FS Wiese, S. 585.

[40] *Taupitz*, in: FS Wiese, S. 587; vgl. auch *Wiese*, in: FS Niederländer, S. 476.

[41] *Wiese*, in: FS Niederländer, S. 477.

[42] *Wiese*, in: FS Niederländer, S. 476 f.

[43] *Enquete-Kommission*, Schlussbericht, BT-Drs. 14/9020, S. 132; *Katzenmeier*, in: DÄBl. 2006, A 1054, A 1054; *Fündling*, Recht auf Wissen, S. 170; *Lensing*, VuR 2009, 411, 414; *Gretter*, ZRP 1994, 24, 26; *Donner/Simon*, DÖV 1990, 907, 912 f.; *Kersten*, PersV 2011, 4, 6; *Kluth*, in: Dierks et al., Genetische Untersuchungen, S. 91; *Lorenz*, JZ 2005, 1121, 1129; *Schwill*, Aufklärungsverzicht, S. 316 f.; *Joschko*, WzS 2019, 3, 6; *Stockter*, in: Duttge/Engel/Zoll, Gendiagnostikgesetz, S. 39; *Kern*, in: Dierks et al., Genetische Untersuchungen, S. 63; *Armbrüster*, VersW 2010, 1309, 1309; *Brühl*, rescriptum 2016, 119, 120; *Menzel*, NJW 1989, 2041, 2042; *Duttge*, MedR 2016, 664, 666; *Wellbrock*, CR 1989, 204, 209; *Spickhoff*, in: Spickhoff, Medizinrecht, BGB § 630c Rn. 45; *Spilker*, JuS 2016, 988, 989; *West*, Der genetische Fingerabdruck, S. 288 f.; *Lindner*, MedR 2007, 286, 289 f.; *Damm*, MedR 2002, 375, 379 f.; *Spranger*, VersR 2000, 815, 816; *Herdegen*, JZ 2000, 633, 635; *Heyers*, MedR 2009, 507, 509; *Di Fabio*, in: Maunz/Dürig, Art. 2 Abs. 1 Rn. 192; *Simon*, MDR 1991, 5, 10; *Tinnefeld/Böhm*, DuD 1992, 62, 63; *Rosenau*, in: Duttge/Engel/Zoll, Gendiagnostikgesetz, S. 85; Bejahung eines eigenständigen Gehalts des Rechts auf Nichtwissen dann, wenn es um die Frage der Kundgabe nach einer rechtmäßig durchgeführten Genanalyse geht und der Patient nachträglich doch keine Kenntnis mehr erhalten will: *Taupitz*, in: FS Wiese, S. 589 f.

sen dogmatisch dem Schutzbereich des allgemeinen Persönlichkeitsrechts[44] oder dem des Rechts auf informationelle Selbstbestimmung[45] zuzuordnen ist.[46]

Als Argument für die Einordnung des Rechts auf Nichtwissen als Teil des allgemeinen Persönlichkeitsrechts wird maßgeblich auf die Persönlichkeitsentwicklung und das eigene Selbstverständnis abgestellt. Die Kenntnis der genetischen Konstitution sei hauptsächlich für die Selbstbestimmung, den Lebensentwurf des Menschen und für die Persönlichkeit des Einzelnen von entscheidender Bedeutung.[47] Aufgrund der Auswirkungen auf Selbstverständnis und Identität sei das Recht auf Nichtwissen als Teil des allgemeinen Persönlichkeitsrechts einzuordnen.[48] Teils wird auch auf die Absicherung der autonomen Lebensführung vor äußeren Einflüssen abgestellt.[49] Es gehe nicht um das Verhältnis zur sozialen Umwelt, sondern um die potentiell einschneidende Bedeutung für den Einzelnen und sein weiteres Leben.[50]

Für die Zuordnung des Rechts auf Nichtwissen zum Schutzbereich des allgemeinen Persönlichkeitsrecht in seiner Ausformung als Recht auf informationelle Selbstbestimmung wird insbesondere darauf abgestellt, dass das Recht auf informationelle Selbstbestimmung den Einzelnen vor jeglicher Informationserhebung und somit auch vor solchen schütze, die Eigenschaften betreffen, von denen er selbst keine Kenntnis besitzt.[51] Maßgeblich sei, dass es sich um (genetische) Daten handele, bezüglich derer das Recht auf informationelle Selbstbestimmung ein Recht auf Wissen enthalte, sodass es unschlüssig sei, die negative Komponente

---

[44] *Enquete-Kommission*, Schlussbericht, BT-Drs. 14/9020, S. 132; *Katzenmeier*, in: DÄBl. 2006, A 1054, A 1054; *Fündling*, Recht auf Wissen, S. 170; *Lensing*, VuR 2009, 411, 414; *Gretter*, ZRP 1994, 24, 26; *Donner/Simon*, DÖV 1990, 907, 912 f.; *Kersten*, PersV 2011, 4, 6; *Kluth*, in: Dierks et al., Genetische Untersuchungen, S. 91; *Lorenz*, JZ 2005, 1121, 1129; *Schwill*, Aufklärungsverzicht, S. 316 f.; *Joschko*, WzS 2019, 3, 6; *Stockter*, in: Duttge/Engel/Zoll, Gendiagnostikgesetz, S. 39.

[45] *Kern*, in: Dierks et al., Genetische Untersuchungen, S. 63; *Armbrüster*, VersW 2010, 1309, 1309; *Brühl*, rescriptum 2016, 119, 120; *Menzel*, NJW 1989, 2041, 2042; *Duttge*, MedR 2016, 664, 666; *Wellbrock*, CR 1989, 204, 209; *Spickhoff*, in: Spickhoff, Medizinrecht, BGB § 630c Rn. 45; *Spilker*, JuS 2016, 988, 989; *West*, Der genetische Fingerabdruck, S. 288 f.; *Lindner*, MedR 2007, 286, 289 f.; *Damm*, MedR 2002, 375, 379 f.; *Spranger* VersR 2000, 815, 816; *Herdegen*, JZ 2000, 633, 635; *Heyers*, MedR 2009, 507, 509; *Di Fabio*, in: Maunz/Dürig, Art. 2 Abs. 1 Rn. 192; *Simon*, MDR 1991, 5, 10; *Tinnefeld/Böhm*, DuD 1992, 62, 63; *Rosenau*, in: Duttge/Engel/Zoll, Gendiagnostikgesetz, S. 85.

[46] Für eine übersichtliche Darstellung und Diskussion weiterer Anknüpfungspunkte siehe *Fündling*, Recht auf Wissen, S. 178 ff.

[47] *Fündling*, Recht auf Wissen, S. 170, 184; *Lensing*, VuR 2009, 411, 414; ähnlich auch *Kersten*, PersV 2011, 4, 6.

[48] *Donner/Simon*, DÖV 1990, 907, 912 f.

[49] *Kluth*, in: Dierks et al., Genetische Untersuchungen, S. 91.

[50] *Schwill*, Aufklärungsverzicht, S. 327; vgl. auch *Stockter*, in: Duttge/Engel/Zoll, Gendiagnostikgesetz, S. 39.

[51] *West*, Der genetische Fingerabdruck, S. 288.

dieses Rechts – das Recht auf Nichtwissen – vom Grundrechtsschutz auszunehmen.[52] Teils wird vorgebracht, dass genetische Informationen einen starken Persönlichkeitsschutz aufweisen, deren Schutz vor Ausforschung gerade Kernbestandteil des Rechts auf informationelle Selbstbestimmung sei und es insoweit weniger um Selbstschutz als um Sozialschutz gehe.[53] Während teils eine Differenzierung zwischen positiver oder negativer Ausprägung nicht vorgenommen wird,[54] wird teils das Recht auf Nichtwissen eindeutig als negative Ausprägung des Rechts auf informationelle Selbstbestimmung eingeordnet.[55]

2. Stellungnahme

Richtigerweise muss das Recht auf Nichtwissen als negative Ausprägung des Rechts auf informationelle Selbstbestimmung eingeordnet werden. Der Schutz negativer Freiheitsrechte ist allgemein anerkannt, so unter anderem die negative Meinungsfreiheit[56], also das Recht, keine Meinung zu haben oder zu äußern, oder die negative Religionsfreiheit[57], das Recht, keine Religion zu haben oder auszuüben. Denn ohne den Schutz der negativen Aspekte der Freiheitsrechte, ihrer „Kehrseite", würden „die Grundrechte ihren Charakter als Freiheitsverbürgungen einbüßen und in Wirklichkeit zu Lenkungsmaximen werden".[58]

Bereits aus der herkömmlichen Definition des Schutzbereichs als Recht, eigenständig über die Erhebung, Speicherung und Verwendung personenbezogener Daten sowie auch über die Weitergabe und Veröffentlichung dieser Informationen zu entscheiden,[59] drängt sich auf, dass für die Ausübung dieses Rechts eine Entscheidung über die Kenntnisnahme oder ihren Verzicht zwingend vorgelagert sein muss. Dem steht nicht entgegen, dass die Entscheidung über die Kenntnisnahme in der Praxis durch den Patienten meist wohl intuitiv vorgenommen wird. Für einen umfassenden Schutz der informationellen Selbstbestimmung muss sowohl die Entscheidung über die Kenntnisnahme der die eigene Person betreffenden (Gesundheits-)Informationen als auch die Abwehr der Aufdrängung fremden Wissens von diesem Recht erfasst sein.[60] Über das Recht auf Kenntnis seiner

---

[52] *Lindner*, MedR 2007, 286, 290.

[53] *Heyers*, MedR 2009, 507, 509, Fußnote 18.

[54] *Duttge*, MedR 2016, 664, 666; *Wellbrock*, CR 1989, 204, 209; *Spickhoff*, in: Spickhoff, Medizinrecht, BGB § 630c Rn. 45.

[55] *Di Fabio*, in: Maunz/Dürig, Art. 2 Abs. 1 Rn. 192; *Spilker*, JuS 2016, 988, 989.

[56] *Grabenwarter*, in: Maunz/Dürig, Art. 5 Abs. 1 Rn. 95; vgl. das obiter dictum in BVerfGE 65, 1, 40 f.

[57] *Herzog*, in: Maunz/Dürig, Art. 4 Rn. 78.

[58] *Herzog*, in: Maunz/Dürig, Art. 4 Rn. 78.

[59] *Di Fabio*, in: Maunz/Dürig, Art. 2 Abs. 1 Rn. 175.

[60] *Di Fabio*, in: Maunz/Dürig, Art. 2 Abs. 1 Rn. 192; *Wellbrock*, CR 1989, 204, 209; *Donner/Simon*, DÖV 1990, 907, 912 f.

eigenen genetischen Veranlagung hinaus ist daher auch der verfassungsrechtliche Schutz eines allgemeineren Rechts auf Nichtwissen, namentlich in Bezug auf die eigenen Gesundheitsinformationen als Teil des Rechts auf informationelle Selbstbestimmung zu gewährleisten.

Das Recht auf Nichtwissen als negative Ausprägung des Rechts auf informationelle Selbstbestimmung stellt daher ein eigenes Abwehrrecht dar, mit dem sich der Einzelne vor der Kenntnisnahme von Informationen und ihrer Aufdrängung durch den Staat schützen kann. Ohne diese Möglichkeit der bewussten Ablehnung der Kenntnisnahme könnte das Recht auf informationelle Selbstbestimmung nicht umfassend ausgeübt werden, würde es doch lediglich den unvollständigen Bereich der Informationsdisposition *nach* der tatsächlichen Kenntniserlangung umfassen.

Während die Funktion der Grundrechte als Abwehrrechte dem Grundrechtsträger die Möglichkeit geben soll, unmittelbare Eingriffe in diese seitens des Staates abzuwehren[61] und einen von staatlicher Einwirkung freien Raum zu gewährleisten,[62] so steht im Kontext des Rechts auf Nichtwissen des Patienten regelmäßig nicht die Beziehung zwischen Staat und Grundrechtsträger im Mittelpunkt. Betroffen sind vielmehr Privatrechtsverhältnisse, so etwa das Verhältnis zwischen Arzt und Patient oder zwischen dem Patienten und Dritten. Da in diesen Fällen gerade nicht das Über-Unterordnungsverhältnis von Staat und Grundrechtsträger im Mittelpunkt steht, sondern das Verhältnis der Grundrechtsträger zueinander maßgeblich ist, muss die rechtliche Bewertung im Folgenden unter Berücksichtigung nicht der Abwehrfunktion, sondern der Schutzpflichtendimension der Grundrechte erfolgen.

Im Hinblick auf das Recht auf Leben und körperliche Unversehrtheit hat das Bundesverfassungsgericht eine Schutzpflicht des Staates unmittelbar aus Art. 2 Abs. 2 S. 1 GG abgeleitet: „Die Schutzpflicht des Staates ist umfassend. Sie verbietet nicht nur – selbstverständlich – unmittelbare staatliche Eingriffe in das sich entwickelnde Leben, sondern gebietet dem Staat auch, sich schützend und fördernd vor dieses Leben zu stellen, das heißt vor allem, es auch vor rechtswidrigen Eingriffen von Seiten anderer zu bewahren."[63]

Die Pflicht des Staates, den Einzelnen auch vor rechtswidrigen Eingriffen seitens anderer Grundrechtsträger zu schützen, ist im Bereich des Lebens- und Gesundheitsschutzes zwar von besonderer Bedeutung. Gleichwohl handelt es sich bei der staatlichen Schutzpflicht um einen allgemeinen verfassungsrechtlichen Grundsatz, der nicht auf das Recht auf Leben und körperliche Unversehrtheit

---

[61] *Murswiek/Rixen*, in: Sachs, Grundgesetz, Art. 2 Rn. 18; *Papier/Shirvani*, in: Maunz/Dürig, Art. 14 Rn. 133.

[62] *Lang*, in: BeckOK GG, Art. 2 Rn. 27.

[63] BVerfGE 39, 1, 42; 46, 160, 164.

beschränkt ist.[64] Insoweit treffen den Staat Schutzpflichten beispielsweise auch hinsichtlich des Eigentumsgrundrechts aus 14 GG,[65] der allgemeinen Handlungsfreiheit aus Art. 2 Abs. 1 GG[66] sowie Ehe und Familie aus Art. 6 Abs. 1 GG.[67] Auch aus der Berufsfreiheit als Ausfluss der objektiven Werteordnung der Grundrechte hat das Bundesverfassungsgericht eine staatliche Schutzpflicht hergeleitet.[68]

Doch auch und gerade im Hinblick auf das allgemeine Persönlichkeitsrecht ist die staatliche Schutzpflicht von besonderer Bedeutung: „Aus Art. 2 I i. V. mit Art. 1 I GG folgt allerdings eine Schutzpflicht der staatlichen Organe, die sich auch auf die Gewährleistung der für die Persönlichkeitsentfaltung konstitutiven Bedingungen bezieht [...]."[69] Die „klassische" Konstellation, in der der Einzelne sein Recht auf Nichtwissen ausüben wird, stellt die Behandlungssituation zwischen dem Patienten und einem privatrechtlich tätig werdenden Arzt dar. In diesem Zusammenhang ist daher gerade die Schutzpflichtendimension des Rechts auf Nichtwissen von besonderer Bedeutung, da sie den Staat verpflichtet, rechtliche Mechanismen zu schaffen, die den Einzelnen vor der ungewollten Konfrontation mit ihn betreffenden Gesundheitsinformationen schützen.

III. Der persönliche Schutzbereich

Der persönliche Schutzbereich des allgemeinen Persönlichkeitsrechts und somit auch des Rechts auf Nichtwissen als Teil des Rechts auf informationelle Selbstbestimmung umfasst lebende natürliche Personen ungeachtet ihrer Staatsangehörigkeit.[70] Einen pränatalen oder postmortalen Persönlichkeitsschutz bietet das allgemeine Persönlichkeitsrecht hingegen nicht.[71] Auch eine lediglich mittelbare Betroffenheit ist nicht ausreichend.[72] Für die Berufung auf das Recht auf Nichtwissen ist somit eine Differenzierung zwischen mittelbarer und unmittel-

---

[64] *Murswiek/Rixen*, in: Sachs, Grundgesetz, Art. 2 Rn. 24; *Papier/Shirvani*, in: Maunz/Dürig, Art. 14 Rn. 133; *Lang*, in: BeckOK GG, Art. 2 Rn. 27.

[65] *Papier/Shirvani*, in: Maunz/Dürig, Grundgesetz-Kommentar, Art. 14 Rn. 134.

[66] *Lang*, in: BeckOK GG, Art. 2 Rn. 27.

[67] Vgl. bereits den Wortlaut des Absatz 1: „Ehe und Familie stehen unter dem besonderen Schutze der staatlichen Ordnung."; *Frieling*, in: Boecken/Düwell/Diller/Hanau, Gesamtes Arbeitsrecht, GG Art. 6 Rn. 1.

[68] *Ruffert*, in: BeckOK GG, Art. 12 Rn. 19 mit Verweis auf BVerfGE 81, 242.

[69] BVerfGE 96, 56, 64.

[70] *Di Fabio*, in: Maunz/Dürig, Art. 2 Abs. 1 Rn. 223, dort zur Frage, ob auch juristische Personen vom persönlichen Schutzbereich des APR umfasst sind, Rn. 224 f.; *Lang*, in: BeckOK GG, Art. 2 Rn. 47; *Murswiek/Rixen*, in: Sachs, Grundgesetz, Art. 2 Rn. 76 f.

[71] Zur Ableitung eines Schutzes aus Art. 1 Abs. 1 GG vgl. *Di Fabio*, Maunz/Dürig, Art. 2 Abs. 1 Rn. 226 und 227; a. A. im Hinblick auf einen pränatalen Persönlichkeitsschutz *Lang*, in: BeckOK GG, Art. 2 Rn. 49.

[72] BGH NJW 1974, 1371; 1980, 1790.

barer Betroffenheit erforderlich. Eine eindeutig unmittelbare Betroffenheit wird jedenfalls dann zu bejahen sein, wenn es sich um die persönlichen Untersuchungsergebnisse des Patienten handelt.

Doch schon bei Untersuchungsergebnissen, die im Wege einer Wahrscheinlichkeit auch Dritte betreffen könnten, so beispielsweise bei einer vererblichen genetischen Disposition oder einer Infektionskrankheit, stellen sich Abgrenzungsfragen. Denn die Information über eine Erbkrankheit, die auf den ersten Blick lediglich den untersuchten Patienten betrifft, kann gleichzeitig präzise Informationen über die genetische Veranlagung Angehöriger enthalten. Auch Infektionskrankheiten bergen – wie der Name schon sagt – ein erhöhtes Risiko der Übertragung von Krankheitserreger auf Dritte. Das Recht auf Nichtwissen des Patienten könnte in diesen Fällen grundrechtlich geschützten Positionen, die wiederum ein eigenes Recht auf Nichtwissen oder Wissen haben, gefährden.

IV. Zusammenfassung

Das Recht auf informationelle Selbstbestimmung, das einen Unterfall des allgemeinen Persönlichkeitsrechts aus Art. 2 Abs. 1 i.V. m. Art. 1 Abs. 1 GG darstellt, schützt insbesondere die hochsensiblen Gesundheitsdaten des Einzelnen. Für einen umfassenden Schutz und die Gewährleistung einer möglichst weitreichenden Selbstbestimmung muss der Einzelne nicht nur entscheiden dürfen, welche Informationen er über sich nach außen hin teilt. Er hat zudem das Recht, zu erfahren, welche Daten von ihm erhoben wurden und zu welchen Zwecken sie verwendet werden.

Gleichzeitig darf der Begriff der informationellen Selbstbestimmung nicht mit dem Begriff der Kenntnis gleichgesetzt werden. Denn Selbstbestimmung bedeutet, dass der Einzelne echte Entscheidungsfreiheit besitzt, die sowohl die bewusste Kenntnisnahme als auch die bewusste „Nicht-Kenntnisnahme" umfasst. Dogmatisch lässt sich das Recht auf Nichtwissen somit als negative Ausprägung des Rechts auf informationelle Selbstbestimmung, als seine „Kehrseite", einordnen und genießt daher grundrechtlichen Schutz.

Neben seiner Abwehrfunktion gegenüber staatlichen Eingriffen ist in Bezug auf das Recht auf Nichtwissen insbesondere seine Schutzpflichtendimension von Bedeutung. Den Staat trifft insoweit eine Pflicht, den Einzelnen auch vor rechtswidrigen Eingriffen seitens anderer Grundrechtsträger zu bewahren. Da der maßgebliche Anwendungsbereich das (Privatrechts-)Verhältnis zwischen Arzt und Patient darstellt, muss gerade die privatrechtliche Dimension der Grundrechte als objektive Werteordnung in die Bewertung einbezogen werden.

Kapitel 4

Weitere verfassungsrechtliche Güter des Patienten

A. Übersicht über die Problematik

Im Wege der mittelbaren Drittwirkung[1] findet durch Gerichte und Behörden auch auf einfachgesetzlicher Ebene eine Abwägung widerstreitender grundrechtlicher Interessen[2] statt, die sowohl im Rahmen des Behandlungsvertrags zwischen Arzt und Patient als auch bezogen auf spezial- und deliktsrechtliche Konstellationen zu beachten ist. Aus Gründen der Übersichtlichkeit wird die Darstellung und Reflexion der grundrechtlichen Parameter im Folgenden „vor die Klammer" gezogen. Da die problematischen Konstellationen maßgeblich aus dem privatrechtlichen Bereich stammen, ist bei der rechtlichen Bewertung nicht auf die Abwehrfunktion der Grundrechte, die im Verhältnis von Bürger und Staat maßgeblich ist, abzustellen. Vielmehr muss die Schutzpflichtendimension[3] des Rechts auf informationelle Selbstbestimmung im Vordergrund stehen.

B. Garantie der Menschenwürde

Bevor das Augenmerk auf das Recht auf Leben und körperliche Unversehrtheit des Patienten gerichtet wird, soll im Folgenden zunächst einzig im Hinblick auf den Patienten selbst und unter Außerachtlassung der Rechtsgüter Dritter[4] das Verhältnis von Recht auf Nichtwissen zu Menschenwürde untersucht werden.

I. Übersicht über die Struktur des Art. 1 Abs. 1 S. 1 GG

Die in Art. 1 Abs. 1 S. 1 GG verankerte Unantastbarkeit der Menschenwürde lässt eine Rechtfertigung ihrer Verletzung durch andere Verfassungsgüter nicht zu.[5]

---

[1] Für eine Übersicht zur aktuellen Diskussion: *Ruffert*, JuS 2020, 1; *de Wall/Wagner*, JA 2011, 734; zu den Begriffen der „mittelbaren Drittwirkung" bzw. „Ausstrahlungswirkung der Grundrechte" vgl. BVerfGE 7, 198, 207; BVerfGE 73, 261, 269; *Guckelberger*, JuS 2003, 1151.

[2] *Herdegen*, in: Maunz/Dürig, Art. 1 Abs. 3 Rn. 109 ff.; *Hillgruber*, in: BeckOK GG, Art. 1 Rn. 73; *Schmitz/Neubert*, NVwZ 2020, 666.

[3] Kapitel 3, D. 2.

[4] Diese werden ausführlich in Kapitel 5 besprochen.

[5] *Herdegen*, in: Maunz/Dürig, Art. 1 Abs. 1 Rn. 46; *Hillgruber*, in: BeckOK GG, Art. 1 Rn. 10; *Dreier*, in: Dreier, GG, Art. 1 Rn. 46; ausführlich *Höfling*, in: Sachs, Grundgesetz, Art. 1 Rn. 10 ff.; *Herdegen*, JZ 2001, 773, 773.

Alle staatliche Gewalt ist dazu verpflichtet, die Menschenwürde zu achten und zu schützen.[6] Obgleich der auf Art. 1 GG folgende Grundrechtekatalog zunächst für Gesetzgebung, vollziehende Gewalt und Rechtsprechung unmittelbar geltendes Recht darstellt,[7] wirkt die Menschenwürde über die staatliche Schutzpflicht auf die Ausgestaltung der Privatrechtsordnung ein.[8]

II. Gleichlauf von Menschenwürde und Recht auf Nichtwissen

Aufgrund ihrer „normativen Offenheit"[9] ist eine konturscharfe Abgrenzung der Menschenwürdegarantie zu den Schutzbereichen anderer[10] Grundrechte kaum möglich. Das Bundesverfassungsgericht führt zur Ausgestaltung der Menschenwürde aus: „Mit der Menschenwürde als oberstem Wert des Grundgesetzes und tragendem Konstitutionsprinzip ist der soziale Wert und Achtungsanspruch des Menschen verbunden, der es verbietet, ihn zum bloßen Objekt des Staates zu machen oder ihn einer Behandlung auszusetzen, die seine Subjektqualität prinzipiell in Frage stellt [...]. Jedem Menschen ist sie eigen ohne Rücksicht auf seine Eigenschaften, seine Leistungen und seinen sozialen Status. Verletzbar ist der Wert und Achtungsanspruch, der sich aus ihr ergibt [...]. Was die Achtung der Menschenwürde im einzelnen erfordert, kann von den jeweiligen gesellschaftlichen Verhältnissen nicht völlig gelöst werden [...]. Eine Verletzung des Achtungsanspruchs kann nicht nur in der Erniedrigung, Brandmarkung, Verfolgung oder Ächtung von Personen [...], sondern auch in der Kommerzialisierung menschlichen Daseins liegen."[11] Neben die staatliche Achtungspflicht tritt die Schutzpflicht, wonach Vorkehrungen gegen Würdeverletzungen durch Private durch eine entsprechende Ausgestaltung der Privatrechtsordnung getroffen werden müssen.

Von der Garantie der Menschenwürde jedenfalls[12] umfasst ist der innerste Bereich körperlicher und geistiger Integrität.[13] So wäre also denkbar, dass das Recht auf Nichtwissen seine Grenzen in Art. 1 Abs. 1 S. 1 GG findet, soweit seine Ausübung dessen Kernbereich berührt. Anders als in solchen Konstellatio-

---

[6] Art. 1 Abs. 1 S. 2 GG.

[7] Art. 1 Abs. 3 GG.

[8] *Herdegen*, in: Maunz/Dürig, Art. 1 Abs. 1 Rn. 74; *Dreier*, in: Dreier, GG, Art. 1 Rn. 156.

[9] *Schmidt*, in: Erfurter Kommentar Arbeitsrecht, GG Art. 1 Rn. 3.

[10] Zur Diskussion über die Frage der Einordnung der Menschenwürde als Grundrecht oder als Verfassungsprinzip: *Herdegen*, in: Maunz/Dürig, Art. 1 Abs. 1 Rn. 29.

[11] BVerfGE 96, 375 m.w.N.

[12] Auf die auseinandergehenden Definitionsversuche soll an dieser Stelle aus Platzgründen nicht eingegangen werden. Eine ausführliche Darstellung der Problematik findet sich bei *Dreier*, in: Dreier, GG, Band 1, Art. 1 Abs. 1 Rn. 52 ff.

[13] Insbesondere bei Folter und anderen schweren Misshandlungen wird eine Würdeverletzung kategorisch angenommen, *Herdegen*, in: Maunz/Dürig, Art. 1 Abs. 1 Rn. 95.

nen, in denen der Staat schutzpflichtig ist, stellt sich hier die Frage nach dem Verhältnis des Einzelnen zu der ihm innewohnenden Menschenwürde. Das früher teils vertretene Verständnis, bei der Menschenwürde handele es sich um einen objektiven und unverfügbaren Wert,[14] auf dessen Beachtung der Einzelne nicht wirksam verzichten könne,[15] ist mit der herrschenden weniger paternalistischen Betrachtungsweise nicht in Einklang zu bringen. Kern der Persönlichkeit des Einzelnen und damit wesentliches Merkmal seiner Menschenwürde soll danach die freie und vom Staat unbeeinflusste Willensbildung sein.[16] Die Bestimmungsbefugnis über den Inhalt der menschlichen Würde soll beim Individuum selbst liegen und nicht im Wege einer Bevormundung durch den Staat, der einem „Schutz vor sich selbst" gleichkäme, ausgeübt werden.[17]

Legt man diese Wertung zugrunde, so ist für eine Verletzung der Menschenwürde durch die selbstbestimmte Ausübung des Rechts auf Nichtwissen durch den Einzelnen kein Raum. Denn gerade die Wahrnehmung seiner Persönlichkeitsrechte im sensiblen Bereich von Leben und Gesundheit ist Ausdruck der Individualisierung der höchstpersönlichen Menschenwürde des Patienten. Die Befassung mit der Frage, ob und welche Informationen man über den eigenen Gesundheitszustand zur Kenntnis nehmen möchte sowie die Auseinandersetzung mit den potentiellen Auswirkungen der jeweiligen Entscheidung ist als maßgebliches Element der autonomen Willensbildung anzusehen. Der Diskurs mit sich selbst bezüglich solch höchstpersönlicher Entscheidungen entspricht gerade der Ausübung der Bestimmungsbefugnis über den Inhalt der Menschenwürde des Individuums. Auch eine – im Folgenden näher zu untersuchende – Aufklärung gegen den Willen des Patienten, muss sich an der Menschenwürde messen lassen und mit ihr in Einklang stehen. Diesem Umstand muss der Staat im Rahmen seiner Schutzpflicht bei der Gestaltung der Privatrechtsordnung Rechnung tragen.

III. Zusammenfassung

Ob der Einzelne sich im Rahmen seines Rechts auf informationelle Selbstbestimmung für oder gegen die Kenntnisnahme bestimmter, seine Gesundheit betreffende Informationen entschließt, ist gerade Ausdruck der ihm innewohnenden Menschenwürde und vermag daher keine Würdeverletzung zu begründen. Der Staat muss zudem seiner Schutzpflicht nachkommen und einer willkürlich aufgezwungenen Aufklärung durch eine entsprechende Gestaltung der Privatrechtsordnung begegnen.

---

[14] BVerwGE 64, 274, 279 mit Verweis auf BVerfGE 45, 187.

[15] VG Neustadt NVwZ 1993, 98 („Zwergenweitwurf"); BVerwGE 64, 274 („Peep-Shows").

[16] *Dreier*, in: Dreier, GG, Band 1, Art. 1 Abs. 1 Rn. 154.

[17] *Spranger*, JZ 2009, 1033, 1036.

C. Recht auf Leben und körperliche Unversehrtheit

Aus der Entscheidung des Einzelnen, eine Diagnose nicht zur Kenntnis nehmen zu wollen, resultiert, dass die diagnostizierte Krankheit nicht therapiert wird. Dies kann je nach Krankheit nicht nur erhebliche gesundheitliche Beeinträchtigungen, sondern im schlimmsten Falle auch den Tod des Patienten nach sich ziehen, sodass auch das Verhältnis von Recht auf Nichtwissen und Recht auf Leben und körperliche Unversehrtheit untersucht werden muss. Das Grundrecht auf Leben und körperliche Unversehrtheit ist zum einen als Abwehrrecht konzipiert, das den Einzelnen vor Eingriffen seitens des Staates schützt.[18] Zum anderen trifft den Staat eine allgemeine Schutzpflicht für die Gesundheit der Bevölkerung,[19] aus der das Bundesverfassungsgericht eine Pflicht des Staates zur Risikovorsorge gegen Gesundheitsgefahren ableitet.[20] Im Zusammenhang mit dem Recht auf Nichtwissen stellt sich daher die Frage, ob den Staat eine Pflicht zum Schutz der Gesundheit des Einzelnen auch dann trifft, wenn dieser eine Verschlechterung seiner Gesundheit bewusst in Kauf nimmt, indem er auf die Mitteilung der Diagnose und der sich daran anschließenden Therapiemöglichkeit verzichtet.

I. Der Schutzbereich des Art. 2 Abs. 2 S. 1 GG

Um sich dieser Frage zu nähern, ist es erforderlich, zunächst den Schutzbereich des Art. 2 Abs. 2 S. 1 GG einzugrenzen. Innerhalb der verfassungsrechtlichen Ordnung stellt das in Art. 2 Abs. 2 S. 1 GG verankerte Recht auf Leben einen „Höchstwert"[21] dar und schützt unter anderem „die biologisch-physische Existenz jedes Menschen vom Zeitpunkt ihres Entstehens an bis zum Eintritt des Todes unabhängig von den Lebensumständen des Einzelnen, seiner körperlichen und seelischen Befindlichkeit, gegen staatliche Eingriffe"[22]. Der Schutzgehalt des Rechts auf Leben ist jedoch nicht nur auf staatliche Eingriffe beschränkt, sondern umfasst „vor allem, [das Recht auf Leben] auch vor rechtswidrigen Eingriffen von seiten anderer zu bewahren"[23]. Dies hat zur Folge, dass den Staat eine

---

[18] *Di Fabio*, in: Maunz/Dürig, Art. 2 Abs. 2 S. 1 Rn. 51; *Schulze-Fielitz*, in: Dreier, GG, Art. 2 Abs. 2 Rn. 42; *Steiner*, in: Spickhoff, Medizinrecht, GG Art. 2 Rn. 13; *Hanau/Wall*, in: Boecken/Düwell/Diller/Hanau, Gesamtes Arbeitsrecht, GG Art. 2 Rn. 73.

[19] *Murswiek/Rixen*, in: Sachs, Grundgesetz, Art. 2 Rn. 188; *Schulze-Fielitz*, in: Dreier, GG, Art. 2 Abs. 2 Rn. 76 ff.; allgemein *Steiner*, in: Spickhoff, Medizinrecht, GG Art. 2 Rn. 15; ausführlich im Hinblick auf infektionsschutzrechtliche Konstellationen *Schwarz*, JA 2020, 321, 323.

[20] BVerfGE 121, 317, 356 unter Verweis auf BVerfGE 110, 141, 163.

[21] BVerfGE 49, 24, 53.

[22] BVerfGE 115, 118, 139.

[23] BVerfGE 39, 1, 42; 46, 160, 164.

Schutzpflicht trifft, wenn der rechtswidrige Eingriff nicht von staatlicher, sondern von „anderer" Seite erfolgt.[24]

Ergänzend besteht das Recht auf körperliche Unversehrtheit des Einzelnen, welches je nach Verständnis mit dem Begriff der Gesundheit deckungsgleich sein kann.[25] Dies ist der Fall, wenn der Gesundheitsbegriff naturwissenschaftlich, also biologisch-physiologisch verstanden wird.[26] Nicht gleichzusetzen ist das Recht auf körperliche Unversehrtheit nach allgemeiner Auffassung aber mit der in der Präambel der Satzung der World Health Organization (WHO) enthaltenen Definition von Gesundheit, die einen „Zustand vollständigen physischen, mentalen und sozialen Wohlbefindens und nicht nur die Abwesenheit einer Erkrankung oder eines Gebrechens"[27] darstellt.[28] Über die Integrität der körperlichen Substanz hinaus wird nach anderer Auffassung auch die psychische Gesundheit aufgrund ihres systematischen Zusammenhangs mit der Menschenwürde geschützt.[29] Dem folgend muss der Begriff der „körperlichen Unversehrtheit" richtigerweise sowohl die physische als auch die psychische Komponente umfassen, da diese oftmals untrennbar miteinander verbunden sind und nur mittels eines solch einheitlichen Verständnisses ein umfassender Schutz gewährleistet werden kann.

II. Das Selbstbestimmungsrecht

Zwar leitet sich nach verbreiteter Meinung das Selbstbestimmungsrecht des Patienten, seine Einwilligung in eine medizinische Behandlung zur Wiederherstellung der Gesundheit zu erteilen oder zu verweigern, aus dem allgemeinen Persönlichkeitsrecht ab.[30] Das Bundesverfassungsgericht leitet ein solches Selbstbestimmungsrecht über die körperliche Integrität jedoch auch aus dem namentlich genannten Recht auf Leben und körperliche Unversehrtheit wird aus Art. 2 Abs. 2 S. 1 GG her.[31] Es bestehe daher keine Pflicht zu einer „gesundheitsgemä-

---

[24] *Kunig*, in: von Münch/Kunig, Grundgesetz, Band 1, Art. 2 Rn. 55.

[25] *Kunig*, in: von Münch/Kunig, Grundgesetz, Band 1, Art. 2 Rn. 62.

[26] BVerfGE 56, 54, 73 f.; *Murswiek/Rixen*, in: Sachs, Grundgesetz, Art. 2 Rn. 148; *Schulze-Fielitz*, in: Dreier, GG, Band 1, Art. 2 Abs. 2 Rn. 34.

[27] Übersetzung durch die Autorin; Original: „Health is a state of complete physical, mental and social well-being and not merely the absence of disease or infirmity.", Constitution of the World Health Organization, 1946.

[28] *Di Fabio*, in: Maunz/Dürig, Art. 2 Abs. 2 S. 1 Rn. 57; *Murswiek/Rixen*, in: Sachs, Grundgesetz, Art. 2 Rn. 150.

[29] *Lang*, in: BeckOK GG, Art. 2 Rn. 62; zum Teil wird ein Schutz vor psychischen Beeinträchtigungen nur dann bejaht, wenn diese körperlichem Schmerz nahekämen, vgl. *Philip Kunig*, in: von Münch/Kunig, Grundgesetz, Band 1, Art. 2 Rn. 63; *Murswiek/Rixen*, in: Sachs, Grundgesetz, Art. 2 Rn. 149; *Schulze-Fielitz*, in: Dreier, GG, Band 1, Art. 2 Abs. 2 Rn. 35.

[30] *Kunig*, in: von Münch/Kunig, Grundgesetz, Band 1, Art. 2 Rn. 62; *Di Fabio*, in: Maunz/Dürig, Art. 2 Abs. 1 Rn. 204 m.w.N. zum Streitstand.

[31] BVerfGE 146, 294, 310; 133, 112, 131; 129, 269, 280; 128, 282, 300; *Lang*, in: BeckOK GG, Art. 2 Rn. 63; *Murswiek/Rixen*, in: Sachs, Grundgesetz, Art. 2 Rn. 148.

ßen Lebensführung".[32] Der Einzelne soll also durch den Staat zwar vor Eingriffen von außen geschützt werden, gleichzeitig aber frei und selbstbestimmt über die eigene körperliche Integrität entscheiden dürfen.

Der grundsätzliche Vorrang des Selbstbestimmungsrechts des Patienten zeigt sich – unabhängig von seiner dogmatischen Einordnung – bereits darin, dass jede medizinische Maßnahme des Arztes der Einwilligung des Patienten bedarf. Fehlt es an dieser Einwilligung, darf die jeweilige Maßnahme nicht durchgeführt werden. Dies ist auch interessengerecht: Zwar gehören Lebenserhaltung und Gesundheitsschutz des Einzelnen zu den Grundpfeilern der ärztlichen Tätigkeit. Diesbezügliche Schritte können und dürfen jedoch nicht ohne oder gar gegen den Willen des Patienten eingeleitet werden.

1. Das Recht auf Krankheit

So ungeklärt die Frage ist, ob und in welchem Umfang ein „Grundrecht auf Gesundheit"[33] besteht, so unstreitig ist anerkannt, dass das Recht auf Leben und körperliche Unversehrtheit ebenso ein Recht auf Krankheit[34] umfasst.

Das Bundesverfassungsgericht führt dazu aus: „Die Fürsorge der staatlichen Gemeinschaft schließt auch die Befugnis ein, den psychisch Kranken, der infolge seines Krankheitszustands und der damit verbundenen fehlenden Einsichtsfähigkeit die Schwere seiner Erkrankung und die Notwendigkeit von Behandlungsmaßnahmen nicht zu beurteilen vermag oder trotz einer solchen Erkenntnis sich infolge der Krankheit nicht zu einer Behandlung entschließen kann, zwangsweise in einer geschlossenen Anstalt unterzubringen, wenn sich dies als unumgänglich erweist, um eine drohende gewichtige gesundheitliche Schädigung von dem Kranken abzuwenden. Daß dies nicht ausnahmslos gilt, weil schon im Hinblick auf den Verhältnismäßigkeitsgrundsatz bei weniger gewichtigen Fällen eine derart einschneidende Maßnahme unterbleiben muß und somit auch dem psychisch Kranken in gewissen Grenzen die ‚Freiheit zur Krankheit' belassen bleibt, drängt sich auf."[35]

Im Hinblick auf psychisch Kranke geht die Rechtsprechung also davon aus, dass eine zwangsweise Unterbringung zur Behandlung der Erkrankung zwar unter Umständen möglich, diese Maßnahme jedoch an den strengen Maßstäben des Verhältnismäßigkeitsgrundsatzes zu messen sei. Es gilt jedoch festzuhalten, dass es sich bei den genannten Fällen ausschließlich um solche Fälle handelt, in denen

---

[32] *Kunig*, in: von Münch/Kunig, Grundgesetz, Band 1, Art. 2 Rn. 62 unter Verweis auf *Hermes*, Das Grundrecht auf Schutz von Leben und Gesundheit, S. 229.

[33] Vgl. hierzu den sog. Nikolaus-Beschluss: BVerfGE 115, 25; dazu *Plagemann/ Radtke-Schwenzer*, ZAP 2009, 501; *Murswiek/Rixen*, in: Sachs, Grundgesetz, Art. 2 Rn. 150.

[34] Auch „Freiheit zur Krankheit", BVerfGE 58, 208, 226.

[35] BVerfGE 58, 208, 225 f.

die psychische Erkrankung in eine Einschränkung der Einsichtsfähigkeit resultiert. Dennoch wird dem psychisch Kranken eine „Freiheit zur Krankheit"[36] zugesprochen.

Umfasst das Recht auf körperliche Unversehrtheit eine „Freiheit zur Krankheit" des psychisch Kranken, so umfasst es im Wege des Erst-recht-Schlusses eine Freiheit zur Krankheit psychisch gesunder Menschen, die keinerlei kognitiven Einschränkungen unterliegen. Diese „Freiheit zur Krankheit" fußt zudem maßgeblich auf dem Selbstbestimmungsrecht, das die Grundlage der Entscheidung des Einzelnen für oder gegen die Vornahme jedweder medizinischen Maßnahme darstellt. Eine staatliche Schutzpflicht, die den einzelnen mündigen Grundrechtsträger zu einer medizinischen Behandlung aus einem „Vernunftsgedanken" heraus gleichsam zwingt, existiert somit nicht. Insoweit geht die Annahme einer Schutz- oder gar Interventionspflicht des Staates bei Krankheiten, für die eine Therapie existiert, der Patient sich jedoch gegen sie entscheidet, fehl. Eine staatliche Pflicht zum Schutz der Gesundheit des Einzelnen mit allen Mitteln und auch gegen dessen Willen im Sinne eines „Schutzes vor sich selbst" existiert somit grundsätzlich nicht. Ausnahmen können sich möglicherweise dann ergeben, wenn Grundrechtspositionen Dritter gefährdet werden, was im Nachgang zu untersuchen sein wird.[37]

2. Ein Recht auf Selbsttötung?

Im Hinblick auf das Recht auf Leben aus Art. 2 Abs. 2 S. 1 GG stellte sich bis vor Kurzem die Frage nach einer staatlichen Pflicht, den Einzelnen vor seiner eigenen Entscheidung, leben oder nicht mehr leben zu wollen, zu schützen.[38] Der teilweise vertretenen Auffassung, das Recht auf Leben enthalte eine objektiv-rechtliche Komponente, die eine „Werteentscheidung für das Leben, für eine lebensbejahende Gesellschaft" darstelle,[39] ist entgegenzuhalten, dass bereits der Wortlaut der Verfassung lediglich ein Recht auf Leben, nicht jedoch eine Pflicht normiert. Soweit in diesem Zusammenhang die „Schwerkraft der Menschenwürde, die auf Art. 2 Abs. 2 S. 1 GG einwirkt"[40], als Argumentationshilfe für einen von staatlicher Seite zu gewährleistenden Schutz des Einzelnen vor sich selbst herangezogen wird, so wird verkannt, dass gerade die freie und selbstbestimmte Willensbildung den Kernbestandteil der Menschenwürde darstellt.

Nunmehr höchstrichterlich bestätigt, umfasst das allgemeine Persönlichkeitsrecht aus Art. 2 Abs. 1 i. V. m. Art. 1 Abs. 1 GG als Ausdruck persönlicher Auto-

---

[36] BVerfGE 58, 208, 226.

[37] Vgl. Kapitel 5: Das Recht auf Nichtwissen und die Grundrechte Dritter.

[38] *Di Fabio*, in: Maunz/Dürig, Art. 2 Abs. 2 S. 1 Rn. 47 m.w.N.

[39] *Di Fabio*, in: Maunz/Dürig, Art. 2 Abs. 2 S. 1 Rn. 48.

[40] *Di Fabio*, in: Maunz/Dürig, Art. 2 Abs. 2 S. 1 Rn. 47.

nomie auch ein Recht auf selbstbestimmtes Sterben einschließlich der Freiheit, sich das Leben zu nehmen.[41] „Das Recht auf selbstbestimmtes Sterben ist als Ausdruck personaler Freiheit nicht auf fremddefinierte Situationen beschränkt. Das den innersten Bereich individueller Selbstbestimmung berührende Verfügungsrecht über das eigene Leben ist insbesondere nicht auf schwere oder unheilbare Krankheitszustände oder bestimmte Lebens- und Krankheitsphasen beschränkt. Eine Einengung des Schutzbereichs auf bestimmte Ursachen und Motive liefe auf eine Bewertung der Beweggründe des zur Selbsttötung Entschlossenen und auf eine inhaltliche Vorbestimmung hinaus, die dem Freiheitsgedanken des Grundgesetzes fremd ist. Abgesehen davon, dass eine solche Einschränkung in der Praxis zu erheblichen Abgrenzungsschwierigkeiten führen würde, träte sie in Widerspruch zu der das Grundgesetz bestimmenden Idee von der Würde des Menschen und seiner freien Entfaltung in Selbstbestimmung und Eigenverantwortung [...]. Die Verwurzelung des Rechts auf selbstbestimmtes Sterben in der Menschenwürdegarantie des Art. 1 I GG impliziert gerade, dass die eigenverantwortliche Entscheidung über das eigene Lebensende keiner weiteren Begründung oder Rechtfertigung bedarf. Art. 1 I GG schützt die Würde des Menschen, wie er sich in seiner Individualität selbst begreift und seiner selbst bewusst wird [...].“[42]

Obgleich Recht auf Krankheit und Recht des Einzelnen, selbstbestimmt über das Ende seines Lebens entscheiden zu dürfen, höchstrichterlich anerkannt sind, stellt sich die Frage nach dem Verhältnis von Recht auf Nichtwissen und Recht auf Leben und körperliche Unversehrtheit.

3. Verhältnis von Recht auf Nichtwissen und Recht auf Leben und körperliche Unversehrtheit

Macht der Patient von seinem Recht auf Nichtwissen Gebrauch und erfährt aus diesem Grund seine Diagnose nicht, fehlen ihm zwangsläufig sämtliche Informationen, derer er für die Einschätzung seiner gesundheitlichen Situation und des bestehenden Handlungsbedarfs bedürfte. Hier stellt sich die Frage, inwieweit den Staat in einer solchen Situation eine Schutzpflicht hinsichtlich des Rechts auf Leben und körperliche Unversehrtheit des Patienten treffen könnte, die das Recht auf Nichtwissen des Patienten „überlagert“ und ihn zur Kenntnisnahme seiner Diagnose gleichsam zwingt. Vereinfacht formuliert bedeutet dies: Dem Patienten werden gegen seinen Willen Informationen zu seinem gesundheitlichen Zustand mitgeteilt und die Ausübung seines Rechts auf Nichtwissen missachtet, um ihn dazu zu bewegen, mittels einer Heilbehandlung seinen Gesundheitszustand zu verbessern oder gar sein Leben zu retten.

---

[41] BVerfG NJW 2020, 905; zur Entscheidung *Sachs*, JuS 2020, 580; *Muckel*, JA 2020, 473.
[42] BVerfG NJW 2020, 905, 907.

Wie sich ein staatlicher Eingriff in das Recht auf Nichtwissen des Patienten in Form der Diagnosemitteilung gegen seinen Willen auf den Gesundheitszustand des Patienten auswirken würde, zeigt der Vergleich zweier Szenarien – einerseits die Mitteilung gegen den Willen des Patienten und andererseits das Unterbleiben der Mitteilung entsprechend dem Patientenwillen.

a) Szenario 1:
Mitteilung der Diagnose gegen den Willen des Patienten

Wird dem Patienten die Diagnose gegen seinen Willen mitgeteilt, kann die Information ihm zwar als Hilfe zur Einordnung seiner Symptome und Entscheidungsgrundlage im Hinblick auf Therapiemaßnahmen dienen. Die bloße Kenntnis von der Diagnose allein ist jedoch keineswegs Garant dafür, dass die erforderliche Behandlung auch erfolgt. Es liegt vollumfänglich in der Hand des (einwilligungsfähigen)[43] Patienten, in Behandlungsmaßnahmen einzuwilligen oder diese abzulehnen. Das Bundesverfassungsgericht hat insoweit zu Recht darauf hingewiesen, dass es dem Eingriffscharakter einer Zwangsbehandlung nicht entgegenstehe, dass diese zum Zweck der Heilung vorgenommen wird.[44]

Die Ablehnung von Behandlungsmaßnahmen ist unstreitig für den Fall anerkannt, dass der Patient Kenntnis von seiner Diagnose hat. Verdeutlicht wird dies durch das ausgeprägte Verbot der Zwangsbehandlung. Denn die Zwangsbehandlung selbst stellt wiederum einen Eingriff in das Recht auf körperliche Integrität des Einzelnen dar.[45] Da eine Behandlung gegen den Willen der betroffenen Person rechtlich nicht abbildbar ist, vermag die Mitteilung der Diagnose allein folglich nicht zu gewährleisten, dass der Patient sich zu einer Therapie entschließt.

Vielmehr kann die Mitteilung der Diagnose bei gleichzeitiger Ablehnung einer Behandlung über die diagnostizierte Krankheit hinaus zu einer Verschlechterung des Gesundheitszustandes des Patienten führen, denn die Kenntnis der Diagnose kann zu weiteren Erkrankungen wie Depressionen, Angstzuständen oder gar Suizidgedanken führen. Aus diesem Grund kann eine Einschränkung des Rechts auf Nichtwissen als staatliche Schutzmaßnahme nicht mit einer besseren Gewährleistung des Rechts auf Leben und körperliche Unversehrtheit gleichgesetzt werden, da in jedem Fall das Selbstbestimmungsrecht des Einzelnen einer potentiellen Behandlungsmaßnahme vorgeschaltet ist. Mangels einer direkten Verknüpfung von Kenntnis der Diagnose und Einwilligung in entsprechende Therapiemaßnahmen führt ein staatliches Einschreiten im Hinblick auf das Recht auf Nichtwissen

---

[43] BVerfGE 146, 294, 310.

[44] BVerfGE 146, 294, 310 unter Bezugnahme auf BVerfGE 128, 282, 300.

[45] *Hofmann*, in: Schmidt-Bleibtreu, GG, Art. 2 Rn. 68; *Philip Kunig*, in: von Münch/Kunig, Grundgesetz, Band 1, Art. 2 Rn. 62.

nicht automatisch zu einer Erhaltung des Lebens oder der körperlichen Unversehrtheit des Patienten.

b) Szenario 2:
Keine Mitteilung der Diagnose entsprechend dem Willen des Patienten

Entschließt sich der Patient dazu, seine Diagnose nicht zur Kenntnis nehmen zu wollen, so handelt es sich um eine grundrechtlich geschützte Entscheidung[46], die – jedenfalls im Hinblick auf die Grundrechte des Patienten – keinen Anlass zu einem schützenden Einschreiten seitens des Staates bietet. Für eine bessere Veranschaulichung kann eine Differenzierung zwischen therapierbaren und letal verlaufenden, nicht therapierbaren Erkrankungen vorgenommen werden.

aa) Therapierbare Erkrankungen

Handelt es sich bei der Erkrankung um eine solche, für die eine Therapiemöglichkeit besteht, so führt die Entscheidung des Patienten, die Diagnose nicht zur Kenntnis zu nehmen, mit großer Wahrscheinlichkeit zu einer Verschlechterung seines Gesundheitszustands und letztlich zu dessen Tod. Dennoch muss auch in diesem Fall das Recht des Patienten auf Krankheit respektiert werden. Denn das Selbstbestimmungsrecht umfasst und schützt auch „unvernünftige" oder „irrationale" Entscheidungen des Einzelnen. Darüber hinaus kann keineswegs pauschal angenommen werden, dass sich die Entscheidung gegen die Kenntnisnahme der Diagnose objektiv tatsächlich als „unvernünftig" oder „irrational" dargestellt hätte, da nicht festgestellt werden kann, welche psychischen Belastungen oder Erkrankungen als Folge der Mitteilung aufgetreten wären und durch die bewusste Entscheidung gegen eine Mitteilung vermieden wurden. Zudem können auch Therapien mit starken Nebenwirkungen und körperlichen Beeinträchtigungen einhergehen.

bb) Letale Erkrankungen

Gerade bei Krankheiten, die zwar diagnostiziert werden können, für die aber keine wirksame Therapie zur Verfügung steht, stellt die Kenntnis der Diagnose regelmäßig eine große psychische Belastung für die betroffene Person dar. In diesen Fällen kann daher sogar von einem Gleichlauf des Rechts auf Nichtwissen und des Rechts auf Leben und körperliche Unversehrtheit die Rede sein, da die Unkenntnis den Patienten vor den psychischen Folgen der Kenntnis seiner Diagnose bewahrt. In diesem Fall kann die psychische Belastung auch nicht durch die Aussicht auf Linderung mittels einer Therapie abgeschwächt werden.

---

[46] Vgl. Kapitel 3, D. II.

cc) Praktische Erwägungen

Es bleibt zu berücksichtigen, dass es sich bei den dargestellten Konstellationen jeweils um Extremfälle handelt, die in dieser Eindeutigkeit in der Praxis wohl kaum auftreten dürften. Da das Arzt-Patienten-Verhältnis auf Vertrauen und Kommunikation fußt und der Patient den Arzt im Regelfall gerade aus dem Grund aufsucht, um zu erfahren, was ihm fehlt, scheint eine unbedingte Ablehnung der Mitteilung der Diagnose ohne Anhaltspunkte dafür, dass das Ergebnis sehr belastend für den Patienten sein wird, eher fernliegend. Selbst dann wäre davon auszugehen, dass der Arzt beim Vorliegen einer therapierbaren Krankheit versuchen wird, dem Patienten die Angst vor der Diagnose zu nehmen und ihm die Behandlungsmöglichkeiten aufzuzeigen. Problematisch bleibt der Umgang mit sogenannten Zufallsfunden, etwa, wenn der Patient den Arzt wegen einer Erkrankung aufsucht, im Rahmen der Untersuchung jedoch eine weitere, schlimmere Erkrankung festgestellt wird.[47]

c) Fazit

Unter Berücksichtigung der vorherigen Ausführungen zu einem Recht auf Krankheit und einem Recht auf Selbsttötung des Einzelnen, bleibt für ein staatliches Eingreifen zur zwangsweisen Diagnosemitteilung des Patienten zum Schutz seiner Gesundheit kein Raum. Da es dem Einzelnen freisteht, Behandlungsmaßnahmen zum Erhalt oder zur Wiederherstellung seiner Gesundheit abzulehnen und sogar selbstbestimmt über das Ende seines Lebens zu entscheiden, käme es zu eklatanten Wertungswidersprüchen, wenn dennoch ein Zwang zur Kenntnisnahme der Diagnose bestehen würde. Vielmehr setzt das Recht auf selbstbestimmtes Sterben und auf Krankheit zwangsläufig auch die Entscheidung darüber voraus, bereits die Diagnose nicht zur Kenntnis nehmen zu müssen.

Dabei ist es für die Bewertung der Rechte der betroffenen Person selbst unerheblich, welche Ursache die Erkrankung hat, ob sie also genetisch bedingt ist oder ob es sich um eine Infektionskrankheit handelt. Ein anderes Ergebnis wäre jedoch denkbar, wenn sich die Entscheidung gegen die Kenntnisnahme der Diagnose nicht nur auf die betroffene Person, sondern zudem auf Dritte, etwa genetisch verwandte oder nahestehende Personen, auswirken kann.

III. Zusammenfassung

Im Rahmen einer medizinischen Behandlung sind Mitwirkung und Einwilligung des Patienten in jegliche Maßnahmen wesentliche Instrumente zur Wahrung seiner Selbstbestimmung. Das Selbstbestimmungsrecht des Einzelnen geht

---

[47] Zum Umgang mit dieser Fallgestaltung durch einen sog. Informierten Verzicht siehe Kapitel 6, C. III.

so weit, dass er nicht nur die Entscheidungsfreiheit hat, ob er eine Therapie durchführen lassen will. Jeder Schritt einer medizinischen Behandlung erfordert die dezidierte Einwilligung des Patienten. Im Umkehrschluss bedeutet dies, dass es dem Patienten ebenso freisteht, eine Krankheit nicht behandeln zu lassen.

Hinzu kommt, dass eine Schutzpflicht von staatlicher Seite also nicht bereits per se dann greift, wenn die körperliche Unversehrtheit eines Menschen (irgendwie) beeinträchtigt ist oder eine Beeinträchtigung droht. Aufgrund der grundrechtlich geschützten „Freiheit zur Krankheit" besteht zudem nicht notwendigerweise ein Konflikt zwischen dem Recht auf Leben und körperliche Unversehrtheit sowie dem Recht auf Nichtwissen. Eine Pflicht zum Treffen gesundheitsfördernder Entscheidungen besteht weder für den Patienten selbst noch als Schutzpflicht des Staates. Der Patient darf sich bewusst dafür entscheiden, die Diagnose seiner Krankheit nicht zur Kenntnis zu nehmen und in diesem Fall auch auf eine Therapie zu verzichten. Eine spätere und in ihrem Umfang ungewisse gesundheitliche Beeinträchtigung nimmt er selbstbestimmt in Kauf.

Im Hinblick auf die isolierte Erkrankung des Einzelnen ist insoweit ein Widerspruch zwischen seinem Recht auf Leben und körperliche Unversehrtheit und seinem Recht auf Nichtwissen nicht festzustellen. Diese Überlegungen können freilich nicht unbesehen bei einer Involvierung von Rechtsgütern Dritter übernommen werden.

D. Verhältnis zu Grundrechten Dritter

Wie die vorgestellte rechtliche Analyse zeigt, stehen zwar die Grundrechte des Patienten selbst miteinander im Einklang und es bedarf keines staatlichen Schutzes des Patienten vor sich selbst. Dies gilt jedoch zunächst nur für die vorgenannten Konstellationen, in denen keine Drittbetroffenheit vorliegt, keine gesundheitlichen Risiken für Dritte bestehen und daher allein die Erkrankung des Patienten im konkreten Einzelfall Mittelpunkt der Betrachtung ist.

Eine sorgfältige Differenzierung ist jedoch dann erforderlich, wenn die Ausübung des Rechts auf Nichtwissen des Patienten Auswirkungen auf die Grundrechtspositionen anderer Personen zeigt. Diese ist insbesondere bei genetischen Dispositionen, die an Nachkommen weitergegeben werden können, sowie bei Infektionskrankheiten, die aufgrund der Ansteckungsgefahr auch Dritte betreffen können, bedeutsam. Da das Recht auf Nichtwissen aufgrund seiner „komplexen sozialen Wirklichkeit"[48] nicht uneingeschränkt gelten kann, ist die im Folgenden dargestellte Untersuchung des Verhältnisses des Rechts auf Nichtwissen des Patienten und der Vielzahl von Rechtspositionen Dritter unter dem Gesichtspunkt der Schutzpflichtendimension des Staates[49] unabdingbar.

---

[48] *Gretter*, ZRP 1994, 24, 26.
[49] Kapitel 3, D. II. 2.

Kapitel 5

Recht auf Nichtwissen und Grundrechte Dritter

A. Potentielle Gefährdungslagen

Das Recht auf Nichtwissen, das als negative Ausprägung des Rechts auf informationelle Selbstbestimmung grundrechtlichen Schutz genießt, ist nicht allein im Zusammenhang mit weiteren Grundrechten des betreffenden Patienten zu betrachten. Denn darüber hinaus können sich Wechselwirkungen mit grundrechtlich geschützten Positionen Dritter ergeben, die Konfliktpotential hinsichtlich des Rechts auf Nichtwissen des Patienten bergen. So stellt sich die Frage nach dem Verhältnis zwischen dem Recht auf Nichtwissen des Patienten einerseits und dem Recht auf körperliche Unversehrtheit Dritter, namentlich bei genetischen Dispositionen oder Infektionskrankheiten, der elterlichen Fürsorgepflicht, der Berufs- und Gewissensfreiheit des Arztes sowie seiner Wissenschaftsfreiheit andererseits.

I. Fallgruppenbildung

Die Darstellung der grundrechtlichen Problematiken erfolgt im Folgenden weitgehend anhand einer Kategorisierung nach einfachen Erkrankungen, genetisch bedingten Erkrankungen und Infektionskrankheiten. Innerhalb der jeweiligen Fallgruppe erfolgt nach Notwendigkeit eine weitere Aufschlüsselung nach Therapierbarkeit und Letalität, also der „Tödlichkeit" einer Krankheit. Ziel dieser groben Gliederung ist es, einen Überblick über die Vielgestaltigkeit der Konstellationen zu geben und erste Lösungsansätze zu entwickeln.

II. Begrifflichkeiten

Aus Gründen der Übersichtlichkeit und Einheitlichkeit werden den Ausführungen die folgenden Begrifflichkeiten zugrunde gelegt.

1. Einfache Erkrankungen

Der Begriff einer „einfachen Erkrankung" soll hier für die Diagnose des Patienten mit einer Krankheit verwendet werden, die weder genetisch bedingt noch eine Infektionskrankheit ist. Dabei muss es sich keineswegs um leichte Erkrankungen handeln. Vielmehr können auch schwere Erkrankungen, z.B. Krebserkrankungen mit letalen Verläufen, darunterfallen. Maßgebliches Merkmal ist, dass die Erkrankung auf die erkrankte Person gleichsam „begrenzt" ist und insofern keine Ansteckungsgefahr von dieser ausgeht bzw. keine genetisch übertragbare Veranlagung vorliegt.

2. Genetisch bedingte Erkrankungen

Als genetisch bedingte Erkrankungen bzw. Erbkrankheiten werden solche Erkrankungen oder Dispositionen bezeichnet, die durch Fehler in den Erbanlagen hervorgerufen werden oder die sich durch Mutationen neu bilden und die von den Eltern auf die Kinder weitergegeben werden.[1] Die Besonderheit im gendiagnostischen Bereich liegt darin, dass bereits die Feststellung einer genetischen Disposition bei einem Patienten Aussagekraft über die Wahrscheinlichkeit einer Erkrankung der Nachkommen haben kann. Diese Wahrscheinlichkeit wiederum ist zwar nur von geringer Aussagekraft für den Nachkommen im konkreten Fall, nimmt jedoch regelmäßig beträchtlichen Einfluss auf dessen Lebensgestaltung und -planung.

3. Infektionskrankheiten

Bei einer Infektion handelt es sich um die Aufnahme eines Krankheitserregers und seine nachfolgende Entwicklung oder Vermehrung im menschlichen Organismus, wobei es sich bei dem Krankheitserreger um ein vermehrungsfähiges Agens (Virus, Bakterium, Pilz, Parasit) oder ein sonstiges biologisches transmissibles Agens handelt, das bei Menschen eine Infektion oder übertragbare Krankheit verursachen kann.[2] Anders als bei Erbkrankheiten liegt die Ursache einer Erkrankung mittels Infektion somit nicht in der individuellen genetischen Veranlagung des Einzelnen, sondern in der Aufnahme von Krankheitserregern, also in äußeren Einflüssen, begründet. Für die hier vorgenommene Fallgruppenbildung entscheidendes Merkmal ist die Übertragbarkeit und somit die Ansteckungsgefahr, die von einem infizierten Patienten ausgeht.

III. Ausgangssituation

Maßgeblich für die folgenden Ausführungen soll die Situation sein, in der der Patient zwar einen Arzt aufsucht und sich untersuchen lässt, sich anschließend jedoch gegen die Mitteilung der Diagnose entschließt. Zwar kann die Möglichkeit einer Gefährdung der Rechte Dritter, etwa des Rechts auf Leben und körperliche Unversehrtheit, auch dann bestehen, wenn keine konkrete Diagnose durch einen Arzt erfolgt. In diesen Fällen existiert jedoch die Gesundheitsinformation,

---

[1] https://medlexi.de/Erbkrankheiten [Zuletzt aufgerufen: 22. September 2020].

[2] Definition des § 2 Nr. 1 und 2 Infektionsschutzgesetz (Gesetz zur Verhütung und Bekämpfung von Infektionskrankheiten beim Menschen (Infektionsschutzgesetz – IfSG) vom 20. Juli 2000 (BGBl. I S. 1045), das zuletzt durch Artikel 5 des Gesetzes vom 19. Juni 2020 (BGBl. I S. 1385) geändert worden ist).

namentlich die Diagnose, (noch) nicht, sodass für eine bewusste Entscheidung des Patienten für oder gegen ihre Kenntnisnahme kein Raum bleibt. Für den Fall, dass dem Patienten die Diagnose bereits durch den Arzt mitgeteilt worden ist, sind zwar Fragen in Bezug auf den weiteren Umgang mit der Information denkbar. Für das Recht auf Nichtwissen verbleibt jedoch bezogen auf die Diagnosemitteilung kein Anwendungsbereich mehr.

Die wohl größte Gefährdungslage besteht zwischen dem Recht auf Nichtwissen des Patienten und dem Recht auf Leben und körperliche Unversehrtheit Dritter, auf die im Folgenden das Augenmerk gerichtet wird.

B. Recht auf Leben und körperliche Unversehrtheit

Wie bereits dargestellt, wird das Recht auf Nichtwissen als Teil des Rechts auf informationelle Selbstbestimmung nicht uneingeschränkt gewährleistet. Der Einzelne muss Einschränkungen dieses Rechts hinnehmen, wenn sie im überwiegenden Interesse anderer oder der Allgemeinheit liegen.[3] Jeder zu schaffenden gesetzlichen Grundlage, die das Recht auf Nichtwissen gewährleisten oder einschränken soll, muss daher eine sorgfältige Abwägung mit weiteren, potentiell betroffenen Grundrechtspositionen zugrunde gelegt werden.

Gerade im Hinblick auf das Recht auf Leben und körperliche Unversehrtheit aus Art. 2 Abs. 2 S. 1 GG, dessen Träger jeder Einzelne ist, besteht Konfliktpotential mit dem Recht auf Nichtwissen des Patienten. Denn aus Art. 2 Abs. 2 S. 1 GG leitet sich eine staatliche Schutzpflicht bezüglich solcher Schäden und Gefahren ab, die dem Leben und der Gesundheit des Einzelnen drohen.[4]

I. Einfache Erkrankungen

Bei einfachen Erkrankungen, die den Patienten allein betreffen und von denen kein Vererbungs- oder Ansteckungsrisiko ausgeht, ist zunächst keine Gefährdung des Rechts auf Leben und körperliche Unversehrtheit Dritter ersichtlich. In diesem Fall bedarf es grundsätzlich auch keines staatlichen Tätigwerdens, um den aus Art. 2 Abs. 2 S. 1 GG erwachsenden Schutzpflichten im Hinblick auf Dritte nachzukommen. Denn bei der Diagnose einer solchen Erkrankung handelt es sich um eine Gesundheitsinformation, die allein den Patienten betrifft. Die Entscheidung des Patienten, ob er diese Information zur Kenntnis nehmen möchte oder nicht, ist von seinem Recht auf informationelle Selbstbestimmung geschützt.

Eine Gefährdung Dritter ist jedoch in solchen Fällen denkbar, in denen sich die Erkrankung in einer Art und Weise äußert, die jedenfalls mittelbare Auswir-

---

[3] BVerfGE 65, 1, 44.
[4] BVerfGE 53, 30, 65; *Hofmann*, in: Schmidt-Bleibtreu, GG, Art. 2 Rn. 20.

kungen auf Leben und körperliche Unversehrtheit Dritter zeitigt. So betrifft etwa die Krankheit Epilepsie, die die Folge einer Vielzahl von Hirnerkrankungen sein kann, einzig den Patienten, ist also weder vererblich noch ansteckend. Dennoch kann ein starker epileptischer Anfall, der mit Krämpfen oder gar einem Bewusstseinsverlust verbunden sein kann,[5] etwa im Zusammenhang mit dem Führen eines Kraftfahrzeugs zu Unfällen im Straßenverkehr führen, bei denen wiederum die Gefahr einer Verletzung Dritter besteht. In diesen Fällen kann jedenfalls die Mitteilung der Diagnose erforderlich sein, um dem Patienten eine Therapie oder etwa die Abgabe seines Führerscheins nahezulegen.[6]

Im Hinblick auf einfache Erkrankungen ist also entscheidend, ob durch das Recht auf Nichtwissen zumindest eine mittelbare Gefährdung für das Recht auf Leben und körperliche Unversehrtheit besteht, der der Staat im Rahmen der Schutzpflichtendimension des Art. 2 Abs. 2 S. 1 GG begegnen muss.

II. Genetisch bedingte Erkrankungen

Anders verhält es sich im Hinblick auf genetisch bedingte Erkrankungen. Da diese Erkrankungen durch Fehler in den Erbanlagen oder durch Mutationen hervorgerufen werden, besteht in diesen Fällen eine (unterschiedlich hohe) Wahrscheinlichkeit, dass die genetische Veranlagung auf die Nachkommen vererbt wird. Die Entscheidung des Patienten, die Diagnose einer genetisch bedingten Erkrankung nicht mitgeteilt bekommen zu wollen, kann daher zugleich Konsequenzen für genetisch Verwandte zeitigen.

Ein besonderes Problem im Kontext genetisch bedingter Erkrankungen stellt die (zu) späte Feststellung der Disposition bei Angehörigen dar, wenn aufgrund einer Mitteilung zum Zeitpunkt der Feststellung bei dem Patienten selbst der genetisch verwandten Person eine rechtzeitige Therapie möglich gewesen wäre. Es stellt sich also die Frage, ob die Ablehnung des Patienten, seine Diagnose zur Kenntnis nehmen zu wollen, eine Gefährdung des Rechts auf Leben und körperliche Unversehrtheit der mit ihm genetisch verwandten Abkömmlinge darstellt. Denn der Staat ist – wie bereits gesehen – verpflichtet, das Recht auf Leben „auch vor rechtswidrigen Eingriffen von seiten anderer zu bewahren"[7] und sich schützend vor betroffene Dritte zu stellen.

Möchte ein Patient keine Mitteilung über eine festgestellte genetische Disposition oder Erkrankung erhalten, so handelt es sich bei der Nicht-Mitteilung zwar nicht um eine neu auftretende Gefahr für das Leben und die körperliche Unversehrtheit genetisch verwandter Personen; vielmehr besteht diese Gefahr – im

---

[5] *Lackie/Nation*, Dictionary of Biomedicine, Epilepsy.
[6] Dazu BGH NJW 1968, 2288; *Gehrmann*, NZV 2005, 1, 7.
[7] BVerfGE 39, 1, 42; 46, 160, 164.

Sinne einer Wahrscheinlichkeit, dass die Disposition vererbt worden ist – bereits seit der Geburt des Abkömmlings. Sie betrifft also lediglich einen – seit jeher existenten – Umstand, der (weiterhin) unentdeckt bleibt. Ob eine genetische Disposition vorliegt oder entdeckt wird, ist von unterschiedlichen Faktoren, etwa vom Zufall oder von der Eigeninitiative des Patienten, abhängig. Die bloße Diagnose einer genetischen Disposition oder Erkrankung führt jedoch gerade nicht zu einer Gefährdung des Rechts auf Leben und körperliche Unversehrtheit genetisch verwandter Personen. Vielmehr handelt es sich lediglich um einen Zuwachs an Wissen, nicht jedoch um eine Verschlechterung des bestehenden Zustands.

Gleichwohl kann in Ausnahmefällen, in denen andernfalls eine zu späte Diagnose bei Verwandten droht, eine staatliche Schutzpflicht bestehen. Da es sich bei der Diagnose jedoch zuallererst um Gesundheitsinformationen des Patienten handelt, die nur mittelbar einen Rückschluss auf die genetische Disposition genetischer Verwandter zulässt, wird das Recht auf Nichtwissen wohl nur in solchen Fällen zurücktreten, in denen es sich um eine schwere Erkrankung oder Disposition handelt, die eine sofortige Therapie erforderlich macht und von einer anderweitigen rechtzeitigen Kenntnisnahme des Verwandten nicht auszugehen ist.

Eine Einschränkung des Rechts auf Nichtwissen des Patienten zum Schutz des Rechts auf Leben und körperliche Unversehrtheit genetisch verwandter Personen ist daher nur in besonderen Ausnahmefällen angezeigt. Ein anderes Ergebnis im Hinblick auf staatliche Schutzpflichten könnte sich, wie sich zeigen wird, im Rahmen einer Güterabwägung dann ergeben, wenn die Interessen Minderjähriger betroffen sein können.[8]

III. Infektionskrankheiten

Der Einzelne darf grundsätzlich unabhängig von der konkreten Erkrankung von seinem Recht auf Nichtwissen Gebrauch machen und die Mitteilung der Diagnose ablehnen. Dies folgt bereits daraus, dass im Regelfall nicht ohne Weiteres ersichtlich ist, um was für eine Art der Erkrankung es sich handelt und daher eine solche Differenzierung praxisfern ist. Wird bei dem Patienten jedoch eine Infektionskrankheit festgestellt, folgt aus der Diagnose zugleich, dass die Gefahr einer Ansteckung anderer sowie der Ausbreitung der Krankheit besteht. In dieser Konstellation kommt eine staatliche Pflicht zur Intervention zum Schutz des Rechts auf Leben und körperliche Unversehrtheit der Bevölkerung in Betracht.

1. Schutzpflicht des Staates bei Gesundheitsgefahren

Der Staat kann in Bezug auf Gesundheitsgefahren aus der Schutzpflichtendimension des Art. 2 Abs. 2 S. 1 GG gegenüber der Bevölkerung zu einem Tätig-

---

[8] Vgl. Kapitel 5, E.

werden verpflichtet sein.[9] Die umfassende Schutzpflicht des Staates gebietet ihm, sich schützend und fördernd vor das Leben zu stellen und es vor rechtswidrigen Eingriffen seitens anderer zu schützen.[10] Im Rahmen der Schutzpflicht sucht der Staat eine Grundrechtsbeeinträchtigung durch Dritte abzuwehren; dies geht jedoch regelmäßig mit einer grundrechtlichen Beeinträchtigung des störenden Dritten einher.[11] Insoweit muss ein verhältnismäßiger Ausgleich der unterschiedlichen Rechtspositionen gefunden werden.[12]

Bezogen auf das Recht auf Leben und körperliche Unversehrtheit umfasst die staatliche Schutzpflicht den Schutz des Einzelnen vor der Hervorrufung von Krankheiten und Gebrechen.[13] Die staatliche Schutzpflicht zielt dabei nicht nur auf die Abwehr konkreter oder abstrakter Gefahren, sondern beinhaltet auch die Risikovorsorge gegen Gesundheitsgefährdungen.[14] Eine Verpflichtung des Staates zum Schutz „gegen alle unbekannten oder nur vorstellbaren Gefahren"[15] ist jedoch weder anzunehmen noch umsetzbar. Dennoch werden gerade im Bereich der Vorsorge gegen noch nicht hinreichend bekannte Risiken Information und Aufklärung als verhältnismäßige Mittel gewählt,[16] die wiederum in einfachgesetzlichen Vorschriften festgehalten sind.[17] Im Bereich des Arbeitslebens ist der Gesetzgeber seiner Schutzpflicht durch die Schaffung einfachgesetzlicher Arbeitsschutzbestimmungen nachgekommen.[18] Doch gerade in Bezug auf Infektionskrankheiten, die eine Gesundheitsgefahr für die gesamte Bevölkerung darstellen können, stellt sich die Frage nach dem Verhältnis von Gesundheitsschutz und den durch entsprechende Maßnahmen möglicherweise beeinträchtigten Grundrechten.[19]

---

[9] *Hofmann*, in: Schmidt-Bleibtreu, GG, Art. 2 Rn. 20; *Kunig*, in: von Münch/Kunig, Art. 2 Rn. 68.

[10] BVerfGE 39, 1, 42; 46, 160, 164; vgl. Kapitel 3, D. II. 2.

[11] *Lang*, in: BeckOK GG, Art. 2 Rn. 76.

[12] *Lang*, in: BeckOK GG, Art. 2 Rn. 7.

[13] BVerfGE 56, 54, 74.

[14] BVerfGE 121, 317, 356 f.; *Lang*, in: BeckOK GG, Art. 2 Rn. 82a; *Steiner*, in: Spickhoff, Medizinrecht, GG Art. 2 Rn. 14.

[15] *Lang*, in: BeckOK GG, Art. 2 Rn. 73.

[16] *Di Fabio*, in: Maunz/Dürig, Art. 2 Abs. 2 S. 1 Rn. 89.

[17] Vgl. etwa § 3 S. 1 IfSG: „Die Information und Aufklärung der Allgemeinheit über die Gefahren übertragbarer Krankheiten und die Möglichkeiten zu deren Verhütung sind eine öffentliche Aufgabe." sowie die gesetzliche Ausgestaltung von Warnhinweisen bei Tabakprodukten, § 13 Tabakerzeugnisverordnung.

[18] *Di Fabio*, in: Maunz/Dürig, Art. 2 Abs. 2 S. 1 Rn. 88.

[19] Vgl. hierzu die aktuelle Diskussion um die Verfassungsmäßigkeit einer Impfpflicht und das sogenannte Masernschutzgesetz (Gesetz für den Schutz vor Masern und zur Stärkung der Impfprävention (Masernschutzgesetz) vom 10. Februar 2020 (BGBl. I S. 148)): *Rixen*, NJW 2020, 647; *Schaks*, MedR 2020, 201; *Amhaouach/Kießling*, MedR 2019, 853, 858 ff.; *Gebhard*, in: Kießling, Infektionsschutzgesetz, § 20 Rn. 72 ff.; *Zuck*, ZRP 2017, 118; *Schaks/Krahnert*, MedR 2015, 860; *Trapp*, DVBl. 2015, 11.

2. Infektionskrankheiten als Gesundheitsgefahren

Die besondere Gefährlichkeit von Infektionskrankheiten liegt in ihrer Ansteckungsgefahr begründet. Unkontrolliert können sich einige Infektionskrankheiten schnell verbreiten und so Epidemien oder gar Pandemien auslösen.[20] Ist eine Infektionskrankheit bereits ausgebrochen, können je nach Krankheit in relativ kurzer Zeit weite Teile der Öffentlichkeit betroffen sein. Zum Wohl und Schutz der Allgemeinheit darf der Staat in diesem Kontext eine ungebremste Ansteckung nicht in Kauf nehmen und sich nicht darauf verlassen, dass der Einzelne gerade diese Information zu seinem Gesundheitszustand zur Kenntnis nehmen und verantwortungsvoll mit ihr umgehen wird. Denn auch und gerade in dem Fall, dass einzelne Personen die Mitteilung der Diagnose ablehnen, muss der Staat zum Schutz des Lebens und der Unversehrtheit der Bevölkerung dafür Sorge tragen, dass Infektionskrankheiten eingedämmt und Gefährdungen durch Dritte minimiert werden. Gleichwohl ist auch bei Maßnahmen zur Prävention einer Ausbreitung von Infektionskrankheiten, die dem Schutz der Gesundheit der Bevölkerung dienen, ein verhältnismäßiger Ausgleich zu den durch sie eingeschränkten Grundrechten zu finden.

3. Ausgleich der Grundrechtsinteressen

Das Recht des Einzelnen, ihn betreffende Gesundheitsinformationen nicht zur Kenntnis nehmen zu müssen – sei es, um psychische Belastungen möglichst gering zu halten oder auch grundlos – tritt allerdings nicht per se hinter die staatliche Schutzpflicht vor Gesundheitsgefahren und namentlich vor Infektionskrankheiten zurück. Vielmehr muss der Einzelne im Grundsatz weiterhin die Kenntnisnahme seiner Diagnose ablehnen können. Angesichts der Vielzahl von Infektionskrankheiten, deren gesundheitliche Auswirkungen im Hinblick auf Dauer und Schwere der Erkrankungen ein breites Spektrum abbilden, gebietet sich im Hinblick auf die verfassungsrechtliche Güterabwägung ein differenzierender Ansatz.

a) „Sozial-adäquate" Infektionskrankheiten

Bei Infektionskrankheiten, die allgemeinhin als „sozial-adäquat" bezeichnet werden können und die von vorübergehender Natur sind, ist ein Zurücktreten des Rechts auf Nichtwissen des Patienten zum Schutz des Rechts auf Leben und körperliche Unversehrtheit Dritter nicht unausweichliche Folge. Beispielhaft kann in diesem Zusammenhang der grippale Infekt[21] genannt werden, der durch eine

---

[20] Zur Ausbreitung des neuartigen Coronavirus siehe Kapitel 5, B. III. 3. b).
[21] Umgangssprachlich auch „Erkältung".

Vielzahl unterschiedlicher Viren verursacht werden und zu Schnupfen, Husten, Kopf-, Hals- und Gliederschmerzen führen kann.[22]

Wenngleich es sich wohl um keinen praxisrelevanten Fall handelt – der Patient wird im Falle eines grippalen Infekts den Arzt gerade zu seiner Feststellung und zur Linderung der Symptome aufsuchen –, soll er der Vollständigkeit halber in die Bewertung der unterschiedlichen grundrechtlichen Interessen miteinbezogen werden. Nimmt man also an, dass ein Patient an einem grippalen Infekt erkrankt ist und sich gegen die Mitteilung der Diagnose entscheidet oder gar nicht erst von einem Arzt untersuchen lässt, so besteht aufgrund des von ihm ausgehenden Ansteckungsrisikos eine Gefahr jedenfalls für die körperliche Unversehrtheit der mit ihm in Kontakt kommenden Personen.

Trotz der teils nicht unerheblichen Beschwerden, die mit einem grippalen Infekt einhergehen, wird im Abwägungsfall das Recht auf Nichtwissen des Patienten bestehen bleiben. Zu berücksichtigen sind nämlich insbesondere die vergleichsweise kurze Dauer der Erkrankung und die damit einhergehende zeitlich überschaubare Ansteckungsgefahr für Dritte. Aufgrund der schnell auftretenden Symptome, die zum Teil, so etwa bei Husten, auch für Außenstehende erkennbar sind, ist es Dritten möglich, ihrerseits einer Infektion durch das Treffen einfacher Schutzmaßnahmen, z. B. durch regelmäßiges Händewaschen und Abstandhalten, vorzubeugen.

Vollends unverhältnismäßig wäre eine Pflicht zur Unterrichtung nicht nur des Patienten, sondern auch potentiell betroffener Dritter von der von ihm ausgehenden Ansteckungsgefahr mit einem grippalen Infekt. Gleichwohl könnte dem Patienten zum Schutz der Allgemeinheit aufgegeben werden, sich bis zum Abklingen der Symptome zu isolieren. Ein solcher Hinweis griffe nicht unverhältnismäßig in das Recht auf Nichtwissen des Patienten ein, da dieser nicht zur Kenntnisnahme der Diagnose verpflichtet würde.

b) Hoch ansteckende Infektionskrankheiten

Anders verhält es sich, wenn die betreffende Infektionskrankheit eine lange Inkubationszeit hat, während derer der Patient zwar noch keine Symptome zeigt, er jedoch bereits hoch ansteckend ist. Eine solche Infektionskrankheit scheint das neuartige Coronavirus „SARS-CoV-2" darzustellen, die eine Inkubationszeit von bis zu 14 Tagen haben kann und die bereits Tage vor Symptombeginn infektiös ist. Es besteht also ein frühzeitiges und unentdecktes Ansteckungsrisiko für Dritte. Hinzu kommt, dass die Krankheitsverläufe unspezifisch und vielfältig sind und von symptomlosen Verläufen bis hin zu schweren Pneumonien mit Lun-

---

[22] https://www.stiftung-gesundheitswissen.de/wissen/erkaeltung/hintergrund [19. September 2020].

genversagen und Tod variieren. Auch die Dauer der Erkrankung fällt deutlich höher aus als bei dem oben genannten grippalen Infekt aus.[23]

Als wirksame Schutzmaßnahmen zur Verhinderung einer Übertragung werden neben den oben bereits erwähnten Maßnahmen vom Robert Koch-Institut insbesondere die schnelle Isolierung positiv getesteter Fälle sowie die Identifikation und Quarantäne enger Kontaktpersonen benannt. Eine andernfalls ungehinderte Ausbreitung könne neben der Infektionsgefahr als solcher zusätzlich gegebenenfalls eine Überlastung des Gesundheitssystems bedeuten, deren Folge wiederum eine (Corona-unabhängige) Gefährdung des Lebens und der körperlichen Unversehrtheit der gesamten Bevölkerung wäre.[24]

Im Hinblick auf solche hochansteckenden Krankheiten wird von einem Überwiegen des Rechts auf Leben und körperliche Unversehrtheit der Bevölkerung gegenüber dem Recht auf Nichtwissen des Patienten auszugehen sein. Die einzig denkbare Alternative, in der eine Wahrung des Rechts auf Nichtwissen des Patienten ohne eine gleichzeitige Gefährdung der Gesundheit der restlichen Bevölkerung möglich erscheint, ist das Unterlassen der Mitteilung des (positiven) Ergebnisses unter der Auflage, dass sich der potentiell infizierte Patient freiwillig isoliert. Denn anders als bei einer vergleichsweise schnell und milde vorübergehenden Erkältung, die mit äußeren Symptomen einhergeht, stellen aufgrund der fehlenden Erkennbarkeit von außen gerade die symptomlosen Verläufe des hochansteckenden Coronavirus eine besonders große Gefahr für Dritte dar, da nicht davon ausgegangen werden kann, dass die Notwendigkeit für Schutzmaßnahmen erkennbar ist. Durch die freiwillige Isolation bleibt der Patient von der belastenden Sicherheit (nicht jedoch dem Verdachtsmoment), an einer bestimmten Erkrankung zu leiden, verschont, während gleichzeitig ein effizienter Schutz des Rests der Bevölkerung vor einer Ausbreitung der Infektionskrankheit gewährleistet werden kann.

c) Sonderfall: Nicht therapierbare Infektionskrankheiten

Problematisch bleibt der Umgang mit Infektionskrankheiten, für die eine kurative Therapie nicht zur Verfügung steht, wie dies namentlich bei Infektionen mit dem sog. HI-Virus[25] der Fall ist. Bei dem HI-Virus handelt es sich um ein Virus, das das Immunsystem schädigt und ohne Behandlung zum Tod führen kann.[26] Im Gegensatz zu einer Infektion mit einem grippeähnlichen Virus, die – wie oben

---

[23] Alle Informationen von https://www.rki.de/DE/Content/InfAZ/N/Neuartiges_Co ronavirus/Steckbrief.html#doc13776792bodyText10 [Zuletzt abgerufen: 24. September 2020].

[24] *Katzenmeier*, MedR 2020, 461, 464.

[25] Sog. Human Immunodeficiency virus.

[26] https://www.rki.de/DE/Content/Infekt/EpidBull/Merkblaetter/Ratgeber_HIV_AIDS. html;jsessionid=1AA66A037753529FE807434751BF0065.internet061#doc2374480body Text2 [Zuletzt abgerufen: 24. September 2020].

gesehen – mit einer Vielzahl an Symptomen einhergeht, die der Betroffene und außenstehende Dritte regelmäßig auch ohne ärztliche Diagnose wahrnehmen werden, kann die Infektion mit dem HI-Virus zunächst unbemerkt im Wege des ungeschützten Sexualkontakts erfolgen.[27] Die besondere „Tücke" einer Infektion mit dem HI-Virus liegt in der langen Inkubationszeit von teils mehreren Jahren, in der zwar noch keinerlei Symptome auftreten, die hohe Ansteckungsgefahr für Dritte gleichwohl und ununterbrochen besteht.[28]

Aufgrund der lebensverändernden Wirkung, die die Mitteilung einer HIV-positiven Diagnose für den Patienten hat, ist der Arzt zu einer besonders schonenden Aufklärung verpflichtet.[29] „Denn das positive Testergebnis löst häufig schwere hypochondrische und depressive Verstimmungen aus, die sich bis zur Suizidgefahr steigern können"[30], und die Lebensgestaltung und -planung nachhaltig beeinträchtigen. Da der Patient jedoch im Rahmen seines Selbstbestimmungsrechts nicht nur über die Vornahme einer Untersuchung, sondern darüber hinaus auch über die Kenntnisnahme ihres Ergebnisses entscheidet, ist es nicht fernliegend, dass ein Teil der Patienten die Ungewissheit einer Gewissheit hinsichtlich eines positiven Befundes vorziehen wird. Insofern stehen sich das berechtigte Interesse des Patienten, sein Leben unbelastet fortführen zu können, und das Bedürfnis nach einer weitreichenden Prävention der Ausbreitung der Infektionen und des Schutzes des Lebens und der körperlichen Unversehrtheit Dritter gegenüber.

Liegt ein HIV-positives Testergebnis vor, von dem der Patient jedoch keine Kenntnis nehmen möchte,[31] so bleibt trotz bzw. gerade wegen seiner Nichtkenntnis die konkrete Gefahr einer Infizierung für Sexualpartner des Patienten bestehen. Insoweit bedarf es einer Güterabwägung zwischen dem Recht auf Nichtwissen des Patienten und dem Recht auf Leben und körperliche Unversehrtheit des Sexualpartners, die wohl zugunsten des letzteren ausfallen muss:

Bereits das Wissen um die Infektion als solches ist ausreichend, um bei der betroffenen Person psychische Beschwerden wie Depressionen auszulösen und kann darüber hinaus zu einer Stigmatisierung und Diskriminierung führen. Den-

---

[27] Weitere Infektionswege stellen die parenterale Inokulation des Virus in Form kontaminierten Bluts oder von Blutprodukten oder auch die Übertragung von Schwangeren auf ihr Kind dar, vgl. https://www.rki.de/DE/Content/Infekt/EpidBull/Merkblaetter/ Ratgeber_HIV_AIDS.html;jsessionid=1AA66A037753529FE807434751BF0065.internet 061#doc2374480bodyText2 [Zuletzt aufgerufen: 24. September 2020].

[28] https://www.rki.de/DE/Content/Infekt/EpidBull/Merkblaetter/Ratgeber_HIV_AIDS. html;jsessionid=1AA66A037753529FE807434751BF0065.internet061#doc2374480body Text2 [Zuletzt aufgerufen: 24. September 2020].

[29] OLG Köln NJW 1988, 2306; *Deutsch*, NJW 1988, 2306, 2307.

[30] *Bruns*, MDR 1987, 353, 354.

[31] Zur Problematik eines Schmerzensgeldanspruchs wegen eines „heimlichen" HIV-Tests, dessen Ergebnis dem Patienten nicht mitgeteilt worden ist: AG Mölln NJW 1989, 775, 776; zur Problematik, ob eine Einwilligung in die allgemeine Diagnostik auch diejenige in den HIV-Test umfasst: LG Magdeburg BeckRS 2014, 3364.

noch muss im Hinblick auf die Prävention Dritter vor einer solchen lebensbedrohlichen Infektion das Recht auf Nichtwissen des Patienten zurückstehen. Wird der Sexualpartner des Patienten einmal mit dem HI-Virus infiziert, besteht die irreversible, dauerhafte und nicht kurativ therapierbare Infektion lebenslang fort, wobei sich ein Ausbruch der Krankheit Aids – trotz des medizinischen Fortschritts – in den allermeisten Fällen lebensverkürzend auswirkt. Nicht zuletzt bedeutet eine Infektion weiterer Personen durch den Patienten zudem, dass von diesen wiederum ein lebenslanges Ansteckungsrisiko für Dritte ausgeht.

Anders als bei einer Infektion mit dem oben genannten Coronavirus kommt eine vorübergehende Beobachtung, Isolierung oder Quarantäne als Maßnahme zum Schutz der Allgemeinheit nicht in Betracht, wenn das Risiko einer Infektion bereits besteht, da es sich um keinen vorübergehenden Zustand handelt. Jeder Infizierte ist lebenslang potentiell ansteckend, ohne dass bislang eine kurative Behandlung oder ein vor der Infektion schützender Impfstoff existiert.[32] Bei dem HI-Virus besteht somit eine besondere und dauerhafte Gefahr der Verbreitung der Infektion, sodass das Bedürfnis nach einer Eindämmung der Infektion und die Prävention einer Weiterverbreitung besonders hoch ist.

In Anbetracht dieser einschneidenden Auswirkungen, die eine Infektion mit dem HI-Virus hat, muss das Recht auf Nichtwissen des Patienten zurückstehen und die Abwägung zugunsten des Rechts auf Leben und körperliche Unversehrtheit der bislang nicht infizierten, aber potentiell unmittelbar gefährdeten Sexualpartner des Patienten ausfallen. Um einem insoweit „faktisch[en] Vorrang [des Rechts auf Nichtwissen] vor dem Lebensschutz“[33] entgegenzutreten, hat dies auf einfachgesetzlicher Ebene nicht nur die Mitteilung der Diagnose an den Patienten zur Konsequenz. Unter Umständen kann sogar ein Verstoß gegen die Schweigepflicht nach § 203 StGB durch die Mitteilung an den Sexualpartner desselben nach § 34 StGB rechtfertigen.[34] So führte das Landgericht Braunschweig bereits im Jahr 1989 aus: „Zwar könnte der auch im Zivilrecht geltende Rechtfertigungsgrund des § 34 StGB eine Brechung der ärztlichen Schweigepflicht rechtfertigen, wenn andere über eine HIV-Infektion nicht Informierte unmittelbar gefährdet würden. Voraussetzung dafür ist aber unter anderen, daß der Arzt keine andere Wahl mehr hatte, als die Schweigepflicht zu brechen, um die Gefährdung anderer auszuschließen.“[35]

---

[32] https://www.rki.de/DE/Content/Infekt/EpidBull/Merkblaetter/Ratgeber_HIV_AIDS. html;jsessionid=1AA66A037753529FE807434751BF0065.internet061#doc2374480body Text2 [Zuletzt aufgerufen: 24. September 2020].

[33] *Dennin/Lafrenz/Sinn*, MedR 2009, 457, 461.

[34] OLG Frankfurt a. M. NStZ 2001, 149, 150; vgl. hierzu *Heger*, in: Lackner/Kühl, StGB, § 203 Rn. 25; *Deutsch*, VersR 2001, 1471; *Spickhoff*, NJW 2000, 848; *Wolfslast*, NStZ 2001, 151; *Bender*, VersR 2000, 322, 323; *Zieschang*, in: Leipziger Kommentar zum StGB, § 34 Rn. 104; *Katzenmeier*, in: Laufs/Katzenmeier/Lipp, Arztrecht, IX. Rn. 29.

[35] LG Braunschweig NJW 1990, 770, 771.

Einzig denkbar wäre eine Wahrung des Rechts auf Nichtwissen des Patienten, wenn der Patient sich verpflichtet, auch ohne Bestätigung der Infektion die notwendigen Schutzmaßnahmen in Bezug auf seine Mitmenschen einzuhalten. In diesem Kontext wird teilweise vorgeschlagen, der Arzt solle dem Patienten nicht die Diagnose, sondern vielmehr die Möglichkeit einer Erkrankung mitteilen, sodass sich der Patient so verhalten kann, als wäre er krank, indem er die Gefährdung Dritter vermeidet.[36] Gebe daraufhin der Patient zu erkennen, dass er zu solchen Vorsichtsmaßnahmen nicht bereit ist, müsse jedenfalls bei tatsächlichem Vorliegen einer schweren Erkrankung dem Patienten die Diagnose auch gegen seinen Willen mitgeteilt werden.[37]

Während grundsätzlich die weitgehende Gewährleistung des Selbstbestimmungsrechts des Patienten und somit auch seines Rechts auf Nichtwissen rechtlich begrüßenswert ist, birgt dieser abgestufte Ansatz praktische Hindernisse. Es ist bei lebensnaher Auslegung davon auszugehen, dass ein Patient, der über eine hypothetische Erkrankung und die damit einhergehenden Präventionsmaßnahmen informiert wird, regelmäßig davon ausgehen wird, dass eine tatsächliche Erkrankung vorliegt. Insofern käme die Mitteilung der Möglichkeit der Erkrankung einer faktischen Mitteilung der Erkrankung gleich. Ob die Selbstverpflichtung zur Einhaltung von Präventionsmaßnahmen bei Zugrundelegung einer hypothetischen Erkrankung ausreichenden Schutz für Dritte gewährleisten kann, muss anhand des konkreten Falls entschieden werden. Dabei müssen insbesondere die Erkrankung selbst, die Ansteckungsgefahr sowie Therapiemöglichkeiten einbezogen werden.

Auch infektionsschutzrechtliche Erwägungen können einer gestuften Diagnoseaufklärung entgegenstehen, denn Zweck des Infektionsschutzgesetzes (IfSG) ist es, übertragbaren Krankheiten beim Menschen vorzubeugen, Infektionen frühzeitig zu erkennen und ihre Weiterverbreitung zu verhindern.[38] Aus § 8 Abs. 1 Nr. 1 i.V.m. § 6 IfSG ergibt sich eine Pflicht des feststellenden Arztes zur namentlichen Meldung der dort aufgeführten Krankheiten. Es würde der Intention des Infektionsschutzes zuwiderlaufen, wenn trotz des Bestehens einer behördlichen Meldepflicht der Patient selbst nicht über die Diagnose oder die zu treffenden Therapie- und Eindämmungsmaßnahmen unterrichtet werden würde.

Auf die konkreten Auswirkungen, die das Ergebnis dieser Abwägung für das Behandlungsverhältnis zwischen Arzt und Patient zeitigt, wird im Zusammenhang mit den behandlungsvertragsrechtlichen Pflichten des Arztes näher eingegangen.[39]

---

[36] *Harmann*, NJOZ 2010, 819, 823.
[37] *Harmann*, NJOZ 2010, 819, 823.
[38] § 1 Abs. 1 IfSG.
[39] Kapitel 6.

4. Zusammenfassung

Im Zusammenhang mit Infektionskrankheiten bedarf die Abwägung von Recht auf Nichtwissen des Patienten und Recht auf Leben und körperliche Unversehrtheit Dritter einer sorgfältigen Differenzierung zwischen „sozial-adäquaten", hoch ansteckenden sowie nicht therapierbaren Infektionskrankheiten. Gerade im Hinblick auf „sozial-adäquate" Infektionskrankheiten kann ein Bestehen des Rechts auf Nichtwissen des Patienten neben dem Recht auf Leben und körperliche Unversehrtheit Dritter noch begründet werden, da es sich im Regelfall um schnell vorübergehende und teils nach außen erkennbare Erkrankungen handelt. Bei hoch ansteckenden Infektionskrankheiten ist das Wissen um die Diagnose oft maßgeblich, um eine schnelle Ausbreitung der Erkrankung zu verhindern. Bei einer Überlastung des Gesundheitssystems mit einer Vielzahl an Fällen drohte andernfalls auch eine Gefahr für Leben und körperliche Unversehrtheit der nicht konkret betroffenen Bevölkerung, da dies eine Beeinträchtigung der medizinischen Versorgung in allen Bereichen nach sich zöge. Der Patient muss in diesem Falle damit rechnen, sich zum Schutz der Allgemeinheit Präventionsmaßnahmen, beispielsweise einer Beobachtung oder Quarantäne, unterziehen zu müssen. Im dritten Fall der nicht therapierbaren Infektionskrankheiten und dem konkreten Beispiel der HIV-Infektion besteht eine konkrete Gesundheitsgefahr zwar „nur" für die Sexualpartner der infizierten Person, diese Gefahr ist jedoch lebensbedrohlich und damit so erheblich, dass in diesen Fällen das Recht auf Nichtwissen des Patienten hinter dem Recht auf Leben und körperliche Unversehrtheit der gefährdeten Person zurücktreten muss.

IV. Fazit

Das Recht auf Nichtwissen des Patienten und das Recht auf Leben und körperliche Unversehrtheit Dritter können jedenfalls im Hinblick auf einfache Erkrankungen nebeneinander bestehen, soweit hier eine Beeinträchtigung der Rechtsgüter Dritter nicht droht. Im Hinblick auf genetisch bedingte Erkrankungen überwiegt das Recht auf Leben und körperliche Unversehrtheit nur im Ausnahmefall und zwar dann, wenn die festgestellte Disposition mit hoher Wahrscheinlichkeit auch bei genetisch verwandten Personen vorliegt, es sich um eine schwere Erkrankung handelt und nur zum jetzigen Zeitpunkt eine Therapie erfolgreich sein würde. Aufgrund des hohen Stellenwerts des Rechts auf informationelle Selbstbestimmung und der Tatsache, dass es sich um eine Gesundheitsinformation des Patienten handelt, ist ein Zurücktreten des Rechts auf Nichtwissen im genetischen Kontext restriktiv zu handhaben. Anders verhält es sich im Bereich der Infektionskrankheiten, da diese eine Gesundheitsgefahr für die gesamte Bevölkerung darstellen und jedenfalls bei hoch ansteckenden oder gar nicht therapierbaren Infektionskrankheiten eine Prävention bzw. Eindämmung von staatlicher

Seite in Wahrnehmung der ihn treffenden Schutzpflichten erfolgen muss, im Rahmen derer das Recht auf Nichtwissen des Patienten regelmäßig zurücktritt.

C. Recht auf Nichtwissen

Nicht nur der Patient selbst, sondern auch jeder Dritte ist Grundrechtsträger des Rechts auf Nichtwissen nach Art. 2 Abs. 1 i.V.m. Art. 1 Abs. 1 GG und darf somit über die ihm zur Kenntnis zu gebenden Informationen, die seine eigene Gesundheit betreffen, entscheiden.

I. Einfache Erkrankungen

Wird bei einem Patienten eine einfache Erkrankung festgestellt, von deren Diagnose der Patient keine Kenntnis erhalten möchte, so gefährdet diese Entscheidung aufgrund einer fehlenden „Außenwirkung" das Recht auf Nichtwissen Dritter nicht. Aus diesem Grund kommt es in dieser Konstellation zu keinerlei Berührungspunkten des Rechts auf Nichtwissen des Patienten und des Rechts auf Nichtwissen Dritter.

II. Genetisch bedingte Erkrankungen

Bei genetisch bedingten Erkrankungen ist es denkbar und naheliegend, dass die grundrechtliche Interessenlage des Patienten und die seiner genetischen Verwandten divergiert. Wie bereits gesehen, handelt es sich bei genetisch bedingten Erkrankungen bzw. Erbkrankheiten um solche Erkrankungen oder Dispositionen, die durch Genmutationen hervorgerufen werden.

Anders als bei einfachen Erkrankungen liegt aufgrund der genetischen Verbundenheit von Patient und Verwandten eine Wechselwirkung zwischen den grundrechtlichen Interessen durchaus nahe. Möchte eine genetisch verwandte Person von einer bei dem Patienten diagnostizierten genetischen Disposition oder Erkrankung und der daraus ableitbaren Wahrscheinlichkeit einer eigenen Betroffenheit jedoch keine Kenntnis erlangen, steht dies gerade nicht im Widerspruch zum Recht auf Nichtwissen des Patienten. Die Rechte auf Nichtwissen des Patienten und des potentiell betroffenen Angehörigen verlaufen hier parallel, sodass ein Ausgleich der unterschiedlichen Grundrechtsparameter nicht gefunden werden muss.

III. Infektionskrankheiten

Das Recht auf Nichtwissen des Patienten und das Recht auf Nichtwissen potentiell gefährdeter Dritter sind beide inhaltlich darauf gerichtet, die zwangsweise Mitteilung von Informationen, die die eigene Gesundheit betreffen, abzuwehren. Aus diesem Grund besteht zwischen diesen beiden Grundrechtspositionen kein Konfliktpotential. Dennoch wird im Kontext von Infektionskrankheiten regelmäßig die Abwägung mit dem Recht auf Leben und körperliche Unversehrtheit der Allgemeinheit maßgeblich sein.[40]

IV. Fazit

Zwischen Recht auf Nichtwissen des Patienten und Recht auf Nichtwissen Dritter besteht keine Gefährdungslage. Dieses Ergebnis darf jedoch nicht darüber hinwegtäuschen, dass sich Einschränkungen gleichwohl aus anderen Grundrechten, namentlich aus dem Recht auf Leben und körperliche Unversehrtheit, ergeben können.

D. Recht auf Wissen

Das Recht auf informationelle Selbstbestimmung in seiner positiven Ausprägung, das Art. 2 Abs. 1 i.V.m. Art. 1 Abs. 1 GG entspringt, kann – zur Verdeutlichung seiner Spiegelbildlichkeit zum Recht auf Nichtwissen – auch als Recht auf Wissen[41] bezeichnet werden. Der Einzelne hat das Recht, die ihn betreffenden Gesundheitsinformationen zur Kenntnis zu nehmen.

I. Einfache Erkrankungen

Bei einfachen Erkrankungen, deren Diagnose der Patient nicht erfahren möchte, ist das Recht auf Wissen Dritter nicht betroffen. Dies folgt schon daraus, dass sich das Recht auf informationelle Selbstbestimmung auf die Gesundheitsinformationen des Einzelnen bezieht und diese nicht – jedenfalls nicht unmittelbar – dem Schutzbereich des Rechts auf Wissen Dritter zuzuordnen ist. Die Information über eine einfache Erkrankung ist auf den Patienten „begrenzt" und berührt grundsätzlich den Rechtskreis Dritter nicht. Denn das Recht des Dritten, die eigenen – den Dritten – betreffenden Gesundheitsinformationen zur Kenntnis zu nehmen, wird durch das Recht auf Nichtwissen des Patienten nicht gefährdet. Das Recht auf Wissen des Dritten erstreckt sich aber nur auf die eigenen Gesundheitsinformationen, nicht aber auf die des Patienten.

Das Recht auf Nichtwissen des Patienten im Hinblick auf dessen Gesundheitsinformationen gefährdet – bezogen auf einfache Erkrankungen – das Recht auf Wissen Dritter nicht, da diese kein Recht auf Kenntnisnahme der Gesundheitsinformationen des Patienten haben. Gleichwohl kann eine Einordnung in den Kontext des Rechts auf Leben und körperliche Unversehrtheit zu einem anderen Ergebnis führen.[42]

---

[40] Vgl. insbesondere Kapitel 5, B. III.
[41] Vgl. zur Begrifflichkeit *Fündling*, Recht auf Wissen, S. 32 f.
[42] Kapitel 5, B. III.

II. Genetisch bedingte Erkrankungen

Da genetisch bedingte Erkrankungen grundsätzlich an die Abkömmlinge weitergegeben werden können, kann in dieser Konstellation nicht von vornherein ausgeschlossen werden, dass das Recht auf Wissen Dritter durch die Ausübung des Rechts auf Nichtwissen des Patienten nicht tangiert wird. Es ist denkbar, dass die Diagnose einer Erbkrankheit beim Patienten Rückschlüsse auf ihr Vorliegen bei genetisch verwandten Personen zulässt. Dieser Rückschluss stellt wiederum eine Information dar, die die Gesundheit der verwandten Person betrifft und hinsichtlich der diese grundsätzlich ein Recht auf Wissen hat.

Dennoch sind hinsichtlich einer festgestellten Diagnose in erster Linie der Patient und sein Recht auf Nichtwissen unmittelbar betroffen. Die potentielle Betroffenheit genetisch verwandter Personen und die bloße Möglichkeit, dass diese erfahren wollen würden, dass sie mit einer gewissen Wahrscheinlichkeit eine genetische Disposition besitzen, darf nicht dazu führen, den grundrechtlichen Schutz des unmittelbar betroffenen Patienten einzuschränken und dem Recht auf Wissen der genetisch verwandten Person einen größeren Schutz einzuräumen. Viel grundrechtsschonender ist ein Rückgriff auf das Selbstbestimmungsrecht der verwandten Person: sie kann sich für die Durchführung einer eigenen gendiagnostischen Untersuchung entscheiden und sich das Ergebnis mitteilen lassen. Da es nicht darauf ankommen kann, aus welchem Grund die verwandte Person keine Kenntnis von ihrer potentiellen Betroffenheit hat – aufgrund der fehlenden Kenntnis des Patienten hinsichtlich des Untersuchungsergebnisses, aufgrund der fehlenden Weitergabe der Information oder aufgrund der fehlenden Durchführung eines solchen Tests –, ist die Durchführung einer genetischen Untersuchung aus eigener Initiative heraus erforderlich. Denn über die Kenntnisnahme der eigenen Gesundheitsinformationen kann der Dritte selbstbestimmt entscheiden. Eine Gefährdungslage zwischen Recht auf Nichtwissen des Patienten und Recht auf Wissen genetisch verwandter Dritter ist daher wohl nicht anzunehmen. Wie oben gesehen,[43] kommt im Einzelfall jedoch eine Mitteilung zum Schutz des Lebens und der körperlichen Unversehrtheit in Betracht.

III. Infektionskrankheiten

Da es sich bei der Diagnose um die Gesundheitsinformation des Patienten handelt, besteht ähnlich wie bei einfachen Erkrankungen auch bei Infektionskrankheiten keine Gefährdungslage zwischen Recht auf Nichtwissen des Patienten und Recht auf Wissen Dritter. Dritte werden nicht daran gehindert, ihre eigenen Gesundheitsinformationen zur Kenntnis zu nehmen. Die aufgrund ihrer schnellen Ausbreitung von Infektionskrankheiten ausgehende besonders große Gesund-

---

[43] Kapitel 5, B. II.

heitsgefahr kann ein Zurücktreten des Rechts auf Nichtwissen jedoch dann erforderlich machen, wenn dies für den Schutz des Lebens und der körperlichen Unversehrtheit Dritter unvermeidbar ist und ohne die Mitteilung an den Patienten oder den Dritten der unmittelbaren Gefahr für Dritte nicht begegnet werden kann.

IV. Fazit

Das Recht auf Nichtwissen des Patienten ist auch gegenüber dem Recht auf Wissen Dritter zunächst vorrangig schützenswert, da die jeweiligen Gesundheitsinformationen den Patienten unmittelbar und dritte Person grundsätzlich höchstens mittelbar betreffen. Im Hinblick auf einfache Erkrankungen ist somit die Entscheidung des Patienten über die Kenntnisnahme der Diagnose oder die Ablehnung ihrer Kenntnisnahme maßgebend. Ein Recht auf Wissen des Dritten kann im Bereich genetischer Erkrankungen an Bedeutung gewinnen, da es sich bei dem Rückschluss auf die genetische Konstitution um eine Gesundheitsinformation des Dritten handelt. Gleichwohl wird das Recht auf Nichtwissen des Patienten auch in diesen Fällen maßgeblich sein. Sowohl im Hinblick auf genetische Erkrankungen als auch auf Infektionskrankheiten muss eine Kenntnisnahme des Dritten in engem Zusammenhang mit dem Schutz von Leben und körperlicher Unversehrtheit betrachtet werden.

E. Die elterliche Fürsorgepflicht

Die in Art. 6 Abs. 2 S. 1 GG verfassungsmäßig anerkannte und geschützte Eltern-Kind-Beziehung garantiert die Autonomie der Eltern in der Erziehung ihres Kindes („Pflege und Erziehung der Kinder sind das natürliche Recht der Eltern"). Dabei umfasst der einheitliche[44] Begriff der Pflege und Erziehung insbesondere auch die Sorge für die Gesundheit und die körperliche Entwicklung des Kindes,[45] wobei das mit einem breiten Entscheidungsspielraum ausgestattete Elternrecht seine Begrenzung im Kindeswohl findet.[46]

Die Eltern sind zu einer verantwortungsvollen Ausübung der Personensorge im Interesse des Kindes verpflichtet. „Dabei bezieht sich diese Pflicht nicht lediglich auf das Kind, sie besteht auch gegenüber dem Kind. Denn das Kind ist nicht Gegenstand elterlicher Rechtsausübung, es ist Rechtssubjekt und Grundrechtsträger,

---

[44] *Coester-Waltjen*, in: v. Münch/Kunig, Grundgesetz, Band 1, Art. 6 Rn. 63; *Badura*, in: Maunz/Dürig, Art. 6 Rn. 107.

[45] *Coester-Waltjen*, in: v. Münch/Kunig, Grundgesetz, Band 1, Art. 6 Rn. 63; *Badura*, in: Maunz/Dürig, Art. 6 Rn. 107; *Brosius-Gersdorf*, in: Dreier, GG, Band 1, Art. 6 Rn. 158.

[46] BVerfGE 99, 145, 156; *Jestaedt*, DVBl. 1997, 693, 697; *Coester-Waltjen*, in: v. Münch/Kunig, Grundgesetz, Band 1, Art. 6 Rn. 78.

dem die Eltern schulden, ihr Handeln an seinem Wohl auszurichten."[47] Doch auch die Eltern selbst sind Rechtssubjekte und Grundrechtsträger, die ihrerseits eigene grundrechtlich geschützte Interessen haben. Eine Parallelität der Wahrnehmung eigener Interessen sowie der Ausübung der Personensorge im Interesse des Kindes bereitet insoweit keine Schwierigkeiten, als dass diese Interessen miteinander im Einklang stehen oder jedenfalls nicht widerstreitender Natur sind. Problematisch sind aber solche Konstellationen, in denen eigene grundrechtliche Interessen der Eltern und grundrechtliche Interessen des Kindes, die wiederum durch die Eltern ausgeübt werden, gegenläufig sind.

Die Problematik divergierender grundrechtlicher Interessen in der Ausübung eigener Rechte und in der Wahrnehmung der Rechte des Kindes ist nicht neu und jedenfalls im nicht-medizinischen Kontext bekannt. So hat das Bundesverfassungsgericht in der Verpflichtung eines Elternteils zum Umgang mit seinem (außerehelichen) Kind zwar einen Eingriff in das Grundrecht auf Schutz der Persönlichkeit aus Art. 2 Abs. 1 i.V.m. Art. 1 Abs. 1 GG gesehen.[48] Dieser sei jedoch aufgrund der elterlichen Pflicht aus Art. 6 Abs. 2 S. 1 GG, die Verantwortung für sein Kind zu tragen und dessen Recht auf Pflege und Erziehung zu wahren, gerechtfertigt.[49] Grundsätzlich stellt eine Berücksichtigung auch eigener Interessen oder der Interessen anderer Familienangehöriger in familiären Entscheidungen der Eltern jedoch keine Überschreitung des Elternrechts dar.[50]

I. Divergenz der Grundrechtsdimensionen

Dennoch sind Konstellationen denkbar, die einen interessengerechten Ausgleich der verschiedenen Grundrechte erfordern. Gerade in Sachverhalten im medizinischen Kontext, in denen der Patient nicht nur seine eigenen Rechte wahrnimmt, sondern ihm zudem im Rahmen seines Elternrechts aus Art. 6 Abs. 2 S. 1 GG die verantwortungsvolle Wahrung und Ausübung der Interessen und Rechte seines Kindes gleichsam anhaftet, ist ein schonender Ausgleich durch eine sorgfältige Abwägung der elterlichen Pflicht des Patienten mit seinem eigenen Recht auf informationelle Selbstbestimmung aus Art. 2 Abs. 1 i.V.m. Art. 1 Abs. 1 GG zu finden. Denn die Ausübung des Rechts auf Nichtwissen des Patienten wird in solchen Fällen durch die genetische, emotionale und räumliche Verbundenheit der Rechtsträger regelmäßig nicht nur rechtliche, sondern auch tatsächliche Auswirkungen auf die Qualität der Gesundheit des Kindes haben.

---

[47] BVerfGE 121, 69, 93.
[48] BVerfGE 121, 69 Leitsatz 2.
[49] BVerfGE 121, 69 Leitsatz 2.
[50] *Coester-Waltjen*, in: v. Münch/Kunig, Grundgesetz, Band 1, Art. 6 Rn. 81.

II. Einfache Erkrankungen

Den Grundfall stellt wohl folgende Konstellation dar: Der Patient, der gleichzeitig Elternteil ist, wird mit einer Krankheit diagnostiziert, die weder genetisch bedingt noch eine Infektionskrankheit ist. In einem solchen Fall sind Überschneidungen des informationellen Selbstbestimmungsrechts und der Fürsorgepflicht nicht erkennbar, da eine Nichtkenntnis – zunächst – keine Auswirkungen auf das kindliche Wohl zeitigt. Es sind die allgemeinen Abwägungsparameter anwendbar, mit der Folge, dass bei Gefährdungen für Leben oder körperliche Unversehrtheit das Recht auf Nichtwissen zurücktreten kann.[51]

Dabei darf nicht verkannt werden, dass sich eine Nichtkenntnis langfristig durchaus auf das Leben des Kindes auswirken kann, so etwa in Fällen, in denen eine (Verschlimmerung der) Erkrankung des Elternteils dazu führt, dass der „Hauptversorger" der Familie wegfällt. Dies hätte nicht unerhebliche Auswirkungen auf die finanzielle Situation der Familie zur Folge, die wiederum eine Veränderung der bisherigen Lebenssituation des Kindes mit sich brächte. Gleichwohl ist zu berücksichtigen, dass ein grundrechtlicher Schutz vor (negativen) Veränderungen bzw. ein Anspruch auf „Absicherung" der aktuellen Lebenssituation gerade nicht besteht. Eine Nichtkenntnis ist daher nicht automatisch mit einer Gefährdung des Kindeswohls gleichzusetzen, die ein Zurücktreten des Rechts auf Nichtwissen erfordern würde.[52]

III. Genetisch bedingte Erkrankungen

Lautet die Diagnose jedoch auf eine genetische Erkrankung, so können Faktoren wie die Schwere der Krankheit, die Wahrscheinlichkeit einer Vererbung auf das Kind sowie die Therapierbarkeit als Maßstab für einen schonenden Ausgleich der Interessen herangezogen werden.

1. Therapierbare genetische Erkrankungen

Handelt es sich bei der beim Patienten festgestellten Disposition um eine solche genetische Veranlagung, die mit hoher Wahrscheinlichkeit an das Kind weitergegeben wurde, so sprechen gute Argumente für ein Zurücktreten des eigenen Rechts auf Nichtwissen des Patienten hinter seine elterliche Fürsorgepflicht aus Art. 6 Abs. 2 S. 1 GG.

---

[51] Siehe dazu Kapitel 5, B. I.

[52] Im Kontext weiterer – für diese Arbeit nicht maßgebender – Grundrechte, etwa dem Recht auf allgemeine Handlungsfreiheit aus Art. 2 Abs. 1 GG oder dem Eigentumsgrundrecht aus Art. 14 Abs. 1 S. 1 GG, wird das Recht auf Nichtwissen aufgrund des hohen Stellenwerts des Rechts auf informationelle Selbstbestimmung in einer Abwägung wohl überwiegen.

Zwar stellt die Mitteilung der Diagnose für den Patienten regelmäßig eine belastende Situation dar. Er sieht sich mit neuen Informationen konfrontiert, die einer Reaktion bedürfen. Diese Belastung ist jedoch nicht spezifisches Merkmal für die Mitteilung der Diagnose von genetischen Erkrankungen. Vielmehr ist nach allgemeiner Lebenserfahrung davon auszugehen, dass jede Mitteilung von Diagnoseergebnissen, und zwar unabhängig von der Ursache der Krankheit, zunächst belastend für den Patienten ist, da sein Gesundheitszustand negativ vom Zustand eines gesunden Menschen abweicht. Diese für den Patienten psychisch belastende Situation, die ihm bei der Ausübung seines Rechts auf Nichtwissen erspart bliebe, muss jedoch auch und gerade im Verhältnis zu seiner elterlichen Pflicht zum Schutz der Gesundheit des Kindes bewertet werden.

Die Existenz einer Therapie der festgestellten Krankheit ermöglicht dem Patienten ein aktives Vorgehen gegen diese und damit einhergehend eine Verbesserung seines Gesundheitszustandes. Die psychische Belastung, die der bloßen Mitteilung der Diagnose anhaftet, ist vorübergehender Natur. Anders als bei einer genetischen Erkrankung, für die bislang keine Therapie existiert, lässt die Mitteilung der Diagnose den Patienten nicht in einem Zustand der Ausweglosigkeit zurück. Gleichzeitig kann das Diagnoseergebnis des Elternteils die Basis für eine frühe Diagnose des Kindes darstellen. Mit in die wertende Betrachtung einfließen muss jedoch, ob die Therapie selbst invasiv, schmerzhaft oder mit bleibenden Folgen verbunden ist. Denn je nach Erkrankung und ihrer Häufigkeit kann nicht abschließend beurteilt werden, ob eine Diagnose des Kindes hypothetisch auch im Rahmen der normalen Vorsorgeuntersuchungen erfolgt wäre. Eine Kenntnis des Patienten über die eigene Diagnose mit dem Hinweis auf die Vererbbarkeit der Veranlagung hätte zur Folge, dass den Eltern alle Informationen zur Verfügung stünden, um erforderlichenfalls eine medizinische Behandlung des Kindes zu veranlassen und seine Gesundheit wiederherzustellen oder zu erhalten.

Hier liegt die Annahme nahe, dass die Ausübung seines Rechts auf Nichtwissen hinter der Fürsorgepflicht des Patienten in seiner Funktion als Elternteil aus Art. 6 Abs. 2 S. 1 GG zurückstehen könnte. Denn die Beeinträchtigung des Rechts auf Nichtwissen des Patienten ist aufgrund der Therapiemöglichkeit und im Hinblick auf die Gesundheit und das Wohl des Kindes als überragend wichtigem Schutzgut hinzunehmen.

2. Letale genetische Erkrankungen

Handelt es sich um eine schwerwiegende, nicht-therapierbare Erkrankung, die mit großer Wahrscheinlichkeit an das Kind weitergegeben wurde, so könnte auch eine frühzeitige Diagnose des Kindes den Krankheitsausbruch und -verlauf nicht abändern. In diesem Fall würde auch die Kenntnis der Diagnose kein wirksames Alternativverhalten in der Personensorge des Kindes bedingen, sodass das Recht auf Nichtwissen des Patienten abgekoppelt neben der Personensorgepflicht als

Elternteil steht. Dieses Ergebnis wird durch den praktischen Umgang mit sog. spätmanifestierenden Krankheiten bei Kindern und Jugendlichen unterstützt. Denn eine Vielzahl prädiktiver genetischer Untersuchungen ist erst mit Erreichen der Volljährigkeit zulässig.[53] Die Ausübung des eigenen Rechts auf Nichtwissen des Patienten steht in diesem Fall einem pflichtgemäßen Fürsorgeverhalten nicht entgegen, sondern ist ohne widerstreitende Interessenlage in Einklang zu bringen.

Darüber hinaus stellt sich die Frage, welchen Inhalt die elterliche Pflicht zur Gesundheitssorge des Kindes im Fall nicht-therapierbarer genetischer Erkrankungen hat, deren Vorliegen grundsätzlich auch vor Erreichen der Volljährigkeit ermittelt werden kann.[54] Denn in Anbetracht der weitreichenden psychischen Belastungen, die ein Kind treffen, das weiß, dass es eine unheilbare und tödlich verlaufende genetische Disposition hat, könnte es vielmehr sogar Pflicht der Eltern sein, das Recht auf Nichtwissen des Kindes in seinem Namen und zu seinem Wohl auszuüben.

3. Fließende Übergänge

Gerade im Bereich der genetischen Dispositionen und Erkrankungen existiert eine Bandbreite von mit ihnen einhergehenden potentiellen Ausprägungen und Folgen. Eine Kategorisierung nach „therapierbar" und „nicht therapierbar" zeigt lediglich die Extreme der Bandbreite möglicher Verläufe auf. Dabei wird es in der medizinischen Praxis die Ausnahme sein, dass eine Erkrankung voll und ganz nur einer dieser beiden Kategorien zugeordnet werden kann. Im Regelfall wird die diagnostizierte Disposition oder Erkrankung zwischen diesen beiden Polen liegen, sodass eine detaillierte Abwägung von Nutzen und Schaden bezüglich der Kenntnis der Diagnose und den damit einhergehenden zu treffenden Entscheidungen für das Kind des Patienten erfolgen muss. Dabei darf nicht außer Acht gelassen werden, dass die positive Diagnose bei einem Elternteil gleichwohl allein eine Bestimmung der Wahrscheinlichkeit einer Vererbung an das Kind zulässt. Die bloße Wahrscheinlichkeit wiederum besitzt keinerlei Aussagekraft für den Einzelfall. Existiert eine Therapie, ist diese jedoch wiederum mit schweren Nebenwirkungen oder weiteren Risiken verbunden, ist auch dies im Rahmen eines Grundrechtsausgleichs zu berücksichtigen.

---

[53] Vgl. § 14 Abs. 1 GenDG, genetische Untersuchungen bei nicht einwilligungsfähigen, also auch bei minderjährigen, Personen sind grundsätzlich nur dann zulässig, sofern diese der Krankheitsprävention oder -behandlung dient. *Fenger*, in: Spickhoff, Medizinrecht, GenDG § 14 Rn. 1; *Häberle*, in: Erbs/Kohlhaas, Strafrechtliche Nebengesetze, GenDG § 14 Rn. 2; siehe hierzu Kapitel 7, B. VII. 3.

[54] Vgl. das Beispiel Chorea Huntington. Die Feststellung der genetischen Disposition ist grundsätzlich zu jedem Zeitpunkt feststellbar, allerdings existiert bislang keine wirksame Therapie.

4. Zusammenfassung

Bei therapierbaren genetisch bedingten Erkrankungen tritt das eigene Recht auf Nichtwissen des Patienten hinter die Kenntnisnahme zum Wohl des Kindes im Rahmen seiner elterlichen Fürsorgepflicht aus Art. 6 Abs. 2 S. 1 GG zurück, weil die psychische Belastung des Patienten durch die Möglichkeit der Therapie und der fehlenden Ausweglosigkeit der Situation für ihn zumutbar ist. Anders verhält es sich im Hinblick auf letale genetische Erkrankungen, die nicht therapierbar sind. Die Kenntnis vermittelt hier keinen besonderen Vorteil im Hinblick auf schnelle Hilfe, da der Krankheitsverlauf unabwendbar ist. Die psychischen Belastungen, die sowohl den Patienten als auch das Kind bei Kenntnis treffen würden, würden sich lediglich – zusätzlich zur Krankheit selbst – negativ auf die Gesundheit von Patient und Kind auswirken. Der Patient dürfte in diesem Fall sein eigenes Recht auf Nichtwissen ausüben, weil keine Gefährdung seiner elterlichen Pflicht aus Art. 6 Abs. 2 S. 1 GG besteht.

IV. Infektionskrankheiten

Abwägungsfragen bezüglich des Rechts auf Nichtwissen bestehen nicht nur im Kontext von genetisch bedingten Krankheiten, sondern ebenso im Bereich der Infektionskrankheiten. Die Diagnose einer Infektionskrankheit bei einem Patienten, der nicht nur Träger eigener Grundrechte ist, sondern gleichzeitig eine elterliche Fürsorgepflicht gemäß Art. 6 Abs. 2 S. 1 GG innehat und ausübt, wirft – ebenso wie im Rahmen genetischer Erkrankungen – für die Ausübung des Rechts auf Nichtwissen des Patienten kritische Abwägungsfragen auf.

1. Therapierbare Infektionskrankheiten

Auch in dieser Konstellation bietet sich zunächst die Unterteilung in die Extremfälle therapierbare und nicht therapierbare, letal verlaufende Infektionskrankheiten an. Denn bei therapierbaren Infektionskrankheiten eröffnen sich dem Elternteil sowohl für sich selbst als auch für das potentiell betroffene Kind Möglichkeiten, medizinische Maßnahmen zu ergreifen und die Krankheit einzudämmen, zu lindern oder gar zu heilen. Ebenso wie bei genetischen Erkrankungen, die therapierbar sind, stellt zwar die Mitteilung der Diagnose eine für den Patienten belastende Situation dar. Die Belastung tritt aber generell durch die bloße Mitteilung einer Diagnose auf und ist nicht spezifisch für Infektionskrankheiten.

Die elterliche Pflicht zur bestmöglichen Sorge für die Gesundheit des Kindes setzt regelmäßig die Kenntnis aller entscheidungserheblichen Umstände voraus. Eine einschlägige medizinische Versorgung des infizierten Kindes wird somit nur durch die Kenntnis des Elternteils über die Infektion ermöglicht. In Anbetracht der für den Patienten selbst zwar vorhandenen, aber nicht krankheitsspezifischen psychischen Belastung im Rahmen der Kenntnisnahme der Informationen zu sich selbst, überwiegen die Argumente für die Inkaufnahme dieser Belastung zum Wohle des Kindes. Denn die Möglichkeit der Therapie lässt weder den Patienten selbst noch das Kind in einer hoffnungslosen Situation zurück, sondern bietet den Rückgriff auf eine medizinische Behandlung. Eine Einschränkung des Rechts auf Nichtwissen des Patienten zugunsten der umfänglichen Ausübung seiner elterlichen Fürsorgepflicht ist somit jedenfalls im Hinblick auf therapierbare Krankheiten hinzunehmen.

2. Letale Infektionskrankheiten

Zu einem anderen Ergebnis könnte die Betrachtung der verfassungsrechtlichen Parameter in Bezug auf eine nicht therapierbare, letal verlaufende Infektionskrankheit führen. Es ist anzunehmen, dass die psychische Belastung, die dem Patienten mit der Kenntnisnahme der Diagnose widerfährt, bei tödlich verlaufenden Krankheiten um ein Vielfaches höher ist als bei therapierbaren Krankheiten, weil eine Heilung versprechende Therapie von vornherein ausgeschlossen ist. Die Folgen der Verarbeitung dieser neuen und lebensverändernden Information können mannigfaltig sein und unter anderem in Depressionen, Angstzustände oder Suizidgefahr resultieren.

Ausschlaggebend für das grundrechtliche Für und Wider im Rahmen von Infektionskrankheiten ist jedoch ein weiterer gewichtiger Faktor: der Präventionsgedanke. Denn bei genetischen Dispositionen handelt es sich um entweder vorhandene oder nicht vorhandene genetische Veranlagungen. Eine Grauzone existiert nicht. Äußere Umstände können zwar möglicherweise den Ausbruch beeinflussen, nicht jedoch die Existenz der Veranlagung selbst. Eine Infektion hingegen erfolgt in jedem Falle durch äußere Umstände, namentlich durch den Kontakt mit entsprechenden Erregern. Durch entsprechende Maßnahmen kann jedoch die Infektion von Mitmenschen vermieden oder die Gefahr einer Infektion jedenfalls reduziert werden.

Gerade Eltern und Kind stehen sich regelmäßig nicht nur in emotionaler, sondern ebenso in räumlicher Hinsicht sehr nah, sodass eine Weitergabe von Krankheitserregern mittels Tröpfchen-, Kontakt-, Lebensmittel- oder Wasserinfektion[55] besonders schnell erfolgen kann. Um das gesundheitliche Wohl des Kindes zu gewährleisten oder jedenfalls nicht zu gefährden, ist es gerade bei letalen Infektionskrankheiten zwingend erforderlich, dass der Elternteil von der eigenen Infektion Kenntnis hat. Denn nur so können entsprechende und möglicherweise lebensrettende Sicherheitsmaßnahmen zur Prävention einer Infektion des Kindes ergriffen werden. Auch in Fällen, in denen eine bereits erfolgte Infektion des Kindes nicht auszuschließen ist und die Kenntnis des Elternteils den gewünsch-

---

[55] Vgl. zu den Übertragungswegen die Übersicht auf https://www.rki.de/DE/Con
tent/Infekt/Krankenhaushygiene/Erreger_ausgewaehlt/erreger_ausgewaehlt_node.html
[Zuletzt aufgerufen: 24. September 2020].

ten Präventionszweck nicht mehr erreichen kann, muss in Anbetracht der gravierenden Folgen auch bei einer geringen Wahrscheinlichkeit die bloße Hoffnung auf Prävention im Rahmen des elterlichen Fürsorgerechts das eigene Recht auf Nichtwissen des Elternteils überwiegen.

3. Zusammenfassung

Parallel zu genetischen Erkrankungen wird auch im Falle von Infektionskrankheiten bei ihrer Therapierbarkeit das eigene Recht auf Nichtwissen des Patienten zum Schutz des Kindeswohls, dem er im Rahmen der elterlichen Fürsorge verpflichtet ist, zurücktreten. Die psychische Belastung der Kenntnisnahme der Diagnose ist im Hinblick auf die Gewährleistung oder Wiederherstellung der Gesundheit sowohl des Patienten als auch des Kindes zumutbar. Bei letal verlaufenden Krankheiten besteht bei der Bewertung von genetischen und infektiösen Ursachen ein beachtlicher Unterschied: Da Infektionskrankheiten durch das Eindringen von Erregern ausgelöst werden und ihre Ursache nicht in der individuellen genetischen Konstitution des Einzelnen selbst begründet liegt, muss gerade bei schwerwiegenden Krankheiten der Gedanke der Prävention einer Erkrankung des Kindes und damit das Kindeswohl das Recht auf Nichtwissen des Patienten überwiegen.

V. Differenzierung nach Kindesalter

Gleichwohl ist zu beachten, dass sich mit dem steigenden Alter des Kindes dessen Schutzbedürftigkeit ändert.[56] Denn das Kind hat ein eigenes Recht auf Entfaltung seiner Persönlichkeit aus Art. 2 Abs. 1 i.V.m. Art. 1 Abs. 1 GG, das mit abnehmender Pflege- und Schutzbedürftigkeit und zunehmender Selbstbestimmungsfähigkeit des Kindes die elterlichen Rechtsbefugnisse zurückdrängt und diese (spätestens) mit dem Eintritt der Volljährigkeit des Kindes erlöschen lässt.[57] Insofern ist es für die rechtliche Einordnung von Bedeutung, ob das Kind etwa 17 Monate oder 17 Jahre alt ist. Denn die mit der Zeugung beginnende Gesamtsorge und -verantwortung für die Lebens- und Entwicklungsbedingungen des Kindes[58] reduziert sich entsprechend der Einsichtsfähigkeit[59] des Kindes, wobei unter anderem das Alter und die Auffassungsgabe als Anhaltspunkte dienen können. Dies muss auch für das Recht auf Nichtwissen gelten.

Da es sich in diesen Fällen bei der Ausübung des Rechts auf Nichtwissen um eine Entscheidung bezogen auf die Gesundheitsinformationen des Kindes handelt, kann insoweit eine Parallele zur medizinrechtlichen Einwilligungsfähigkeit

---

[56] *Badura*, in: Maunz/Dürig, Art. 6 Rn. 114.

[57] *Brosius-Gersdorf*, in: Dreier, GG, Band 1, Art. 6 Rn. 164; *Badura*, in: Maunz/Dürig, Art. 6 Rn. 135; *Uhle*, in: BeckOK GG, Art. 6 Rn. 51.

[58] *Uhle*, in: BeckOK GG, Art. 6 Rn. 51.

[59] *Bethge*, in: Maunz/Schmidt-Bleibtreu/Klein/Bethge, BVerfGG, § 90 Rn. 171.

gezogen werden. Für die Einwilligung in eine medizinische Maßnahme ist nicht die Geschäftsfähigkeit, sondern vielmehr die natürliche Willensfähigkeit des (minderjährigen) Patienten maßgeblich und die seine Einsichts- und Urteilsfähigkeit umfasst.[60] Soweit der minderjährige Patient in der Lage sein muss, Nutzen und Risiken eines Eingriffs gegeneinander abzuwägen, so wird ihm dies auch im Hinblick auf die Entscheidung, bestimmte Informationen nicht zur Kenntnis nehmen zu wollen, möglich sein. Der Bundesgerichtshof führte hierzu aus: „Der Minderjährige kann aber eines besonderen gesetzlichen Schutzes entraten, wenn er nach seiner geistigen und sittlichen Reife die Bedeutung und Tragweite des Eingriffs und seiner Gestattung zu ermessen vermag. Ist der Minderjährige hierzu in der Lage, kann er in einen ärztlichen Eingriff wirksam einwilligen mit der Folge, daß der Eingriff als rechtmäßig zu erachten ist."[61]

Dabei ist zu berücksichtigen, dass nicht nur die Entscheidung über die Vornahme oder Nicht-Vornahme einer Behandlung nach „objektiven" Maßstäben unvernünftig sein darf,[62] sondern konsequenterweise ebenfalls die Entscheidung über die Kenntnisnahme oder Nicht-Kenntnisnahme von Informationen, die die Gesundheit des minderjährigen Patienten betreffen.

Eine feste Altersgrenze lässt sich weder für die Einwilligungsfähigkeit noch für die Grundrechtsmündigkeit im Hinblick auf das Selbstbestimmungsrecht des Minderjährigen ziehen, sondern muss anhand des konkreten Einzelfalls entschieden werden. Entsprechend kann oder muss die objektive elterliche Fürsorgepflicht je nach Konstellation der selbstbestimmten Entscheidung des Kindes, etwa im Hinblick darauf, ob es seine genetische Veranlagung kennen möchte oder nicht, zurücktreten. Kommt man zu dem Ergebnis, dass eine eigenständige Ausübung des Rechts auf Nichtwissen durch den Minderjährigen in Betracht kommt, gelten die oben ausgeführten allgemeinen Grundsätze.[63]

VI. Fazit

Der Versuch der Kategorisierung soll lediglich einen groben ersten Eindruck von der Diversität der möglichen Überschneidungen von Grundrechtspositionen vermitteln und Ausgangspunkt für eine detaillierte Bewertung der oftmals komplizierten Fallgestaltungen darstellen. Die Vielgestaltigkeit der medizinisch bekannten und unbekannten Krankheitsbilder und damit einhergehend der möglichen Diagnose- und Therapiearten verbietet jedoch eine schematische Lösung, sondern gebietet eine Einzelfallbetrachtung.

---

[60] *Wagner*, in: Münchener Kommentar zum BGB, Band 5, § 630d Rn. 21.

[61] BGHZ 29, 33, 36 f.

[62] *Amelung*, JR 1999, 45, 46; *Spickhoff*, in: Spickhoff, Medizinrecht, BGB § 630d Rn. 5.

[63] Kapitel 6, A.–D.

Darüber hinaus bleibt zu beachten, dass zwischen den hier besprochenen Extremfällen der Möglichkeit zur vollständigen Therapie und des unausweichlich letalen Verlaufs eine in ihrer Vielfalt nicht abschließend darstellbare Anzahl von unterschiedlichen Ausprägungen, Varianten und Schattierungen liegt, deren Abwägung kollidierender Interessen unter sorgfältiger Einbeziehung der Besonderheiten der jeweiligen Erkrankung, ihrer Wahrscheinlichkeit, ihrer Schwere sowie ihrer Therapie- und Heilungschancen vorgenommen werden muss.

F. Berufsfreiheit des Arztes

Die Tätigkeit als Arzt erfährt sowohl im Hinblick auf die Berufswahl als auch auf die Berufsausübung grundrechtlichen Schutz. Während das Recht auf Nichtwissen eines Patienten keinerlei Auswirkung auf die Frage hat, ob der Beruf des Arztes ergriffen werden darf oder nicht und somit die Wahl des Arztberufes als solche unberührt lässt, stellt sich die Frage nach dem Verhältnis des Rechts auf Nichtwissen und der Berufsausübung des Arztes.

I. Freie Ausübung des Arztberufs

Die Berufsausübungsfreiheit umfasst die inhaltliche Ausgestaltung des ärztlichen Tätigkeitsbereichs,[64] die auf einfachgesetzlicher Ebene insbesondere durch die §§ 630a ff. BGB sowie auf berufsrechtlicher Ebene durch die Musterberufsordnung der Ärzte (MBO-Ä) bzw. der im Bezirk der jeweiligen Ärztekammer geltenden Fassung der Berufsordnung konkretisiert wird. Da der Beruf des Arztes „seiner Natur nach ein freier Beruf"[65] ist, ist der Arzt unabhängig davon, ob er seine Tätigkeit selbstständig, verbeamtet oder im Rahmen einer Anstellung ausübt, zur unabhängigen und eigenverantwortlichen Ausübung verpflichtet.[66] Insofern soll „die verantwortliche Freiheit des Entscheidens"[67] Kern der ärztlichen Tätigkeit bleiben.

In § 1 Abs. 2 MBO-Ä findet sich eine detaillierte Aufzählung der ärztlichen Berufspflichten: „Aufgabe der Ärztinnen und Ärzte ist es, das Leben zu erhalten, die Gesundheit zu schützen und wiederherzustellen, Leiden zu lindern, Sterbenden Beistand zu leisten und an der Erhaltung der natürlichen Lebensgrundlagen im Hinblick auf ihre Bedeutung für die Gesundheit der Menschen mitzuwirken." Hier werden die Säulen der Medizin, namentlich Kuration, Prävention und Reha-

---

[64] *Kern*, in: Laufs/Kern/Rehborn, Handbuch des Arztrechts, § 3 Rn. 13 f.; *Quaas*, in: Quaas/Zuck/Clemens, Medizinrecht, § 13 Rn. 10.

[65] Vgl. z. B. § 1 Abs. 1 MBO-Ä; ausführlich *Prütting*, in: Ratzel/Lippert, MBO-Ä Kommentar, § 1 Rn. 17; *Rehborn*, in: Prütting, Medizinrecht, MBO-Ä § 1 Rn. 8.

[66] *Lipp*, in: Laufs/Katzenmeier/Lipp, Arztrecht, II. Rn. 4; *Quaas*, in: Quaas/Zuck/Clemens, Medizinrecht, § 13 Rn. 10.

[67] *Lipp*, in: Laufs/Katzenmeier/Lipp, Arztrecht, II. Rn. 4.

bilitation, beschrieben und als zentrale Tätigkeitsfelder des Arztberufs festgelegt.[68] Das konkrete Vorgehen innerhalb dieser Tätigkeitsfelder bleibt dem Arzt
im Rahmen seiner Therapiefreiheit vorbehalten, um die für den Patienten best-
mögliche Behandlung zu wählen.[69]

II. Selbstbestimmungsrecht des Patienten

Die für die folgenden Ausführungen wichtigste[70] Grenze der Berufsfreiheit
und insbesondere der Therapiefreiheit des Arztes stellt das Selbstbestimmungsrecht des Patienten dar. Neben der Wahlfreiheit hinsichtlich des ihn behandelnden Arztes darf der Patient auch frei entscheiden, ob er eine Behandlungsmaßnahme durchführen lassen möchte oder diese ablehnt.[71]

Da das Wissensgefälle zwischen Arzt und Patient regelmäßig besonders groß
ist, trifft den Arzt die Pflicht, den Patienten aufzuklären.[72] Denn nur so wird der
Patient in die Lage versetzt, selbstbestimmt über die Vornahme von medizinischen Eingriffen zu entscheiden. Die Aufklärungsinhalte umfassen unter anderem Diagnose, Untersuchungsergebnisse und Therapiemöglichkeiten.[73] Diese
Aufklärungsinhalte können durch das allgemeine Persönlichkeitsrecht in Form
seiner einfachgesetzlichen Ausprägungen, so etwa der Möglichkeit des Aufklärungsverzichts des Patienten gemäß § 630e Abs. 3 a. E. BGB, beschränkt werden. Die dem Arzt auf diese Weise in seiner Berufs-, und insbesondere seiner
Therapiefreiheit gesetzten Grenzen schränken diesen nicht unverhältnismäßig
ein, da er hinsichtlich der Durchführung einer Therapie ohnehin an die Einwilligung des Patienten gebunden ist. Dies gilt auch für Fälle, in denen das Unterbleiben einer Therapie den Tod des Patienten nach sich ziehen kann.

III. Einzelfälle

Trotz der Bindung des Arztes an den Patientenwillen sind Fälle denkbar, in
denen der Arzt entgegen der Anweisung des Patienten diesem die Diagnose mitteilen möchte.

---

[68] *Scholz*, in: Spickhoff, Medizinrecht, MBO-Ä § 1 Rn. 2.

[69] *Lipp*, in: Laufs/Katzenmeier/Lipp, Arztrecht, II. Rn. 4.

[70] Weitere Einschränkungen stellen beispielsweise die Zulassungsbeschränkungen im
Rahmen der Leistungserbringung im GKV-Bereich dar; vgl. auch die Gliederung der
vertragsärztlichen Versorgung in einen Haus- und einen fachärztlichen Versorgungsbe-
reich, BSG NZS 1998, 143, 145 ff.; *Kämmerer*, in: von Münch/Kunig, Grundgesetz,
Band 1, Art. 12 Rn. 82.

[71] *Lipp*, in: Laufs/Katzenmeier/Lipp, Arztrecht, II. Rn. 4; *Kern*, in: Laufs/Kern/Reh-
born, Handbuch des Arztrechts, § 3 Rn. 14; vgl. auch § 7 Abs. 1 S. 2 MBO-Ä.

[72] BT-Drs. 17/10488, S. 29.

[73] Vgl. auf einfachgesetzlicher Ebene § 630e BGB.

1. Besondere Gefahr für Dritte?

Der Arzt ist nicht nur der Gesundheit seines Patienten im konkreten Fall verpflichtet; er erfüllt darüber hinaus die öffentliche Aufgabe der Sicherstellung der Gesundheit der Bevölkerung.[74] Daher könnte eine Ausnahme vom Grundsatz der Selbstbestimmung des Patienten die Konstellation darstellen, in der die Diagnose auf eine unmittelbare Betroffenheit Dritter schließen lässt. Dies könnte etwa bei einer genetischen Disposition der Fall sein, die mit einer gewissen Wahrscheinlichkeit auch bei den Nachkommen festzustellen sein wird und für die es eine Therapiemöglichkeit gibt. Dabei ist jedoch nicht nur in tatsächlicher Hinsicht völlig unklar, welches Maß an Wahrscheinlichkeit einer solchen genetischen Disposition ausreichen soll, um eine Mitteilung basierend auf den Berufspflichten des Arztes zu bejahen. Der Gesetzgeber geht in § 10 Abs. 3 S. 4 GenDG davon aus, dass bei einer Diagnosemitteilung an den Patienten allein diesem empfohlen werden soll, seine genetischen Verwandten zu informieren;[75] ein Hinwegsetzen über den Patientenwillen ist gesetzlich keinesfalls vorgesehen. Darüber hinaus ist der Arzt grundsätzlich bei jeder Diagnose und im Rahmen jeder Behandlung zur Verschwiegenheit verpflichtet, sodass jedenfalls im Hinblick auf genetische Dispositionen ein Verstoß gegen das Recht auf Nichtwissen des Patienten nicht mit der ärztlichen Berufsfreiheit gerechtfertigt werden kann.

Auch die Diagnose einer Infektionskrankheit bei dem Patienten kann gleichzeitig eine Gesundheitsgefahr für Dritte darstellen. In diesen Fällen ist sicherlich die Infektionskrankheit an sich und ihre Folgen maßgeblich für eine Einschätzung. Handelt es sich um eine Infektionskrankheit wie HIV, die unheilbar ist und durch ungeschützte Sexualkontakte übertragen wird, kann eine Mitteilung des Arztes durchaus geboten sein. Denn zur Gewährleistung der Achtung des Patientenwillens, nicht über seine Diagnose informiert zu werden, müsste der Arzt eine Infektion Dritter mit einer unheilbaren Krankheit in Kauf nehmen. Dies widerspräche jedoch nicht zuletzt seinen berufsrechtlichen Pflichten, die den Schutz der Gesundheit umfassen.[76]

Die Einschätzung muss jedoch anhand der konkreten Situation erfolgen, denn ihr Ergebnis kann sich bereits durch leichte Abweichungen vom Ausgangsfall ganz anders darstellen.

---

[74] Vgl. § 1 Abs. 1 MBO-Ä; *Scholz*, in: Spickhoff, Medizinrecht, MBO-Ä § 1 Rn. 1.

[75] § 10 Abs. 3 S. 4 GenDG lautet: „Ist anzunehmen, dass genetisch Verwandte der betroffenen Person Träger der zu untersuchenden genetischen Eigenschaften mit Bedeutung für eine vermeidbare oder behandelbare Erkrankung oder gesundheitliche Störung sind, umfasst die genetische Beratung auch die Empfehlung, diesen Verwandten eine genetische Beratung zu empfehlen.‟; nähere Ausführungen in Kapitel 7, B. V. 3. e).

[76] Vgl. § 1 Abs. 2 MBO-Ä; siehe hierzu Kapitel 5, B. III. 3. c).

2. Zwischenzeitlich gefundene Therapie?

Hat der Patient die Mitteilung der Diagnose abgelehnt, um sich im Falle einer unheilbaren Erkrankung nicht der mit der Kenntnis einhergehenden psychischen Belastung auszusetzen, stellt sich die Frage, welche Auswirkungen eine in der Folgezeit gefundene Therapie im Lichte der ärztlichen Berufsausübung hat. Hat der Patient nicht ausdrücklich bestimmt, dass er erst dann über die Diagnose informiert werden möchte, wenn eine Therapie zur Verfügung steht, wird man – jedenfalls als Ausfluss der Berufsfreiheit des Arztes – nicht von einer Pflicht oder gar einem Recht des Arztes ausgehen können, den Patient zu einem späteren Zeitpunkt zu informieren. Auch in diesen Fällen ist – wie während der gesamten Behandlung – die ärztliche Berufsausübung grundsätzlich am Selbstbestimmungsrecht des Patienten auszurichten. Ausnahmen können sich jedoch im Hinblick auf die Gewissensfreiheit des Arztes ergeben, was im Nachgang zu untersuchen sein wird.

IV. Zusammenfassung

Das Selbstbestimmungsrecht des Patienten ist mittlerweile als wegweisender Maßstab für die ärztliche Berufsausübung nicht mehr hinwegzudenken: Die Entwicklung weg von einer paternalistischen Behandlung durch den Arzt, der die aus seiner Sicht im Interesse des Patienten stehenden Entscheidungen trifft, hat den Willen des Patienten und das vertrauensvolle Zusammenwirken von Arzt und Patient in den Mittelpunkt medizinischer Versorgung rücken lassen. Insofern ist es nur folgerichtig, das Selbstbestimmungsrecht nicht nur in seiner positiven Ausprägung, namentlich hinsichtlich des „Ob" und „Wie" der Behandlung, als Grenze der ärztlichen Behandlung anzuerkennen, sondern darüber hinaus auch eine Berücksichtigung der negativen Ausprägung des Rechts auf informationelle Selbstbestimmung zu gewährleisten.

G. Gewissensfreiheit des Arztes

Obgleich das Recht auf Nichtwissen des Patienten den Arzt nicht unverhältnismäßig in seiner Berufsfreiheit aus Art. 12 GG einschränkt, handelt es sich in den relevanten Konstellationen um solche, die der Aufgabe des Arztes, das Leben zu erhalten, die Gesundheit zu schützen und wiederherzustellen und Leiden zu lindern,[77] diametral entgegenstehen. Aus dem starken Gegensatz zwischen Recht auf Nichtwissen und der Pflicht bzw. dem Wunsch des Arztes, zu helfen, gewinnt die Gewissensfreiheit des Arztes aus Art. 4 Abs. 1 GG an Bedeutung.

---

[77] Vgl. § 1 Abs. 2 MBO-Ä.

I. Definition der Gewissensentscheidung

Gemäß Art. 4 Abs. 1 Var. 2 GG ist die Freiheit des Gewissens unverletzlich. Zu einer Definition der Gewissensentscheidung hat das Bundesverfassungsgericht in seiner Entscheidung von 1960 ausgeführt:

„Eine Gewissensentscheidung wird – das folgt aus ihrem Wesen – stets angesichts einer bestimmten Lage getroffen, in der es innerlich unabweisbar wird, sich zu entscheiden; der Ruf des Gewissens wird dem Einzelnen vernehmbar als eine sittliche und unbedingt verbindliche Entscheidung über das ihm gebotene Verhalten. In diesem Sinn ist die Gewissensentscheidung wesenhaft und immer ‚situationsbezogen‘; daß sie zugleich ‚normbezogen‘ sein kann, etwa wenn es sich um die Bewährung einer grundsätzlichen weltanschaulichen Überzeugung oder Glaubenshaltung handelt, wird damit nicht geleugnet, denn dabei geht es um die besondere Frage, welche Maßstäbe und Einflüsse auf das Zustandekommen der Entscheidung (bewußt oder unbewußt) einwirken.

Als eine Gewissensentscheidung ist somit jede ernste sittliche, d.h. an den Kategorien von ‚Gut‘ und ‚Böse‘ orientierte Entscheidung anzusehen, die der Einzelne in einer bestimmten Läge als für sich bindend und unbedingt verpflichtend innerlich erfährt, so daß er gegen sie nicht ohne ernste Gewissensnot handeln könnte."[78]

Im Arzt-Patienten-Verhältnis, das nicht nur von rechtlichen, sondern in besonderem Maße auch von standesethischen Erwägungen geprägt ist,[79] nimmt die Gewissensfreiheit im Hinblick auf den Arztberuf naturgemäß eine bedeutsamere Rolle ein, als dies bei anderen Berufsfeldern der Fall ist. Um dieser Besonderheit Geltung zu verschaffen, bezweckt etwa in § 10 des Embryonenschutzgesetzes[80] (im Folgenden: ESchG) den Schutz der ärztlichen Gewissensfreiheit dadurch, dass niemand verpflichtet ist, an den Maßnahmen des § 9 ESchG, so etwa bei der künstlichen Befruchtung oder der Durchführung einer Präimplantationsdiagnostik, mitzuwirken.[81] Auch die Teilnahme an einem Notfalldienst darf ein Psychiater, der die Staatsprüfung über zwei Jahrzehnte zuvor abgelegt hat, unter Berufung auf seine Gewissensfreiheit verweigern, wenn er diesen andernfalls in der „ständigen Besorgnis darüber führen [müsste], am Krankenbett zu versagen,

---

[78] BVerfGE 12, 45, 55; vgl. außerdem BVerfGE 48, 127, 173; BVerwGE 7, 242, 246; 127, 302 Ls. 4; ausführlich zum Gewissensbegriff des Grundgesetzes *Herdegen*, Gewissensfreiheit, S. 243 ff.

[79] BVerfGE 52, 131, 170.

[80] Embryonenschutzgesetz vom 13. Dezember 1990 (BGBl. I S. 2746), das zuletzt durch Artikel 1 des Gesetzes vom 21. November 2011 (BGBl. I S. 2228) geändert worden ist.

[81] BT-Drs. 11/5460, S. 13; vgl. auch *Müller-Terpitz*, in: Spickhoff, Medizinrecht, ESchG § 10 Rn. 1.

falsche Diagnosen zu stellen und ärztliche Fehldispositionen mit vielleicht ver-
hängnisvollen Folgen zu treffen".[82]

Im Hinblick auf die konkrete Behandlungssituation ist hervorzuheben, dass die
Gewissensfreiheit des Arztes niemals eine Grundlage für Eingriffe in das Selbstbestimmungsrecht des Patienten darstellt.[83] So ist etwa der Abbruch einer Heilbehandlung auf Wunsch des Patienten auch entgegen dem ärztlichen Gewissen
durchzuführen.[84] Ein Hinwegsetzen über das Selbstbestimmungsrecht des Patienten durch aktives Handelns ist daher auch nicht durch die Gewissensfreiheit zu
rechtfertigen.[85]

Hervorzuheben ist an dieser Stelle, dass der Arzt keinesfalls zu unerlaubten
Handlungen gezwungen werden darf.[86] Gerade im Hinblick auf die oben disku-
tierten Fälle der Mitteilung der Diagnose einer Infektionskrankheit ist ein Rückgriff auf die Gewissensfreiheit des Arztes bei einer Missachtung des Rechts auf
Nichtwissen des Patienten nicht erforderlich. Vielmehr sind an dieser Stelle „nur
noch" solche Konstellationen zu untersuchen, die einzig den Patienten selbst betreffen. Ein prägnantes Beispiel hierfür ist die Diagnose einer therapierbaren
Krebserkrankung, deren Mitteilung der Patient jedoch ablehnt. Der Arzt kann
in diesen Fällen in einen Konflikt zwischen seiner Pflicht zum Schutz und zur
Erhaltung des Lebens einerseits und seiner Pflicht zur Achtung der Rechte des
Patienten andererseits geraten.

Möchte der Patient seine Diagnose nicht mitgeteilt bekommen, so ist – je nach
Diagnose – durchaus vorstellbar, dass der Arzt sich in der konkreten Situation
innerlich unbedingt verpflichtet fühlt, die Diagnose mitzuteilen, um das Leben
des Patienten zu retten oder seine Gesundheit wiederherzustellen.

II. Existenz einer Therapie als Unterfall?

Die bloße Existenz einer Therapie für die diagnostizierte Erkrankung wird
wohl nicht ausreichen, um die Anweisung des Patienten, ihm die Diagnose nicht
mitzuteilen, ignorieren zu dürfen. Denn mit dieser Argumentation ließe sich das
Recht auf Nichtwissen auf den Bereich der bislang nicht therapierbaren Krankheiten reduzieren und wäre in seinem Bestand und Umfang vom Fortschritt der
Wissenschaft und Technik abhängig. Andersherum wäre denkbar, dass in konkreten Einzelfällen unter Berücksichtigung aller Umstände dem Arzt eine Gewissensentscheidung nicht abgesprochen werden kann.

---

[82] BVerwGE 27, 303, 307.

[83] BGHZ 163, 195, 200; *Hufen*, NJW 2001, 849, 853.

[84] *Hufen*, NJW 2001, 849, 853 mit Hinweis darauf, dass andernfalls die Abgabe der
Behandlung an einen anderen Arzt erfolgen kann.

[85] BGHZ 163, 195, 200.

[86] BGHZ 163, 195, 200; *Hufen*, NJW 2001, 849, 853.

Beispielhaft kann hier der Fall genannt werden, dass bei einem Patienten eine schwere Erkrankung diagnostiziert wurde, für die jedoch die Möglichkeit einer nicht-invasiven kurativen Therapie besteht. Ohne die Therapie verliefe die Krankheit tödlich. Möchte der Patient die Diagnose nicht zur Kenntnis nehmen, so ist der Arzt zwar rechtlich an diese Entscheidung gebunden. Dennoch ist in dieser konkreten Fallgestaltung denkbar, dass es für den Arzt unerträglich und mit seinem Gewissen nicht zu vereinbaren wäre, einen Menschen „sehenden Auges" sterben zu lassen, wenn eine Heilung durch eine nicht-invasive Therapie möglich wäre.

Schon leichte Abänderungen des Szenarios können sicherlich zu einem anderen Ergebnis führen, so beispielsweise, wenn es sich um eine invasive oder mit großen Risiken behaftete Therapie handelt. Auch wäre denkbar, dass nicht absehbar ist, ob die Erkrankung einen schweren oder gar tödlichen Verlauf nehmen wird, oder bislang nur eine genotypische Disposition festgestellt wurde, die Krankheit selbst aber noch nicht ausgebrochen ist und nicht mit an Sicherheit grenzender Wahrscheinlichkeit bestimmt werden kann, ob oder wann sie ausbrechen wird.

Ob die Gewissensfreiheit des Arztes Beeinträchtigungen des Rechts auf Nichtwissen des Patienten rechtfertigen kann, ist daher von den konkreten Umständen des Einzelfalls abhängig. Anhaltspunkte für ein Überwiegen der Gewissensfreiheit des Arztes können jedoch die Schwere der Erkrankung und ihre Folgen sowie die Möglichkeit einer Therapie und die mit dieser Therapie zusammenhängenden Nebenwirkungen sein. Neben der physischen und psychischen Verfassung des Patienten werden auch sein Alter und seine persönliche Situation als Orientierungshilfe dienen können.

III. Zusammenfassung

Das ärztliche Berufsfeld kommt wie kein anderes mit Gewissensfragen in Berührung. So kann der Arzt in einen schwierigen Gewissenskonflikt geraten, wenn sich beispielsweise der Patient in Ausübung seines Rechts auf Nichtwissen gegen die Mitteilung einer Diagnose und somit auch gegen eine Therapie entscheidet, nach medizinischer Einschätzung aber eine Therapie möglich und erfolgversprechend ist. Ob das Recht auf Nichtwissen des Patienten aufgrund der Gewissensfreiheit des Arztes im Einzelfall zurücktreten muss, wird anhand der konkreten Fallkonstellation zu bewerten sein. Als Orientierungshilfe können die oben genannten Aspekte, insbesondere die Schwere der Erkrankung und die vorhandenen Therapiemöglichkeiten, dienen.

H. Wissenschafts- und Forschungsfreiheit des Arztes

Gerade Ärzte, die in Universitätskliniken oder vergleichbaren Einrichtungen arbeiten, betätigen sich regelmäßig über den rein ärztlichen Bereich hinaus auch auf wissenschaftliche oder forschende Weise. Berührungspunkte mit dem Recht auf Nichtwissen des Patienten bzw. des Probanden können daher für Ärzte auch im Hinblick auf die in Art. 5 Abs. 3 GG garantierte Wissenschafts- und Forschungsfreiheit auftreten.

I. Medizinische Forschung und Probandenschutz

Das Grundrecht aus Art. 5 Abs. 3 GG gewährleistet einerseits dem Wissenschaftler einen gegen Eingriffe des Staates geschützten Freiraum und umfasst andererseits die Aufgabe des Staates, den Wissenschafts- und Forschungsbetrieb durch geeignete Maßnahmen zu unterstützen.[87] Wenngleich Art. 5 Abs. 3 GG schrankenlos gewährleistet ist, unterliegt das Forschen und wissenschaftliche Arbeiten dennoch der Einschränkung kollidierenden Verfassungsrechts.[88]

In einem Beschluss von 1978 formuliert das Bundesverfassungsgericht zur Wissenschaftsfreiheit: „Die Konflikte zwischen der Gewährleistung der Wissenschaftsfreiheit und dem Schutz anderer verfassungsrechtlich garantierter Rechtsgüter müssen daher nach Maßgabe der grundgesetzlichen Wertordnung und unter Berücksichtigung der Einheit dieses Wertsystems durch Verfassungsauslegung gelöst werden. In diesem Spannungsverhältnis kommt der Wissenschaftsfreiheit gegenüber den mit ihr kollidierenden, gleichfalls verfassungsrechtlich geschützten Werten nicht schlechthin Vorrang zu. Auch ohne Vorbehalt gewährte Freiheitsrechte müssen im Rahmen gemeinschaftsgebundener Verantwortung gesehen werden [...]."[89]

Bei der Forschung am Menschen fallen die Grundrechte der Probanden daher besonders ins Gewicht. Namentlich betroffen sind hier das Recht auf körperliche Unversehrtheit sowie das allgemeine Persönlichkeitsrecht, das das Recht auf informationelle Selbstbestimmung umfasst.[90]

Im Zusammenhang mit der Versorgung von Patienten an Universitätskliniken hat das Bundesverfassungsgericht hervorgehoben: „Da sich die Krankenbehandlung und die Gewinnung wissenschaftlicher Erkenntnisse sowie die akademische Lehre im medizinischen Bereich überschneiden, können Forschungsvorhaben von

---

[87] BVerfGE 35, 79, 114.
[88] BVerfGE 47, 327; 126, 1, 24; 141, 143, 169; *Gärditz*, in: Maunz/Dürig, Art. 5 Abs. 3 Rn. 151; *Lipp*, in: Laufs/Katzenmeier/Lipp, Arztrecht, XIII. Rn. 4.
[89] BVerfGE 47, 327, 369.
[90] *Lipp*, in: Laufs/Katzenmeier/Lipp, Arztrecht, XIII. Rn. 4.

Professoren und die Durchführung ihrer Lehrveranstaltungen auch dadurch be-
einflußt werden, in welcher Weise der Krankenversorgungsbetrieb organisiert ist,
welche Patienten ihnen zugewiesen werden und welche Arbeitsbedingungen sie
in der Klinik antreffen.

Bei der Ausgestaltung dieses Weisungsrechts des Abteilungsleiters ist der Gesetzgeber deshalb in besonderem Maße gehalten, für einen angemessenen Ausgleich zwischen dem Grundrecht der Hochschullehrer auf Wissenschaftsfreiheit
und den im Bereich der Krankenversorgung im Übrigen zu schützenden verfassungsrechtlichen Positionen, vor allem dem Grundrecht der Patienten aus Art. 2
Abs. 2 S. 1 GG, zu sorgen und eine Beeinträchtigung der aus Art. 5 Abs. 3 S. 1
GG herzuleitenden Rechte der Hochschullehrer so weit wie möglich auszuschließen."[91]

Da im Forschungskontext das Interesse der medizinischen Erkenntnis maßgebliches Element ist – und gerade nicht die Verbesserung des Gesundheitszustands
des Probanden, müssen erhöhte Schutzpflichten gegenüber diesem greifen.[92]
Grundlage für die Gewährleistung eines umfangreichen Schutzes ist der Probandenvertrag, durch den sich der Proband regelmäßig gegen Zahlung einer Entschädigung dem forschenden Arzt zur Verfügung stellt.[93] Die Besonderheit des Pro-
bandenvertrags liegt darin, dass er dem Arzt keinen erzwingbaren Anspruch auf
die Teilnahme des Probanden und insofern auch keinen Anspruch auf die Durchführung der Behandlung am Probanden gibt.[94] Bei dem Probandenvertrag handelt
es sich meist um die Ergänzung des Behandlungsvertrags; er ist in rechtlicher
Hinsicht vom Behandlungsverhältnis getrennt, um den Vorrang der Behandlung
vor der Forschung zu gewährleisten.[95]

II. Einschränkung durch das Recht auf Nichtwissen?

Wie jede Behandlung stellt auch eine medizinische Maßnahme im Rahmen
eines Forschungsvorhabens grundsätzlich einen Eingriff in die körperliche Unversehrtheit des Probanden dar, der einer über den Probandenvertrag hinausgehenden Legitimation bedarf.[96] Neben der sachlichen Rechtfertigung und der
Durchführung nach den allgemeinen Regeln der Kunst bedarf es daher einer ge-

---

[91] BVerfGE 57, 70, 104.

[92] *Lipp*, in: Laufs/Katzenmeier/Lipp, Arztrecht, XIII. Rn. 43.

[93] *J. Prütting/Merrem*, in: Prütting, Medizinrecht, BGB § 630a Rn. 11; *Lipp*, in:
Laufs/Katzenmeier/Lipp, Arztrecht, XIII. Rn. 43; für nähere Ausführungen vgl.
Deutsch, VersR 2005, 1609 sowie *Kratz*, VersR 2007, 1448; Deklaration von Helsinki,
Nr. 14.

[94] *Lipp*, in: Laufs/Katzenmeier/Lipp, Arztrecht, XIII. Rn. 43.

[95] *Lipp*, in: Laufs/Katzenmeier/Lipp, Arztrecht, XIII. Rn. 44; Deklaration von Helsinki, Nr. 14.

[96] *Lipp*, in: Laufs/Katzenmeier/Lipp, Arztrecht, XIII. Rn. 45.

sonderten Einwilligung des Probanden, der eine Aufklärung vorangeht.[97] Mit Blick auf die in der Deklaration von Helsinki aufgeführten Grundsätze muss der Proband im Rahmen des sogenannten „Informed Consent", der informierten Einwilligung, umfangreich, namentlich über „die Ziele, Methoden, Geldquellen, eventuelle Interessenkonflikte, institutionelle Verbindungen des Forschers, den erwarteten Nutzen und die potentiellen Risiken der Studie, möglicherweise damit verbundenen Unannehmlichkeiten, vorgesehene Maßnahmen nach Abschluss einer Studie sowie alle anderen relevanten Aspekte der Studie"[98], aufgeklärt werden. Maßgeblicher Bestandteil der Aufklärung soll darüber hinaus die Information sein, dass der Proband das Recht hat, seine Teilnahme an der Studie jederzeit zu verweigern oder eine bereits erteilte Einwilligung zu widerrufen, ohne dass ihm daraus Nachteile entstehen.[99] Nach der Aufklärung hat der Arzt sich zu vergewissern, dass der Proband diese Informationen verstanden hat, bevor dieser wirksam in die Teilnahme einwilligen kann.[100]

Auch das Recht auf informationelle Selbstbestimmung des Probanden wirkt auf die Freiheit von Forschung und Wissenschaft ein und muss im Rahmen des Forscher-Probanden-Verhältnisses ausreichend Beachtung finden. Damit sich der Proband ein eigenes Bild machen kann, welche Daten im Rahmen seiner Forschungsteilnahme von ihm gesammelt und verwendet werden, muss er insbesondere über den Umgang mit den erhobenen Daten informiert werden.[101] Gleichwohl ist der Proband nicht gezwungen, die von ihm erhobenen Gesundheitsinformationen zur Kenntnis zu nehmen. Anders als das Behandlungsverhältnis, das die Verbesserung des Gesundheitszustands des Patienten zum Ziel hat, dient die Teilnahme an einem Forschungsvorhaben in erster Linie dem Erkenntnisgewinn und nicht der medizinischen Versorgung des Probanden. Um jedoch die Wahrung des Rechts auf Nichtwissen des Probanden nicht nur faktisch zu berücksichtigen, sondern sie von Beginn an in der rechtlichen Ausgestaltung des Forschungsvorhabens zu verankern, kann durch eine präventive Befragung der Umgang mit der Mitteilung von Untersuchungsergebnissen entsprechend den Präferenzen des Probanden individualisiert werden. Ein solches Vorgehen ist insbesondere auch im

---

[97] *Lipp*, in: Laufs/Katzenmeier/Lipp, Arztrecht, XIII. Rn. 45; *Pfohl*, in: Erbs/Kohlhaas, Strafrechtliche Nebengesetze, AMG § 40 Rn. 12; *Wachenhausen*, in: Kügel/Müller/Hofmann, Arzneimittelgesetz, § 40 Rn. 48; *Listl-Nörr*, in: Spickhoff, Medizinrecht, AMG § 40 Rn. 32; Deklaration von Helsinki, Nr. 26.
[98] Deklaration von Helsinki, Nr. 26 S. 1.
[99] Deklaration von Helsinki, Nr. 26 S. 2.
[100] Deklaration von Helsinki, Nr. 26 S. 4.
[101] *Schmidt-Wudy*, in: BeckOK Datenschutzrecht, DS-GVO Art. 13 Rn. 2; *Paal/Hennemann*, in: Paal/Pauly, DS-GVO, Art. 13 Rn. 12; *Dix*, in: Simitis, Datenschutzrecht, DSGVO Art. 13 Rn. 4; bezogen auf klinische Prüfungen von Arzneimitteln *Listl-Nörr*, in: Spickhoff, Medizinrecht, AMG § 40 Rn. 49; *Wachenhausen*, in: Kügel/Müller/Hofmann, Arzneimittelgesetz, § 40 Rn. 90.

Hinblick auf die bekannte und ausführlich diskutierte Problematik der sogenannten Zufalls(be)funde[102] zu empfehlen.

Treten im Laufe des Forschungsvorhabens Informationen zur gesundheitlichen Konstitution des Probanden zu Tage, von denen dieser durch Ausübung seines Rechts auf Nichtwissen nicht in Kenntnis gesetzt werden möchte, kann sich für den Arzt, hier in seiner Rolle als Forscher, ein Gewissenskonflikt ergeben.[103]

III. Zusammenfassung

Im Kontext der schrankenlos gewährleisteten Forschungs- bzw. Wissenschaftsfreiheit des Art. 5 Abs. 3 GG stellen sich hinsichtlich des Rechts auf Nichtwissen des Probanden im Wesentlichen dieselben Abgrenzungsfragen wie bei Art. 12 Abs. 1 GG und Art. 4 Abs. 1 GG. Vor Beginn des Forschungsvorhabens ist zum Schutz des Rechts auf Nichtwissen des Probanden zu erfragen, inwieweit er über ihn betreffende Gesundheitsdaten informiert werden möchte.

I. Fazit

Das Recht auf Nichtwissen weist Berührungspunkte zu einer Vielzahl von Grundrechten Dritter auf. Dabei ist es nicht immer möglich, die widerstreitenden Interessenlagen miteinander in Einklang zu bringen. Zusammenfassend kann festgehalten werden, dass das Recht auf Nichtwissen immer dann Vorrang vor kollidierenden Grundrechten hat, wenn die Gesundheitsinformationen einzig für die betreffende Person von Bedeutung sind, da das Recht auf Nichtwissen als Teil des Rechts auf informationelle Selbstbestimmung einen besonders hohen Stellenwert genießt. Einer sorgfältigen Abwägung bedürfen jedoch solche Sachverhalte, in denen eine Drittbetroffenheit nicht von vornherein auszuschließen ist, so beispielsweise bei genetischen Erkrankungen oder Infektionskrankheiten. In diesen Fällen steht dem Recht auf Nichtwissen das ebenfalls besonders schützenswerte Recht auf Leben und körperliche Unversehrtheit gegenüber. Auch im Hinblick auf die elterlichen Fürsorgepflichten aus Art. 6 Abs. 2 S. 1 GG kann das elterliche Recht auf Nichtwissen zum Schutz des Kindeswohls zurücktreten.

Dem Recht auf Nichtwissen des Patienten wird auch im Hinblick auf die Grundrechtspositionen des Arztes regelmäßig der Vorrang eingeräumt werden müssen. Das Selbstbestimmungsrecht ist maßgeblich für das Behandlungsverhält-

---

[102] OLG Koblenz VersR 2012, 1041, 1042; *Nassall*, jurisPR-BGHZivilR 7/2011 Anm. 1; *Kreß*, MedR 2015, 387, 388; Überblicksartig zur Problematik der Zufalls(be)funde im Big Data-Forschungskontext *Winkler*, Frankfurter Forum 2017, 22 ff.; zu den medizinischen Grundlagen der Zufallsfundproblematik siehe *Begemann*, Der Zufallsfund, S 28 ff.

[103] Vgl. Kapitel 5, G.

nis und wirkt insofern lenkend. Eine Gefährdung für die Berufs- oder Wissenschaftsfreiheit des Arztes ist jedoch nicht anzunehmen. Einzig bei Gewissensentscheidungen besteht die Möglichkeit, dass die Gewissensfreiheit des Arztes überwiegt. Dies muss allerdings anhand der Umstände des konkreten Einzelfalls bestimmt werden.

Kapitel 6

Recht auf Nichtwissen und Behandlungsvertragsrecht

A. Das Patientenrechtegesetz

Im Rahmen der Einführung des sogenannten Patientenrechtegesetzes[1] im Februar 2013 wurde unter anderem der Behandlungsvertrag mit seinen Besonderheiten einer gesetzlichen Regelung zugeführt. Angefangen mit einer Festlegung der vertragstypischen Pflichten der Vertragsparteien in § 630a BGB, namentlich der medizinischen Behandlung eines Patienten einerseits und der Gewährung der vereinbarten Vergütung andererseits, finden sich explizite Regelungen für die konkrete Ausgestaltung des Verhältnisses zwischen Arzt und Patient. So statuiert § 630c Abs. 1 BGB den Grundsatz eines Zusammenwirkens von Behandelndem und Patienten zur Durchführung der Behandlung. In der Gesetzesbegründung heißt es dazu wie folgt:

„Die Regelung dient insbesondere der Begründung und der Fortentwicklung des zwischen dem Behandelnden und dem Patienten bestehenden Vertrauensverhältnisses, um gemeinsam eine möglichst optimale Behandlung zu erreichen. Hintergrund ist der diesem Gesetz insgesamt zugrunde liegende Partnerschaftsgedanke zwischen dem Behandelnden und dem Patienten. Dazu ist es zweckmäßig, dass beide die Behandlung effektiv und einvernehmlich unterstützen und die insoweit notwendigen Informationen austauschen, um die medizinisch notwendigen Maßnahmen zu ermöglichen, vorzubereiten oder zu unterstützen [...]."[2] Gleichwohl sind an die Regelung des § 630c Abs. 1 BGB keine unmittelbaren Rechtsfolgen geknüpft; sie legt lediglich den Maßstab für ein erfolgreiches Arzt-Patienten-Verhältnis fest.

Obwohl der konkrete Terminus keinen Eingang in den Gesetzestext gefunden hat, finden sich bei näherem Hinsehen dennoch Formulierungen, die dem Patienten die Ausübung eines Rechts auf Nichtwissen ermöglichen.

---

[1] Gesetz zur Verbesserung der Rechte von Patientinnen und Patienten vom 20. Februar 2013, BGBl. 2013 I, 277; vgl. hinsichtlich der Neuerungen und Herausforderungen *Joschko/Spranger*, SuP 2015, 121.

[2] Entwurf eines Gesetzes zur Verbesserung der Rechte von Patientinnen und Patienten vom 15. August 2012, BT-Drs. 17/10488, S. 21.

B. Die Regelungen der §§ 630a ff. BGB

Das Behandlungsvertragsrecht sieht eine umfassende Aufklärung des Patienten vor, die sich in Eingriffs- und Sicherungsaufklärung gliedert. Die separat geregelten Aufklärungen haben jeweils unterschiedliche Ziele.

I. Die Eingriffsaufklärung des § 630e BGB

Nach § 630e Abs. 1 BGB trifft den Behandelnden die Pflicht, den Patienten über sämtliche für die Einwilligung wesentlichen Umstände aufzuklären. Dazu gehören insbesondere Art, Umfang, Durchführung, zu erwartende Folgen und Risiken der Maßnahme sowie ihre Notwendigkeit, Dringlichkeit, Eignung und Erfolgsaussichten im Hinblick auf die Diagnose oder die Therapie. Bei der Aufklärung ist auch auf Alternativen zur Maßnahme hinzuweisen, wenn mehrere medizinisch gleichermaßen indizierte und übliche Methoden zu wesentlich unterschiedlichen Belastungen, Risiken oder Heilungschancen führen können. Der Behandelnde ist also zu einer sehr weiten und umfänglichen Eingriffsaufklärung verpflichtet, um dem Patienten das größtmögliche Maß an Selbstbestimmung zu ermöglichen und zu erhalten.[3]

Trotz des hohen Stellenwertes des Selbstbestimmungsrechts des Patienten enthält § 630e Abs. 3 BGB eine Ausnahmeregelung zum Regelfall der umfänglichen Eingriffsaufklärung. Danach bedarf es der Aufklärung des Patienten nicht, soweit diese ausnahmsweise aufgrund besonderer Umstände entbehrlich ist, insbesondere wenn die Maßnahme unaufschiebbar ist oder der Patient auf die Aufklärung ausdrücklich verzichtet hat. Im erstgenannten Fall handelt es sich um solche Maßnahmen, ohne deren Vornahme erhebliche Gefahren für die Gesundheit des Patienten drohen.[4] Je nach Einzelfall ist die Pflicht zur Aufklärung gemindert oder kann sogar ganz entfallen.[5] Dabei handelt es sich regelmäßig um solche Notfälle, in denen ein bewusstloser und somit einwilligungsunfähiger Patient einer sofortigen Behandlung bedarf.[6] Hier greift die sogenannte mutmaßliche Einwilligung,[7] die die Vornahme der medizinischen Maßnahme rechtfertigt.

---

[3] BT-Drs. 17/10488, S. 24; *Katzenmeier*, in: BeckOK BGB, § 630e Rn. 6; *Wagner*, in: Münchener Kommentar zum BGB, Band 5, § 630e Rn. 2; *Greiner*, in: Geiß/Greiner, Arzthaftpflichtrecht, C. Haftung aus Aufklärungsfehler, Rn. 1; *Gaidzik/Weimer*, in: Huster/Kaltenborn, Krankenhausrecht, § 15 Rn. 69; *Quaas*, in: Quaas/Zuck/Clemens, Medizinrecht, § 14 Rn. 82; *Weidenkaff*, in: Palandt, BGB, § 630e Rn. 1.

[4] BT-Drs. 17/10488, S. 25; *Spickhoff*, in: Spickhoff, Medizinrecht, BGB § 630e Rn. 9.

[5] BT-Drs. 17/10488, S. 25; *Wagner*, in: Münchener Kommentar zum BGB, Band 5, § 630e Rn. 65.

[6] *Katzenmeier*, in: BeckOK BGB, § 630e Rn. 53; *Spickhoff*, in: Spickhoff, Medizinrecht, BGB § 630e Rn. 10.

[7] *Spickhoff*, in: Spickhoff, Medizinrecht, BGB § 630e Rn. 10; *Erb*, in: Münchener Kommentar zum StGB, Band 1, § 34 Rn. 42; *Joecks (Hardtung)*, in: Münchener Kom-

Die Verzichtsmöglichkeit auf Teile oder die gesamte Eingriffsaufklärung, die § 630e Abs. 3 BGB für den Patienten vorsieht, soll dagegen im Folgenden näher betrachtet werden.

1. Eingriffsaufklärungsverzicht als Kodifizierung des Rechts auf Nichtwissen

Die vorgesehene Möglichkeit des ausdrücklichen Verzichts auf die Eingriffsaufklärung ist insoweit von besonderer Bedeutung, da hier ein Recht auf Nichtwissen des Patienten explizit Berücksichtigung gefunden hat. Insoweit hat der Gesetzgeber erkannt, dass eine bewusste und reflektierte Ausübung des Selbstbestimmungsrechts nicht automatisch mit einem Zuwachs an Informationen verknüpft ist. Vielmehr stellt auch der Verzicht auf Kenntnis der Vielzahl an Risiken und Nebenwirkungen einer Maßnahme eine selbstbestimmte und schützenswerte Entscheidung des Patienten dar. Denn nicht selten kann das detaillierte Wissen der Risiken – gerade bei zur Lebensrettung unbedingt erforderlichen Maßnahmen – zu einer zusätzlichen hohen psychischen Belastung des Patienten führen.

Der BGH führte dazu bereits im Jahr 1972 aus: „Es gehört auch zur Selbstbestimmung des Patienten, daß er dem Arzt seines Vertrauens freie Hand geben darf, vielleicht in dem nicht unvernünftigen Bestreben, sich selbst die Beunruhigung durch Einzelheiten einer Gefahr zu ersparen, nachdem er sich bereits von der Notwendigkeit ihrer Inkaufnahme überzeugt hat."[8] Dem Selbstbestimmungsrecht des Patienten wird also nicht nur durch eine ausführliche und detailreiche Aufklärung Rechnung getragen, sondern in gleichem Maße durch die Einräumung der Möglichkeit, auf die gesamte oder teilweise Aufklärung zu verzichten.

2. Aufklärungsverzicht als Recht auf Nichtwissen

Bei dem Aufklärungsverzicht, wie er im Rahmen der Eingriffsaufklärung nach § 630e BGB ermöglicht wird, handelt es sich letztlich um eine einfachgesetzliche Ausprägung des verfassungsrechtlich verbürgten Rechts auf Nichtwissen. Der Patient entscheidet im Rahmen seiner Patientenautonomie nicht nur darüber, ob er eine medizinische Maßnahme vornehmen lassen möchte oder nicht, sondern hat darüber hinaus die Möglichkeit, den Informationsfluss des Arztes zu beschränken.[9]

---

mentar zum StGB, Band 4, § 223 Rn. 109 f.; *Sternberg-Lieben*, in: Schönke/Schröder, StGB, § 223 Rn. 38g.

[8] BGH NJW 1973, 556, 558.

[9] *Spickhoff*, in: Spickhoff, Medizinrecht, BGB § 630e Rn. 11.

II. Die therapeutische Aufklärung des § 630c BGB

Gemäß § 630c Abs. 2 S. 1 BGB ist der Behandelnde verpflichtet, dem Patienten in verständlicher Weise zu Beginn der Behandlung und, soweit erforderlich, in deren Verlauf sämtliche für die Behandlung wesentlichen Umstände zu erläutern, insbesondere die Diagnose,[10] die voraussichtliche gesundheitliche Entwicklung, die Therapie und die zu und nach der Therapie zu ergreifenden Maßnahmen. Anders als die Eingriffsaufklärung dient die therapeutische Aufklärung nicht ausschließlich der Verwirklichung des Willens, sondern der Sicherstellung therapiegerechten Verhaltens des Patienten.[11] Gleichzeitig ist sie auch dann als Eingriffsaufklärung anzusehen, wenn die therapeutische Aufklärung beispielsweise den Hinweis auf Nebenwirkungen eines Medikaments umfassen muss.[12]

Im Rahmen der therapeutischen Aufklärung bzw. Sicherungsaufklärung[13] kommt dem Recht auf Nichtwissen im Bereich des Verzichts auf die Diagnosemitteilung besondere Bedeutung zu. Im Regelfall wird zwar der Patient bei gesundheitlichen Beschwerden einen Arzt gerade zu dem Zweck aufsuchen, eine Diagnose zu erhalten. In diesen Fällen bringt der Patient bereits durch sein Verhalten zum Ausdruck, dass er die Diagnose zur Kenntnis nehmen möchte. Die Möglichkeit, ein Recht auf Nichtwissen bereits hinsichtlich der Diagnosemitteilung auszuüben, stellt in derartigen Konstellationen eine Ausnahme vom Regelfall dar und ist insbesondere im Bereich schwerer Erkrankungen von Relevanz.

1. Grundsatz: Pflicht zur Mitteilung der Diagnose

Aus dem Gesetzeswortlaut des § 630c Abs. 2 S. 1 BGB ergibt sich die eindeutige Pflicht des behandelnden Arztes, den Patienten über die gestellte Diagnose aufzuklären. Regelmäßig findet die therapeutische Aufklärung erst nach einem diagnostischen Eingriff statt, über den wiederum nach Maßgabe des § 630e BGB aufgeklärt werden muss. Im Rahmen der Diagnoseaufklärung wird der Patient über den ärztlichen Befund informiert und darüber aufgeklärt, dass er an einer

---

[10] Zur Frage der Doppelung der Aufklärungspflicht über eine Diagnose in § 630c sowie § 630e BGB vgl. *Katzenmeier*, in: BeckOK BGB, § 630c Rn. 9 unter Verweis auf *Spickhoff* ZRP 2012, 65, 67; *Spickhoff*, VersR 2013, 267, 273; *Thurn*, MedR 2013, 153, 155; *Hart*, MedR 2013, 159, 161; *Makowsky*, JuS 2019, 332, 334.

[11] *Katzenmeier*, in: BeckOK BGB, § 630c Rn. 7.

[12] BGH NJW 2005, 1716; *Spickhoff*, in: Spickhoff, Medizinrecht, BGB § 630c Rn. 12.

[13] *Wagner*, in: Münchener Kommentar zum BGB, Band 5, § 630c Rn. 14; *Mansel*, in: Jauernig, BGB, § 630c Rn. 3; *Katzenmeier*, in: BeckOK BGB, § 630c Rn. 7; *Schreiber*, in: Schulze, BGB, § 630c Rn. 2; *Kern*, in: Laufs/Kern/Rehborn, Handbuch des Arztrechts, § 6 Rn. 36; *Spickhoff*, in: Spickhoff, Medizinrecht, § 630c Rn. 12.

behandlungsbedürftigen Krankheit leidet.[14] Sieht der Arzt von einer Mitteilung der Diagnose ab oder informiert er zwar die Angehörigen, jedoch nicht den Patienten selbst, stellt dieses Vorgehen einen schweren Behandlungsfehler dar.[15]

Der BGH führt dazu aus: „Nichts berechtigte [den Arzt] jedenfalls, über den Kopf des Klägers hinweg mit seinen Angehörigen über die Krankheit und die nunmehr vorzunehmenden diagnostischen und therapeutischen Maßnahmen zu sprechen und es ihnen zu überlassen, den Kläger über die Dringlichkeit weiterer Untersuchungen zu unterrichten. Auf diesem Wege darf sich der Arzt nicht seiner Aufgabe, den Patienten therapeutisch aufzuklären, entledigen. Er hätte dem Kläger den Befund und die sich daraus ergebenden Konsequenzen selbstverständlich in schonender Form eröffnen können und müssen. Er hätte sodann mit ihm das aus ärztlicher Sicht Notwendige besprechen und ihn, wenn ihn dessen Bereitschaft zur Mitwirkung zweifelhaft erschienen wäre, mit allem Nachdruck auf die Dringlichkeit und die Gefahren einer Unterlassung von Untersuchungen und Kontrollen hinweisen müssen [...]. Eine solche therapeutische Beratung gehört zu den selbstverständlichen ärztlichen Behandlungspflichten [...]."[16]

Diagnostiziert der behandelnde Arzt eine Erkrankung, die medizinischer Behandlung bedarf, so ist er im Rahmen des Behandlungsvertrags also verpflichtet, dem Patienten die Diagnose mitzuteilen. Dies gilt grundsätzlich auch im Hinblick auf schwerwiegende oder letale Erkrankungen und die diesbezüglichen Therapiemöglichkeiten.[17] Unterlässt er eine solche Mitteilung, haftet er aus einer Verletzung seiner Aufklärungspflichten.

Bereits in diesem „Ausgangsfall" trifft den Arzt gegenüber dem Patienten eine Vielzahl verschiedener Pflichten, die miteinander in Ausgleich gebracht werden müssen. Aus der höchstrichterlichen Rechtsprechung folgt, dass der Arzt den Patienten „mit Nachdruck" über die Dringlichkeit einer Untersuchung und die Gefahren, die ein Unterlassen der Untersuchung birgt, hinzuweisen hat. Darüber hinaus ist der Arzt verpflichtet, dem Patienten durch die Mitteilung keinen (zusätzlichen) körperlichen oder seelischen Schaden zuzufügen und die Informationen möglichst schonend mitzuteilen.[18] Besonders großes Gewicht kommt jedoch insbesondere auch dem Selbstbestimmungsrecht des Patienten zu, der nicht nur seine Einwilligung in konkrete Eingriffe verweigern, sondern unter Umständen auch auf die Mitteilung seiner Diagnose verzichten kann.

---

[14] BGH VersR 2005, 228; *Ulsenheimer*, Arztstrafrecht in der Praxis, Diagnoseaufklärung, Rn. 345; *Kern*, in: Laufs/Kern/Rehborn, Handbuch des Arztrechts, § 66 Rn. 2.

[15] BGHZ 107, 222; BGH NJW 1991, 748.

[16] BGHZ 107, 222, 226 f.

[17] BGHZ 29, 176.

[18] *Ulsenheimer*, Arztstrafrecht in der Praxis, Diagnoseaufklärung, Rn. 345.

2. Verzicht auf Mitteilung der Diagnose

Verzichtet der Patient ausdrücklich auf die Mitteilung und die Kenntnisnahme der Diagnose,[19] macht er also von seinem Recht auf Nichtwissen Gebrauch. § 630c Abs. 4 BGB normiert – ähnlich wie § 630e Abs. 3 BGB für die Eingriffsaufklärung – Ausnahmen von der Informationspflicht des Arztes. Danach bedarf es der Information des Patienten nicht, soweit diese ausnahmsweise aufgrund besonderer Umstände entbehrlich ist, insbesondere wenn die Behandlung unaufschiebbar ist oder der Patient auf die Information ausdrücklich verzichtet hat.

Auch im Hinblick auf die Diagnoseaufklärung hat der Patient somit ein gesetzlich statuiertes Recht auf Nichtwissen. Er darf darauf verzichten, die vom Arzt gestellte Diagnose zur Kenntnis zu nehmen.[20]

3. Verzicht auf Mitteilung der Therapie

Auch nach Mitteilung der Diagnose darf der Patient in Ausübung seines Selbstbestimmungsrechts auf die Mitteilung möglicher Therapien und der mit diesen in Zusammenhang stehenden Maßnahmen verzichten. Zwar ist der Arzt grundsätzlich verpflichtet, den Patienten über mögliche Therapien, ihre Maßnahmen und auch Alternativen zu informieren. Dennoch umfasst das Selbstbestimmungsrecht des Patienten auch die Entscheidung, nach Mitteilung der Diagnose auf weitere Informationen zu verzichten, beispielsweise, weil eine Behandlung der Erkrankung nicht gewünscht ist.

4. Ergebnis

Auch im Rahmen der therapeutischen Sicherungsaufklärung besteht grundsätzlich eine umfangreiche Aufklärungspflicht des Arztes, die dem Selbstbestimmungsrecht des Patienten Rechnung tragen soll. Gleichzeitig hat der Patient als Ausprägung seiner Patientenautonomie die Möglichkeit, die ihm vom Arzt mitzuteilenden Informationen zu begrenzen. Dies umfasst auch die Mitteilung über Diagnose und Therapie.

III. Abgrenzung von Aufklärungsverzicht und „therapeutischem Privileg"

Der Aufklärungsverzicht trägt dem Selbstbestimmungsrecht des Patienten Rechnung und findet sich sowohl in den Regelungen zur Eingriffs- als auch zur Sicherungsaufklärung. Er ist jedoch nicht mit der mittlerweile überholten Rechts-

---

[19] Soweit in § 630c BGB die Diagnose als Aufklärungsbestandteil genannt wird, handelt es sich um eine Doppelung zu den Aufklärungspflichten des § 630e BGB.

[20] Zur Kollision der ärztlichen Helfenspflicht und dem Recht auf Nichtwissen des Patienten siehe Kapitel 5, Abschnitte F. und G.

figur des sogenannten „therapeutischen Privilegs" zu verwechseln und muss von dieser abgegrenzt werden.

1. Ursprung des „therapeutischen Privilegs"

Die im Interesse des Patienten erfolgende Aufklärung konnte früher seitens des Arztes im Rahmen seines sogenannten „therapeutischen Privilegs" eingeschränkt werden. Es stand im Ermessen des Arztes, von einer umfänglichen Aufklärung abzusehen, wenn er darin eine Gefährdung des Patientenwohls sah.[21] Teilweise erstreckte sich das therapeutische Privileg nicht nur auf die Eingriffsaufklärung, sondern wurde auch und gerade auf die Mitteilung einer schwerwiegenden Diagnose angewendet. So wurde etwa dem Patienten die Diagnose eines Karzinoms verschwiegen, sofern davon auszugehen war, dass er durch die Mitteilung seelischen Schaden nehmen könnte.[22]

2. Das „therapeutische Privileg" im Behandlungsvertragsrecht

Soweit im Behandlungsvertragsrecht von einem „therapeutischen Privileg" des Arztes die Rede sein kann, ist damit regelmäßig eine Einschränkung der Aufklärungspflicht des Arztes gemeint, wenn der Aufklärung erhebliche therapeutische Gründe entgegenstehen.[23] Eine solch namentliche Einschränkung wird nicht ausdrücklich in den Ausnahmeregelungen der § 630c Abs. 4 BGB und § 630e Abs. 3 BGB aufgeführt. Vielmehr finden sich die allgemeine Formulierung der „besonderen Umstände" und die Aufzählung konkreter Beispiele der unaufschiebbaren Maßnahme und des Aufklärungsverzichts durch den Patienten.

Die Gesetzesbegründung weist jedoch explizit darauf hin, dass es sich bei der gewählten Formulierung um eine nicht abschließende Aufzählung handelt, die – bewusst gegen Bedenken des Bundesrates[24] – in den Gesetzestext aufgenommen wurde. So heißt es: „Die Aufzählung in [§ 630e] Absatz 3 ist – im Gleichlauf mit § 630c Absatz 4 – nicht abschließend. Die Aufklärung kann z. B. entbehrlich sein, soweit ihr therapeutische Gründe entgegenstehen."[25] Doch auch der Ausnahmecharakter einer solchen Einschränkung sowohl der Eingriffs- als auch der Sicherungsaufklärung wird zum Ausdruck gebracht:

„Da das Selbstbestimmungsrecht des Patienten aber nur unter engen Voraussetzungen eingeschränkt werden darf, sind die Anforderungen an diese therapeutischen Gründe sehr streng. Dem Gebot einer schonenden Aufklärung entspre-

---

[21] *Taupitz*, in: FS Wiese, S. 590 f.

[22] *Deutsch*, NJW 1980, 1305, 1308 m.w.N.

[23] Vgl. § 630c Abs. 4 und § 630e Abs. 3 BGB.

[24] Vgl. BT-Drs. 17/10488, S. 40, 41 sowie 42 mit Ablehnung des Vorschlags der abschließenden Aufzählung durch die Bundesregierung, S. 54, 55.

[25] BT-Drs. 17/10488, S. 25.

chend ist dem Patienten primär eine möglichst ausgewogene Entscheidungsgrundlage zu eröffnen. Von dieser Aufklärung ist in Ausnahmefällen allerdings
dann abzusehen, soweit die Aufklärung das Leben oder die Gesundheit des Patienten ernstlich gefährdete [...]. Birgt die Aufklärung eines Patienten das Risiko
einer erheblichen (Selbst-)Gefährdung in sich, so kann bzw. muss der Behandelnde aus therapeutischen Gründen ausnahmsweise von der Aufklärung Abstand
nehmen beziehungsweise den Umfang der Aufklärung einschränken."[26]

Eine eigenmächtige Einschränkung des Aufklärungsinhalts darf der behandelnde Arzt somit nur in den besonderen Ausnahmefällen vornehmen, in denen
zu befürchten ist, dass die Aufklärung das Leben oder die Gesundheit des Patienten ernstlich gefährdet oder das Risiko einer erheblichen Gefährdung des Patienten selbst oder Dritter, beispielsweise durch einen Suizid, in sich birgt. Die zu
befürchtenden Gefahren und Risiken müssen dabei von besonderer Erheblichkeit
sein, um einem Missbrauch der Aufklärungseinschränkung aus therapeutischen
Gründen vorzubeugen.

Gleichzeitig geht aus der Gesetzesbegründung eindeutig hervor, dass eine Aufklärungseinschränkung keinesfalls zum Erwirken einer aus Sicht des Arztes
medizinisch vernünftigen Entscheidung des Patienten verwendet werden darf.
Vielmehr überwiegt in allen weiteren Fällen das Selbstbestimmungsrecht des Patienten: „Allerdings rechtfertigt allein der Umstand, dass der Patient nach der
Aufklärung vielleicht eine medizinisch unvernünftige Entscheidung treffen
könnte, noch keine Einschränkung oder gar den Wegfall der Aufklärungspflicht
[...]."[27] Es wird deutlich, dass das Maß an Vernunft, mit dem der Patient eine
Einwilligung erteilt oder verweigert, niemals maßgeblich für Inhalt und Umfang
der Aufklärung sein darf. Einzig diese Lesart ist mit dem grundrechtlich geschützten Verständnis von informationeller Selbstbestimmung in Einklang zu
bringen, das dem Einzelnen gerade auch das Recht zuspricht, unvernünftige Entscheidungen zu treffen.[28]

3. Ergebnis

Die gesetzlich vorgesehene Möglichkeit des Arztes, von der Aufklärung des
Patienten abzusehen, ist nicht mit einem „therapeutischen Privileg" zu verwechseln, auf dessen Grundlage früher der Arzt Entscheidungen für den Patienten getroffen hat. Aufgrund des hohen Stellenwerts der Patientenautonomie darf der
Arzt nur dann von der Aufklärung des Patienten absehen, wenn eine ernstliche
Gefährdung des Lebens oder der Gesundheit des Patienten oder Dritter zu befürchten sind.

---

[26] BT-Drs. 17/10488, S. 25.
[27] BT-Drs. 17/10488, S. 25.
[28] Vgl. Kapitel 4, C. I. 3. a).

IV. Zusammenfassung

Den Arzt treffen im Rahmen des Behandlungsverhältnisses umfangreiche Aufklärungspflichten gegenüber dem Patienten. Den Aufklärungsumfang darf allein der Patient im Rahmen seines Selbstbestimmungsrechts und seines Rechts auf Nichtwissen begrenzen. Zur Achtung dieser Einschränkungen ist der Arzt auch grundsätzlich verpflichtet. Der Arzt selbst darf nur im Ausnahmefall und namentlich bei ernstlichen Gefahren für den Patienten oder Dritte eigenmächtig die Aufklärungsinhalte einschränken oder von der Aufklärung des Patienten absehen.

C. Praktische Anforderungen an das Recht auf Nichtwissen

Während dem Selbstbestimmungsrecht des Patienten und somit auch dessen Erklärung, auf die Mitteilung von Informationen, die seinen Gesundheitszustand und die ärztliche Behandlung betreffen, zu verzichten, einerseits in größtmöglichem Umfang Rechnung zu tragen sind, darf das Recht auf Nichtwissen des Patienten andererseits nicht zum Einfallstor für eine Aushöhlung der Aufklärungs- und Informationspflichten des Behandelnden mutieren. Vielmehr sind laut BGH an einen weitreichenden Aufklärungsverzicht strenge Anforderungen zu stellen.[29] Die Erarbeitung einheitlicher und verlässlicher Voraussetzungen für eine rechtssichere Umsetzung des Aufklärungsverzichts ist sowohl für den Patienten, der sein Recht auf Nichtwissen gewahrt wissen möchte, als auch für den Arzt, der seinen Aufklärungspflichten gerecht werden muss, unerlässlich.

I. Form und Inhalt

Die Gesetzgebungsmaterialien geben hinsichtlich des Inhalts und der Form vor, dass der Patient den Verzicht „deutlich, klar und unmissverständlich"[30] äußern muss. Zwar muss das Wort „Verzicht" oder „verzichtet" nicht verwendet werden;[31] ein stillschweigender Verzicht reicht jedoch keinesfalls aus, um den Arzt von seinen Informationspflichten zu entbinden.[32] Dies ist schon deshalb sachgerecht, weil einer Umgehung der ärztlichen Aufklärungspflichten entgegengetreten werden muss.[33] Bei Unklarheiten oder Zweifeln ist daher ein Verzichtswille des Patienten nicht anzunehmen.[34] Das Recht auf Nichtwissen, also das

---

[29] BGH NJW 1973, 556, 558.

[30] BT-Drs. 17/10488, S. 22.

[31] *Spickhoff*, in: Spickhoff, Medizinrecht, BGB § 630c Rn. 44; *Spickhoff*, in: Spickhoff, Medizinrecht, BGB § 630e Rn. 11.

[32] *Spickhoff*, in: Spickhoff, Medizinrecht, BGB § 630c Rn. 44; *Spickhoff*, in: Spickhoff, Medizinrecht, BGB § 630e Rn. 11.

[33] *Spickhoff*, in: Medizinrecht, BGB § 630c Rn. 44.

[34] *Mansel*, in: Jauernig, BGB § 630c Rn. 10.

Recht, die Aufklärung zu begrenzen oder ganz auf sie zu verzichten, stellt eine Ausnahme der grundsätzlich bestehenden umfangreichen Aufklärungspflichten des Arztes dar. Diese Ausnahme darf nicht mit einer generellen Lockerung der Anforderungen gleichgesetzt werden.

1. Möglichkeit der Selbstbestimmung

Stimmen in der Literatur schlagen vor, nicht maßgeblich auf die Erklärung als solche abzustellen, sondern darauf, ob die Umstände, unter denen die Erklärung abgegeben worden ist, echte Selbstbestimmung ermöglicht haben.[35] Wenngleich ein solcher Ansatz grundsätzlich wünschenswert wäre, bleibt unklar, wie genau die Umstände aussehen sollen, die eine solche echte Selbstbestimmung ermöglichen. Hier kann im Rahmen einer gerichtlichen Überprüfung wohl nur eine Negativ-Abgrenzung vorgenommen werden, namentlich, ob echte Selbstbestimmung aufgrund der Umstände von vornherein ausgeschlossen war. In jedem Falle wird die Erbringung eines Nachweises der Selbstbestimmung sehr schwer, wenn nicht gar unmöglich sein.

2. Kenntnis der Konsequenzen

Als Wirksamkeitsvoraussetzung wird in der Literatur teils gefordert, dass die Erklärung bewusst und in Kenntnis ihrer Konsequenzen abgegeben werden muss.[36] Diese Ansicht ist deckungsgleich mit dem Inhalt der Gesetzesbegründung, wonach der Patient „die Erforderlichkeit der Behandlung sowie deren Chancen und Risiken zutreffend erkannt"[37] haben muss. Diese Voraussetzung ist auf umfassende Kritik gestoßen, setzt eine Einschätzung der Erforderlichkeit doch oftmals bereits eine detailreiche Kenntnis der Krankheitsumstände und insbesondere der Eingriffs- oder Behandlungsrisiken voraus, die der Patient ja gerade nicht erhalten möchte.[38] Das Erfordernis der Kenntnis der Konsequenzen stellt daher lediglich eine Umschreibung für eine summarische und daher verkürzte Aufklärung des Patienten und gerade keinen echten Aufklärungsverzicht dar.

II. Ausschluss des Verzichts

Angesichts des hohen Stellenwerts des Selbstbestimmungsrechts hat der Gesetzgeber im Rahmen des Behandlungsvertragsrechts nicht nur umfangreiche Aufklärungspflichten des Arztes statuiert, um eine informierte Einwilligung des Patienten sicherzustellen. Durch die Einräumung der Möglichkeit, auf die Auf-

---

[35] *Wagner*, in: Münchener Kommentar zum BGB, Band 5, § 630c Rn. 70.
[36] *Wagner*, in: Münchener Kommentar zum BGB, Band 5, § 630c Rn. 70.
[37] BT-Drs. 17/10488, S. 22.
[38] *Spickhoff*, in: Spickhoff, Medizinrecht, BGB § 630c Rn. 45.

klärung oder Teile davon zu verzichten, wird zudem dem verfassungsrechtlich verbürgten Recht auf Nichtwissen des Patienten Rechnung getragen. Trotz der umfassenden Patientenautonomie sind jedoch – in Übereinstimmung mit der verfassungsrechtlichen Bewertung – einige Konstellationen denkbar, in denen ein Ausschluss des Aufklärungsverzichts des Patienten richtigerweise angenommen werden muss.

1. Einfache Erkrankungen

Bei einfachen Erkrankungen ist grundsätzlich nicht ersichtlich, warum die Entscheidung über die Kenntnisnahme bestimmter Informationen oder ihren Verzicht einer Einschränkung bedarf.[39] Solange die Erkrankung keinerlei Außenwirkung besitzt und weder ein Risiko für genetische Verwandte noch eine Ansteckungsgefahr für Dritte besteht, kann diesbezüglich ein umfänglicher Verzicht erklärt werden. Denkbar ist in bestimmten Konstellationen jedoch, dass etwa bei der Diagnose einer schweren, aber gut therapierbaren Erkrankung der Arzt versuchen wird, dem Patienten die Information dennoch mitzuteilen.

2. Genetisch bedingte Erkrankungen

Macht der Patient von seinem Recht auf Nichtwissen Gebrauch und möchte seine Diagnose nicht mitgeteilt bekommen, so ist dies grundsätzlich für den Arzt verbindlich. Dies gilt zunächst auch für festgestellte genetisch bedingte Dispositionen oder Erkrankungen. Im Rahmen von genetisch bedingten Erkrankungen ist unter dem Stichwort der Drittbetroffenheit jedoch auch die Wahrscheinlichkeit, mit der genetische Verwandte des Patienten ebenfalls von der genetischen Disposition betroffen sein könnten, einzubeziehen. Diese könnten wiederum ein eigenes Interesse an der Information haben, die ihrem Recht auf Wissen entspräche.

Wie oben bereits gesehen,[40] sind die Informationen über genetische Erkrankungen zunächst unmittelbare Gesundheitsinformationen des Patienten selbst. Lediglich mittelbar sind Rückschlüsse in Form von Wahrscheinlichkeiten auf die genetische Konstitution verwandter Personen möglich. Da es grundsätzlich jeder volljährigen und einwilligungsfähigen Person freisteht, eine gendiagnostische Untersuchung durchführen zu lassen, ist in diesen Fällen zunächst dem Recht auf Nichtwissen des Patienten Vorrang einzuräumen. Zu einem anderen Ergebnis

---

[39] Auch an dieser Stelle soll der Begriff der „einfachen Erkrankung" verwendet werden im Hinblick auf die Diagnose des Patienten mit einer Krankheit, die weder genetisch bedingt noch eine Infektionskrankheit ist. Er umfasst dabei durchaus auch schwere Erkrankungen, z. B. Krebserkrankungen mit letalen Verläufen. Maßgeblich für die Einordnung ist, dass die Erkrankung auf die erkrankte Person „begrenzt" ist und insofern keine Ansteckungsgefahr von dieser ausgeht bzw. keine genetisch übertragbare Veranlagung vorliegt. Vgl. Kapitel 5, A. II.

[40] Vgl. Kapitel 3, D. III.

kann man dann kommen, wenn der betreffende Patient gleichzeitig Fürsorgepflichten gegenüber seinen Kindern wahrnimmt.[41]

3. Infektionskrankheiten

Obgleich grundsätzlich die selbstbestimmte Entscheidung des Patienten maßgeblich für Art und Umfang der mitzuteilenden Informationen ist, kann das Vorliegen einer Infektionskrankheit einen Grund für den Ausschluss des Aufklärungsverzichts darstellen. Wie oben untersucht,[42] kann es jedenfalls im Hinblick
auf hochansteckende sowie nicht therapierbare Infektionskrankheiten erforderlich
sein, dem Patienten und – im Ausnahmefall – Dritten die Diagnose mitzuteilen.
Dies gilt jedoch nur dann, wenn eine besondere Gefährdung für das Leben und
die körperliche Unversehrtheit Dritter besteht.[43] Im Hinblick auf solche Informationen, die für den Schutz des Patienten oder Dritter keine besondere Relevanz
besitzen, ist jedoch der wirksame Ausschluss der verbleibenden Aufklärung
denkbar.

4. Zwischenfazit

Der grundsätzlich aufgrund des Selbstbestimmungsrechts des Patienten ge-
währleistete Aufklärungsverzicht stößt dann an seine rechtlichen Grenzen, wenn
eine akute Beeinträchtigung von Gesundheit und Leben Dritter droht. Insbesondere bei Infektionskrankheiten kann sich die Aufklärungspflicht des Arztes
gegenüber seinem Patienten in besonders gelagerten Fällen sogar zu einer Aufklärungspflicht gegenüber Dritten und somit einer Ausnahme seiner Verschwie-
genheitspflicht verdichten. Liegt ein den Verzicht ausschließender Grund vor,
handelt es sich rechtsdogmatisch um einen unwirksamen Verzicht, der die Aufklärungspflichten des Arztes grundsätzlich wiederaufleben lässt.

III. Der „informierte Verzicht"

Die besondere Schwierigkeit des Aufklärungsverzichts besteht darin, dem Patienten einerseits die weitreichenden Konsequenzen der Ausübung seines Rechts
auf Nichtwissen zu verdeutlichen, ohne ihm andererseits Informationen zukommen zu lassen, die sich als eine Beeinträchtigung dieses Recht erweisen würden.

---

[41] Vgl. Kapitel 5, E. III.

[42] Vgl. Kapitel 5, B. III. 3.

[43] Als Beispiel kann hier die Gefahr einer Infizierung Dritter mit dem HI-Virus angeführt werden, sofern der Patient die Diagnose nicht zur Kenntnis nehmen möchte
bzw. zu erkennen gibt, die erforderlichen Schutzmaßnahmen nicht einhalten zu wollen;
OLG Frankfurt a.M. NStZ 2001, 149, 150; vgl. hierzu *Heger*, in: Lackner/Kühl, StGB,
§ 203 Rn. 25; *Deutsch*, VersR 2001, 1471; *Spickhoff*, NJW 2000, 848; *Wolfslast*, NStZ
2001, 151; *Bender*, VersR 2000, 322, 323; *Katzenmeier*, in: Laufs/Katzenmeier/Lipp,
Arztrecht, IX. Rn. 29.

Einen Lösungsansatz könnte ein „informierter Verzicht" darstellen, der an die Rechtsfigur der Patientenverfügung angelehnt ist. Die Patientenverfügung ermöglicht dem Einzelnen, für den Fall seiner Einwilligungsunfähigkeit schriftlich festzulegen, ob er in bestimmte, zum Zeitpunkt der Festlegung noch nicht unmittelbar bevorstehende Untersuchungen seines Gesundheitszustands, Heilbehandlungen oder ärztliche Eingriffe einwilligt oder sie untersagt.[44] „Von herausragender Bedeutung ist dabei [bei der Ermittlung des Patientenwillens] die vom Betroffenen selbst verfasste und unterzeichnete Patientenverfügung, die seinen Willen zum Ausdruck bringt."[45] Sie ist maßgebliches Instrument zur Wahrung des Patientenwillens.[46]

So heißt es in der Gesetzesbegründung: „Auch schwerstkranke Menschen müssen die Gewissheit haben können, dass ihnen einerseits medizinisch sinnvolle Maßnahmen nicht vorenthalten werden und sie andererseits keine Zwangsbehandlung erdulden müssen. Ebenso wie der entscheidungsfähige Patient ohne Rücksicht auf die Art und das Stadium seiner Krankheit selbst über die Zulässigkeit einer ärztlichen Maßnahme entscheiden kann, erfordert der das Betreuungsrecht prägende Grundsatz der Selbstbestimmung, dass auch der festgestellte Wille des entscheidungsunfähigen Betroffenen in allen Lebensphasen zu beachten ist."[47] Der Grundsatz der Selbstbestimmung, der die Patientenverfügung maßgeblich prägt, ist ebenso Grundlage für die Ausübung des Rechts auf Nichtwissen des Patienten, sodass die Anforderungen an die Patientenverfügung für den „informierten Verzicht" herangezogen werden können. Die Grundzüge des „informierten Verzichts" werden im Folgenden erläutert.

1. Form

Für die Form des informierten Aufklärungsverzichts empfiehlt sich über die Schriftform hinaus ein gesondertes Dokument mit eigenhändiger Unterschrift des Patienten.

a) Schriftform und eigenhändige Unterschrift

Im Unterschied zur Einwilligung in eine medizinische Maßnahme, die grundsätzlich formfrei und sogar konkludent erfolgen kann,[48] ist zur Schaffung größt-

---

[44] Vgl. den Wortlaut des § 1901a Abs. 1 S. 1 BGB.

[45] BT-Drs. 16/8442, S. 12.

[46] *Schneider*, in: Münchener Kommentar zum BGB, Band 10, § 1901a Rn. 2; zu Patientenverfügungen als sog. Odysseus-Verfügungen *Joschko/Rödiger*, ArztRecht 2018, 229.

[47] BT-Drs. 16/8442, S. 12.

[48] *Wagner*, in: Münchener Kommentar zum BGB, Band 5, § 630d Rn. 16; gleichwohl ist die schriftliche Einwilligung für bestimmte Maßnahmen gesetzlich angeordnet, so beispielsweise nach § 8 Abs. 1 S. 1 GenDG, § 40 Abs. 1 S. 3 Nr. 3 lit. b, c AMG, § 3a Abs. 2 ESchG; siehe dazu ausführlich: *Katzenmeier*, in: BeckOK BGB, § 630d Rn. 21.

möglicher Rechtssicherheit die Ausübung des Rechts auf Nichtwissen ausdrück-lich[49] und grundsätzlich in Schriftform zu erklären. Sie dient beiden Seiten als Beweis und „erschwert" die Erklärung jedenfalls in dem Maße, dass sie ein ge-wisses Bewusstsein und eine gewisse Ernstlichkeit des Patienten erfordert. Ein bloßes und nicht überdachtes „Dahinsagen" des Patienten kann somit nicht zu einem rechtlich wirksamen Verzicht führen.

Die eigenhändige Unterzeichnung durch den Patienten stellt kein spezifisches Merkmal der Verzichtserklärung dar, sondern wird teils auch bei der Einwil-ligung in medizinische Maßnahmen, jedenfalls aber bei der Erstellung von Pa-tientenverfügungen[50] gefordert. Aufgrund der Erheblichkeit und Bedeutung der Erklärung über das Recht auf Nichtwissen sind hier keine geringeren Anforde-rungen zu stellen.

b) Gesondertes Dokument

Die Erklärung sollte von gegebenenfalls weiteren Erklärungen oder Unterlagen optisch und haptisch getrennt und in einem gesonderten Dokument festgehalten werden. Dies verhindert ein „Verstecken" oder „Unterschieben" der Verzichtser-klärung[51] zwischen anderen Informationen und dient dem Schutz des Patienten. Die physische Trennung der Erklärung zum Recht auf Nichtwissen von anderen Unterlagen nimmt eine Warnfunktion ein und verdeutlicht dem Patienten, dass er eine rechtsverbindliche Erklärung abgibt.

2. Inhalt

Die besondere Schwierigkeit hinsichtlich des Inhalts besteht darin, ihn mög-lichst umfassend und weit und gleichzeitig dennoch ausreichend präzise zu for-mulieren.

a) Exemplarische Situationen

In Anlehnung an die Muster von Patientenverfügungen[52] ist es ratsam, exem-plarische Situationen zu formulieren, in denen der Patient von seinem Recht auf Nichtwissen Gebrauch machen möchte. Die Formulierung kann reichen von „Ich verzichte auf die Aufklärung über die postoperativen Risiken" bis hin zu „Ich verzichte auf die Mitteilung der Diagnose und aller damit in Zusammenhang ste-

---

[49] *Deutsch/Spickhoff*, Medizinrecht, Rn. 500.

[50] „Hat ein einwilligungsfähiger Volljähriger [...] schriftlich festgelegt, [...].", vgl. § 1901a Abs. 1 S. 1 BGB; *Schneider*, in: Münchener Kommentar zum BGB, Band 10, § 1901a Rn. 12.

[51] Bezogen auf die generelle Möglichkeit des Verzichts *Wagner*, in: Münchener Kom-mentar zum BGB, Band 5, § 630c Rn. 70.

[52] https://www.bmjv.de/SharedDocs/Publikationen/DE/Patientenverfuegung.pdf?__ blob=publicationFile&v=38 [Zuletzt aufgerufen: 24.09.2020].

henden Informationen, insbesondere auf die Aufklärung über die Schwere der Erkrankung, eine mögliche Vererblichkeit und existierende Therapiemöglichkeiten". Der Patient kann selbstverständlich eigene Anwendungssituationen in die Erklärung aufnehmen und beschreiben. Die vorformulierten Situationen sollen lediglich bei der Artikulierung des Willens unterstützen und eine Vielzahl denkbarer Szenarien abdecken, die regelmäßig aktualisiert und ergänzt werden können.

b) Aussagen zur Verbindlichkeit, zur Auslegung und Durchsetzung der Verzichtserklärung

Die Erklärung kann – ebenfalls in Anlehnung an die Patientenverfügung – Aussagen zu ihrer Verbindlichkeit und Auslegung sowie zu ihrer Durchsetzung enthalten. Letztlich gilt: Je mehr Anwendungskonstellationen vom Patienten bedacht wurden, desto einfacher gestaltet sich eine Einordnung der Situation und die Befolgung der Erklärung für den Arzt. Zum Bestimmtheitserfordernis der Patientenverfügung führt der BGH aus: „Neben Erklärungen des Erstellers der Patientenverfügung zu den ärztlichen Maßnahmen, in die er einwilligt oder die er untersagt, verlangt der Bestimmtheitsgrundsatz aber auch, dass die Patientenverfügung erkennen lässt, ob sie in der konkreten Behandlungssituation Geltung beanspruchen soll. Eine Patientenverfügung ist nur dann ausreichend bestimmt, wenn sich feststellen lässt, in welcher Behandlungssituation welche ärztlichen Maßnahmen durchgeführt werden bzw. unterbleiben sollen [...]."[53] Gleichwohl birgt die die Gestaltung der Verzichtserklärung in dieser Hinsicht dieselbe Problematik wie die der Patientenverfügung, die durch lückenhafte und ständig aktualisierungsbedürftige Krankheits- und Maßnahmenkataloge blockiert zu werden droht.[54] Die Anforderungen an die Bestimmtheit einer Patientenverfügung dürfen laut BGH daher nicht überspannt werden.[55] Die Patientenverfügung ist zur Wahrung ihrer Funktionalität auslegungsfähig und -bedürftig,[56] wobei der wirkliche Wille des Patienten maßgeblich ist.[57] Gleiches muss auch für Verzichtserklärungen gelten.

c) Hinweis auf Konsequenzen und Widerrufsmöglichkeit

Die Erklärung über die Ausübung des Rechts auf Nichtwissen zeitigt sowohl faktische als auch rechtliche Konsequenzen. Entscheidet sich der Patient, über

---

[53] BGH NJW 2019, 600, 602.

[54] *Neumann*, in: Kindhäuser/Neumann/Paeffgen, Strafgesetzbuch, Vorbemerkungen zu § 211 Rn. 115.

[55] BGH NJW 2019, 600, 602.

[56] *Roth*, JZ 2004, 494, 499.

[57] Dies ist für die Auslegung von Patientenverfügungen anerkannt, *Spickhoff*, in: Spickhoff, Medizinrecht, BGB § 1901a Rn. 1; *Lipp*, in: Laufs/Katzenmeier/Lipp, Arztrecht, VI. Rn. 160.

die Diagnose einer (lebensbedrohlichen) Erkrankung nicht aufgeklärt werden zu wollen, kann dies in tatsächlicher Hinsicht dazu führen, dass er ohne Therapie an ihr verstirbt. In rechtlicher Hinsicht muss der Aufklärungsverzicht des Patienten dazu führen, dass eine Geltendmachung von Schadensersatzansprüchen wegen fehlerhafter Aufklärung ausgeschlossen ist. Verzichtet der Patient wirksam auf die Aufklärung oder Teile der Aufklärung, möchte er also nicht aufgeklärt werden, so wäre es rechtsmissbräuchlich, wenn er zu einem späteren Zeitpunkt potentielle Schadensersatzansprüche gerade auf die – seinem Willen entsprechend – unterbliebene Aufklärung stützen könnte. Daher ist es empfehlenswert, eine Passage mit entsprechenden Hinweisen aufzunehmen, auch wenn diese regelmäßig keinen Anspruch auf Vollständigkeit erheben wird.

Dem Patienten muss zur Wahrung seines Selbstbestimmungsrechts eine Möglichkeit des jederzeitigen Widerrufs eingeräumt sein. Macht er von diesem Widerrufsrecht Gebrauch, so hat dies zur Folge, dass alle Aufklärungspflichten des Arztes ab dem Zeitpunkt des Widerrufs wiederaufleben.

3. Bedenkzeit

Da die Ausübung des Rechts auf Nichtwissen eine Ausnahme vom Grundsatz der umfänglichen Aufklärungspflicht des Arztes darstellt, wird sie regelmäßig vom Patienten wohl durchdacht und überlegt sein. Dennoch wird dem Patienten vor Abgabe der Erklärung eine entsprechende Bedenkzeit einzuräumen sein.[58] In diesem Kontext kann eine Parallele zur einzuräumenden Bedenkzeit im Rahmen der Eingriffsaufklärung gezogen werden. Die Länge der einzuräumenden Bedenkzeit ist einzelfallabhängig und in Anbetracht der konkreten Situation, gegebenenfalls im Hinblick auf potentiellen Diagnosen oder medizinischen Maßnahmen, zu bemessen.[59] Miteinzubeziehen bei der Dauer der Bedenkzeit sind etwa Schwere, Art, Risiken des Eingriffs und Heilungschancen.[60] Diese Kriterien können ebenso zur Bemessung der Bedenkzeit im Hinblick auf die Erklärung des „informierten Verzichts" herangezogen werden. Die Ausübung des Rechts auf Nichtwissen kann geringe, aber auch weitreichende Konsequenzen für den Patienten zeitigen. Steht die Diagnose einer schweren, möglicherweise lebensbedrohlichen Erkrankung im Raum, ist die Bedenkzeit vor Abgabe der Erklärung länger zu bemessen als bei einer ungefährlichen Diagnose oder dem Verzicht auf die Aufklärung über bestimmte Risiken der Behandlung.

---

[58] „Insbesondere vor diagnostischen oder operativen Eingriffen ist soweit möglich eine ausreichende Bedenkzeit vor der weiteren Behandlung zu gewährleisten.", § 8 S. 4 MBO-Ä.

[59] *Spickhoff*, in: Spickhoff, Medizinrecht, BGB § 630e Rn. 5; ausführlich *Kern*, in: Laufs/Kern/Rehborn, Handbuch des Arztrechts, § 67 Rn. 23 f.

[60] *Mansel*, in: Jauernig, BGB, § 630e Rn. 5.

4. Anwesenheit eines Zeugen

Bei Patienten, die nicht in der Lage sind, eine schriftliche Erklärung abzugeben, muss die Abgabe der Erklärung auch mündlich oder durch den Vertreter des Patienten möglich sein. Bei einer mündlichen Abgabe kann die Anwesenheit eines neutralen Zeugen empfehlenswert sein. Auch sollte der Inhalt der Erklärung so genau wie möglich protokolliert werden.

5. Fazit

Die Abgabe einer Erklärung über das Recht auf Nichtwissen nach den hier dargestellten Grundsätzen des „informierten Verzichts" soll einerseits dem Selbstbestimmungsrecht des Patienten Rechnung tragen und andererseits allen Parteien größtmögliche Rechtssicherheit verschaffen. Eine detaillierte Dokumentation – möglichst nach den ausgeführten Grundsätzen – ist daher unerlässlich.

IV. Möglichkeit des „Blankoverzichts"?

Ob der Patient die Möglichkeit hat, einen „Blankoverzicht" in Bezug auf seine Aufklärung zu erklären, ist umstritten. Die wohl herrschende Meinung lehnt die Möglichkeit eines solchen „Blankoverzichts" unter Hinweis darauf ab, dass der Patient regelmäßig die Erforderlichkeit des Eingriffs und dessen Art kennen sowie über den Umstand informiert sein müsse, dass die Behandlung „nicht ganz ohne Risiko" verlaufe.[61] Zum Teil wird einzig hervorgehoben, dass an den Verzicht entsprechend der Gesetzesbegründung „strenge Anforderungen" zu stellen seien.[62] Teilweise wird vertreten, dass auch ein vollständiger Verzicht dann anerkannt und akzeptiert werden muss, wenn der Patient selbst auf insistierende Nachfrage reflektiert auf seinen vollständigen Verzicht bestehe, da dies der Weite der Patientenautonomie und dem Recht auf Nichtwissen entspreche.[63]

Bei einer Ausrichtung der Erklärung an den oben genannten Voraussetzungen des informierten Verzichts besteht zwar die Möglichkeit, sein Recht auf Nichtwissen möglichst umfassend auszuüben. Auch in diesem Fall kann jedoch mit den oben beschriebenen Erklärungen gearbeitet werden, in denen der Patient in einem solchen Fall einen Informationsverzicht für alle Situationen erklärt und dies mit einer eigenen Beschreibung verdeutlicht. Auf diese Weise wird gewährleistet, dass sich der Patient auch und erst recht bei einem umfassenden Verzicht

---

[61] *Kern*, in: Laufs/Kern/Rehborn, Handbuch des Arztrechts, § 68 Rn. 9; *Katzenmeier*, in: BeckOK BGB, § 630e Rn. 54; *Haarmann* NJOZ 2010, 819, 824; ablehnend im Hinblick auf die therapeutische Aufklärung: *Wagner*, in: Münchener Kommentar zum BGB, Band 5, § 630c Rn. 71; *Neuner*, ZfpW 2015, 257, 280.

[62] *Spickhoff*, in: Spickhoff, Medizinrecht, BGB, § 630c Rn. 44; *Wagner*, in: Münchener Kommentar zum BGB, Band 5, § 630e Rn. 63.

[63] *Deutsch/Spickhoff*, Medizinrecht, Rn. 500.

intensiv mit der Ausübung seines Rechts auf Nichtwissen auseinandersetzt und informiert verzichtet, ohne dass gleichzeitig konkrete Informationen zu dessen Gesundheitszustand vorweggenommen werden.

V. Erklärung als Teil der Patientenverfügung

Um die Achtung des eigenen Rechts auf Nichtwissen jederzeit zu gewähr-leisten, ist es denkbar, eine Verzichtserklärung den Unterlagen der eigenen Patientenverfügung beizulegen oder diese beim Hausarzt oder bei Angehörigen zu hinterlegen.

VI. Fazit

Zur Schaffung von Rechtssicherheit für Patient und Arzt ist es empfehlens-wert, dass der Patient sein Recht auf Nichtwissen im Rahmen eines informierten Verzichts ausübt. Durch die Einhaltung der oben aufgefächerten Anforderungen an Form und Inhalt wird ermöglicht, dass der Patient sich – falls nicht bereits geschehen – umfassend mit seinem Recht auf Nichtwissen auseinandersetzt und ihm die Verbindlichkeit seiner Entscheidung und ihre Auswirkungen vor Augen geführt werden. Eine detaillierte Erklärung unterstützt zudem den Arzt darin, die Rechte des Patienten vollumfänglich zu wahren, ohne sich selbst Haftungsrisiken auszusetzen.

D. Zusammenfassung

Während augenscheinlich sowohl der ausdrückliche Verzicht des Patienten auf die Aufklärung als auch die Vorenthaltung von Informationen durch den Arzt zum gleichen Ergebnis – nämlich einer fehlenden Kenntnis des Patienten von bestimmten Aufklärungsumständen – führen, ist der Weg zu diesem Ergebnis hier ganz entscheidend. Richtigerweise ist die Rechtfertigung einer unvollständi-gen Aufklärung oder gar die Verheimlichung einer Diagnose durch die Berufung auf das therapeutische Privileg heute nicht mehr denkbar. Dennoch bietet das heutige Behandlungsvertragsrecht die Möglichkeit, dass der Patient selbst einen Verzicht erklärt und auf diese Weise sein Recht auf Nichtwissen ausübt.

Um das Recht auf Nichtwissen des Patienten „praxistauglich" zu machen und eine rechtssichere Ausübung zu ermöglichen, kann auf die Grundsätze des infor-mierten Verzichts zurückgegriffen werden. Mittels exemplarischer Situationen und Hinweisen zu den Konsequenzen werden dem Patienten die Auswirkungen der rechtsverbindlichen Verzichtserklärung vor Augen geführt. Diese Herange-hensweise unterstützt Arzt und Patienten gleichermaßen und verringert das Miss-brauchspotential.

Kapitel 7

Recht auf Nichtwissen im Gendiagnostikgesetz

A. Übersicht über das Gendiagnostikgesetz

Als Reaktion auf die rapiden Entwicklungen im Bereich der Humangenomforschung soll durch das Gendiagnostikgesetz nicht nur der Diskriminierungsgefahr vorgebeugt, sondern gleichzeitig einzuhaltende Mindest-Schutzstandards zur Qualitätssicherung genetischer Analysen etabliert werden.[1] Das Gendiagnostikgesetz[2] (im Folgenden: GenDG) enthält für genetische Untersuchungen zu medizinischen Zwecken, zur Klärung der Abstammung, im Versicherungsbereich sowie im Arbeitsleben Vorschriften, die gemäß § 1 GenDG das Recht des Einzelnen auf informationelle Selbstbestimmung und den Schutz der Würde des Menschen gewährleisten und eine Benachteiligung aufgrund genetischer Eigenschaften verhindern sollen.[3] Ausdrücklich normiert § 4 Abs. 1 GenDG: „Niemand darf wegen seiner oder der genetischen Eigenschaften einer genetisch verwandten Person, wegen der Vornahme oder Nichtvornahme einer genetischen Untersuchung oder Analyse bei sich oder einer genetisch verwandten Person oder wegen des Ergebnisses einer solchen Untersuchung oder Analyse benachteiligt werden."

B. Genetische Untersuchungen zu medizinischen Zwecken

Abschnitt 2 über genetische Untersuchungen zu medizinischen Zwecken normiert neben dem Arztvorbehalt in § 7 GenDG ausführlich auch die Anforderungen an die Einwilligung[4] und Aufklärung,[5] genetische Beratung[6] und Mitteilung[7] der Ergebnisse genetischer Untersuchungen und Analysen sowie Aufbewahrung und Vernichtung der Ergebnisse.[8] Darüber hinaus finden sich auch Regelungen

---

[1] BT-Drs. 16/10532 S. 16.

[2] Gendiagnostikgesetz vom 31. Juli 2009 (BGBl. I S. 2529, 3672), das zuletzt durch Artikel 23 des Gesetzes vom 20. November 2019 (BGBl. I S. 1626) geändert worden ist.

[3] *Diller*, in: Boecken/Düwell/Diller/Hanau, Gesamtes Arbeitsrecht, GenDG § 19 Rn. 2; *Aligbe*, in: Aligbe, Einstellungs- und Eignungsuntersuchungen, K. Besondere Fallgruppen, Rn. 916; *Nebel*, in: Dornbusch, Arbeitsrecht, GenDG § 1 Rn. 1.

[4] § 8 GenDG.

[5] § 9 GenDG.

[6] § 10 GenDG.

[7] § 11 GenDG.

[8] § 12 GenDG.

zu genetischen Untersuchungen bei nicht einwilligungsfähigen Personen[9] oder im vorgeburtlichen Bereich.[10] In § 16 GenDG wird schließlich die Reihenuntersuchung geregelt, bei der es sich um eine genetische Untersuchung zu medizinischen Zwecken handelt, die systematisch der gesamten Bevölkerung oder bestimmten Personengruppen in der gesamten Bevölkerung angeboten wird, ohne dass bei der jeweiligen betroffenen Person notwendigerweise Grund zu der Annahme besteht, sie habe die genetischen Eigenschaften, deren Vorhandensein mit der Untersuchung geklärt werden soll.[11] Insbesondere auf die Regelungen zu Aufklärung, Einwilligung und Aufbewahrung der Ergebnisse wird auch in den weiteren Abschnitten des GenDG Bezug genommen und werden teilweise modifiziert.

Zum besseren Verständnis wird zunächst der Ablauf einer genetischen Untersuchung zu medizinischen Zwecken anhand des Gesetzeswortlauts skizziert, bevor eine detaillierte rechtliche Einordnung der Aufklärungspflichten und Anforderungen an Einwilligung, Mitteilung und Aufbewahrung erfolgt.

I. Ablauf einer genetischen Untersuchung zu medizinischen Zwecken

Für die Durchführung einer genetischen Untersuchung zu medizinischen Zwecken sind – wie bei jedem medizinischen Eingriff[12] – eine Aufklärung des Patienten und seine anschließende Einwilligung Voraussetzung. Nach § 9 Abs. 1 S. 1 GenDG ist der Patient über Wesen, Bedeutung und Tragweite der genetischen Untersuchung aufzuklären und ihm im Anschluss eine angemessene Bedenkzeit bis zur Entscheidung über die Einwilligung einzuräumen. § 9 Abs. 2 GenDG enthält darüber hinaus eine nicht abschließende Aufzählung weiterer obligatorischer und für gendiagnostische Untersuchungen spezifische Inhalte der Aufklärung, die im Folgenden näher erläutert werden.

Gemäß § 8 Abs. 1 S. 1 GenDG darf die genetische Untersuchung und die Gewinnung der dafür erforderlichen Probe nur erfolgen, wenn die betroffene Person ausdrücklich und schriftlich gegenüber der verantwortlichen ärztlichen Person einwilligt. Hervorzuheben ist in diesem Kontext, dass nach § 8 Abs. 1 S. 2 GenDG die Einwilligung darüber hinaus sowohl die Entscheidung über den Umfang der genetischen Untersuchung als auch die Entscheidung, ob und inwieweit das Untersuchungsergebnis zur Kenntnis zu geben oder zu vernichten ist, umfasst. Nach § 8 Abs. 2 GenDG ist zudem ein jederzeitiger Widerruf der Einwilligung mit Wirkung für die Zukunft möglich.

---

[9] § 14 GenDG.

[10] § 15 GenDG.

[11] Vgl. § 3 Nr. 9 GenDG.

[12] Vgl. Kapitel 6, B. I.

Eine Besonderheit des Gendiagnostikrechts ist das in § 10 GenDG festge-schriebene Erfordernis der genetischen Beratung der betroffenen Person, deren genaue Ausgestaltung (z. B. Zeitpunkt der Beratung, durchführende Person) sich nach dem Zweck der Untersuchung – diagnostisch oder prädiktiv – richtet. Bei Anhaltspunkten, dass genetisch Verwandte der betroffenen Person Träger der zu untersuchenden genetischen Eigenschaften mit Bedeutung für eine vermeidbare oder behandelbare Erkrankung oder gesundheitliche Störung sind, umfasst die genetische Beratung nach § 10 Abs. 3 S. 4 GenDG auch die Empfehlung, diesen Verwandten eine genetische Beratung zu empfehlen.[13]

Die Mitteilung der Ergebnisse der genetischen Untersuchung oder Analyse er-folgt nach den Maßgaben des § 11 GenDG, wobei nach § 11 Abs. 1 GenDG das Ergebnis grundsätzlich nur der betroffenen Person und nur durch die verantwort-liche ärztliche Person oder die Ärztin oder den Arzt, der die genetische Beratung durchgeführt hat, mitgeteilt werden darf. Voraussetzung für die Mitteilung ist nach § 11 Abs. 3 GenDG die ausdrückliche und schriftliche Einwilligung der be-troffenen Person. Nach § 11 Abs. 4 GenDG darf das Ergebnis der betroffenen Person nicht mitgeteilt werden, soweit diese die Vernichtung des Ergebnisses an-geordnet hat oder ihre Einwilligung widerrufen hat. Die Mitteilung der Ergeb-nisse erfolgt also – oder erfolgt eben gerade nicht – spiegelbildlich zu den im Rahmen der Einwilligung gemachten Angaben.

II. Die Aufklärungspflichten nach § 9 GenDG

Vor der Einholung der Einwilligung hat die verantwortliche ärztliche Person die betroffene Person über Wesen, Bedeutung und Tragweite der genetischen Un-tersuchung aufzuklären.[14] In § 9 Abs. 2 GenDG werden die Aufklärungspflichten des Arztes konkretisiert, wobei die Aufzählung dem Wortlaut nach nicht ab-schließend[15] ist. Neben Zweck, Art, Umfang und Aussagekraft der genetischen Untersuchung und auch der Bedeutung der zu untersuchenden genetischen Ei-genschaften für eine Erkrankung oder gesundheitliche Störung sowie die Mög-lichkeiten, sie zu vermeiden, ihr vorzubeugen oder sie zu behandeln (Nr. 1), ist auch über gesundheitliche Risiken, die mit der Kenntnis des Ergebnisses der ge-netischen Untersuchung […] verbunden sind (Nr. 2), aufzuklären. Besonders her-vorzuheben sind darüber hinaus die Aufklärungspflichten bezüglich des Rechts der betroffenen Person, die Einwilligung jederzeit zu widerrufen (Nr. 4) sowie des Rechts der betroffenen Person auf Nichtwissen einschließlich des Rechts, das

---

[13] Auf die Frage, wie sich die Umsetzung konkret im Hinblick auf das Recht auf Nichtwissen der betreffenden Person gestaltet, wird in den folgenden Ausführungen ein-gegangen, vgl. Kapitel 7, B. V. 3. e).

[14] § 9 Abs. 1 S. 1 GenDG.

[15] „Die Aufklärung umfasst insbesondere: […]“, § 9 Abs. 2 GenDG.

Untersuchungsergebnis oder Teile davon nicht zur Kenntnis zu nehmen, sondern vernichten zu lassen (Nr. 5).

1. Insbesondere: Gesundheitliche Risiken

Die Aufklärung der betroffenen Person muss gemäß § 9 Abs. 2 Nr. 2 GenDG auch gesundheitliche Risiken, die mit der Kenntnis des Ergebnisses der genetischen Untersuchung und der Gewinnung der dafür erforderlichen genetischen Probe für die betroffene Person verbunden sind, umfassen.

a) Gesetzesbegründung BT-Drs. 16/10532

Dieser Bestandteil der Aufklärung stellt insoweit eine Besonderheit dar, als dass der Gesetzgeber dem Wortlaut nach davon ausgeht, dass die Kenntnis des Ergebnisses einer Untersuchung für die betroffene Person mit gesundheitlichen Risiken verbunden ist oder sein kann, und somit ausdrücklich anerkennt, dass schon die Kenntnis bestimmter Umstände bei der betroffenen Person nicht nur schädliche psychische, sondern ebenso schädliche physische Auswirkungen zur Folge haben kann. Welche gesundheitlichen Risiken der Gesetzgeber konkret vor Augen hatte, als er die Regelung schuf, lässt sich jedenfalls aus den Gesetzesmaterialien nicht ableiten. Fast wortgleich zum Gesetzestext heißt es nämlich in der Gesetzesbegründung: „Die Aufklärung erstreckt sich auch auf mögliche gesundheitliche Risiken, die mit der Kenntnis des Ergebnisses der genetischen Untersuchung selbst, aber auch mit der Gewinnung der dafür erforderlichen genetischen Probe verbunden sind. Dies gilt auch für die Risiken für den Embryo oder Fötus bei einer vorgeburtlichen genetischen Untersuchung."[16] Die Aufnahme einer Aufklärung über mit der Kenntnis der Untersuchungsergebnisse zusammenhängende gesundheitliche Risiken ist begrüßenswert, da im gendiagnostischen Bereich die psychische Belastung durch die Mitteilung der Feststellung des Vorliegens oder der bloßen Wahrscheinlichkeit im Hinblick auf eine genetische Disposition besonders hoch sein kann.

b) Die Richtlinie der Gendiagnostik-Kommission
des Robert Koch-Instituts

Hinweise hinsichtlich der Aufklärung über die mit der Kenntnis einhergehenden gesundheitlichen Risiken enthält die gemäß § 23 Abs. 2 Nr. 3 GenDG erstellte Richtlinie der Gendiagnostik-Kommission (GEKO) für die Anforderungen an die Inhalte der Aufklärung bei genetischen Untersuchungen zu medizinischen Zwecken[17], die in Bezug auf den allgemeinen Stand der Wissenschaft und Tech-

---

[16] BT-Drs. 16/10532, S. 27.
[17] GEKO-RL, Bundesgesundheitsbl. 2017, S. 923–927.

nik formuliert und regelmäßig überarbeitet wird. Ziel der Ausarbeitung dieser
Richtlinien ist die Gewährleistung einer kontinuierlichen Beobachtung und Bewertung der Entwicklungen im Bereich der Gendiagnostik.[18]

aa) Grundsätzliche Kritik an der Richtlinienkompetenz der GEKO

Umstritten ist jedoch, inwieweit die Ausgestaltung der rechtlichen Anforderungen – hier an den Aufklärungsinhalt – mittels GEKO-Richtlinien überhaupt trag-
fähig ist. Die Richtlinien enthalten Klarstellungen und Konkretisierungen für die
Praxis, die über eine bloße Hilfestellung hinaus auch erheblichen Einfluss auf die
ärztliche Berufsausübung haben können.[19] Insoweit kann ihnen durchaus auch
regelnder und rechtsetzender Charakter zukommen.[20] Dabei wird in der Literatur
zu recht davon ausgegangen, dass die Ärzteschaft ihr Handeln zur Vermeidung
von haftungsrechtlichen Risiken eng an den Vorgaben der Richtlinie orientiert.[21]
Da es sich bei den Richtlinien der GEKO um untergesetzliche Normen handelt,
wird in diesem Zusammenhang einerseits diskutiert, ob die Übertragung dieses
Regelungsbereichs von der Kompetenz des Bundesgesetzgebers umfasst ist,[22]
sowie andererseits, ob Regelungen zu grundrechtswesentlichen Fragen mittels
dieser Richtlinien getroffen werden dürfen oder ob diese nicht vielmehr eines
förmlichen Gesetzes bedürfen.[23]

Jedenfalls die Frage nach einer bestehenden Gesetzeskompetenz des Bundes
wird im Einklang mit der wohl herrschenden Meinung in der Literatur zu bejahen sein.[24] Denn gemäß Art. 74 Abs. 1 Nr. 26 GG erstreckt sich die konkurrie-
rende Gesetzgebung auf die medizinisch unterstützte Erzeugung menschlichen
Lebens, die Untersuchung und die künstliche Veränderung von Erbinformationen
sowie Regelungen zur Transplantation von Organen, Geweben und Zellen und
somit auch auf den Regelungsbereich des Gendiagnostikgesetzes. Soweit vertreten wird, dass jedenfalls solche Gebiete, die ausschließlich berufsrechtlichen
Charakter haben, der Kompetenz des Landesgesetzgebers unterfallen und somit
nicht dem Regelungsbereich der GEKO übertragen werden könnten,[25] wird dem

---

[18] *Cramer*, MedR 2016, 512; *Fenger*, in: Spickhoff, Medizinrecht, GenDG § 24
Rn. 3

[19] *Gründel*, in: Kern, GenDG, § 23 Rn. 7.

[20] *Gründel*, in: Kern, GenDG, § 23 Rn. 7 und 8; *Winkler* NJW 2011, 889, 890 f.;
Hübner/Pühler, MedR 2010, 676, 680; *Rosenau*, in: Duttge/Engel/Zoll, Gendiagnostikgesetz, S. 71–73.

[21] *Gründel*, in: Kern, GenDG, § 23 Rn. 9.

[22] *Hübner/Pühler*, MedR 2010, 676, 680; *Gründel*, in: Kern, GenDG, § 23 Rn. 11;
Rosenau, in: Duttge/Engel/Zoll, Gendiagnostikgesetz, S. 74 m.w. N.

[23] *Gründel*, in: Kern, GenDG, § 23 Rn. 12.

[24] *Gründel*, in: Kern, GenDG, § 23 Rn. 11; *Rosenau*, in: Duttge/Engel/Zoll, Gendiagnostikgesetz, S. 74 m.w. N.; a. A. *Hübner/Pühler*, MedR 2010, 676, 680.

[25] *Hübner/Pühler*, MedR 2010, 676, 680.

entgegengehalten, dass der erforderliche Schutz der Freiheitsrechte der Betroffenen nur dann umfassend gewährleistet werden könne, wenn über die allgemeinen Regelungen hinaus auch solche für die Qualifikation der Ärzte sowie ihnen obliegende Pflichten von der Kompetenzzuweisung des Art. 74 Abs. 1 Nr. 26 GG umfasst sind.[26] Insoweit wird teils auch von einer Kompetenz „kraft Natur der Sache" bzw. kraft „Annexkompetenz" gesprochen.[27] Dem ist zuzustimmen. Eine Ausklammerung „rein berufsrechtlicher" Regelungen der Richtlinien würde zu einer künstlichen Aufspaltung der Materie führen. Maßgeblich für einen umfassenden Schutz der Rechte des Betroffenen ist jedoch das Zusammenspiel dieser Ebenen. Auch ist zu bezweifeln, dass in allen Fällen eine trennscharfe Differenzierung zwischen berufsrechtlichen und biomedizinrechtlichen Aspekten möglich ist, da die Teilbereiche vielfach ineinandergreifen.

Schwerer wiegt die Diskussion um die Frage, ob die Richtlinien der GEKO als untergesetzliche Normen Regelungen zu grundrechtswesentlichen Fragen enthalten dürfen oder ob insoweit der Vorbehalt des Gesetzes Beachtung finden muss.[28] Ob, wie teils vertreten, die grundsätzlich erforderliche vom Volk ausgehende ununterbrochene Legitimationskette zur Übertragung bestimmter Materien der Rechtsetzung auf Exekutive oder Selbstverwaltungskörperschaften dann einem geringeren Grad an Legitimation genügen darf, wenn das Defizit durch andere Aspekte ausgeglichen wird,[29] scheint zweifelhaft. Die insoweit angeführten Gesichtspunkte der Erforderlichkeit und Wahrung hoher Aktualität, Unabhängigkeit sowie besonderer Eignung und Sachnähe des Gremiums vermögen nicht über den Umstand hinwegzutäuschen, dass § 23 Abs. 1 S. 3 GenDG die GEKO dazu ermächtigt, sich eine Geschäftsordnung zu geben, die nähere Regelungen zum Verfahren der GEKO und zu der Heranziehung externer Sachverständiger festlegt. Zwar bedarf die Geschäftsordnung der Zustimmung des Bundesministeriums für Gesundheit.[30] Diese Zustimmung ersetzt jedoch nicht die gesetzgeberische Sicherstellung, dass die Ausführungsvorschriften den gesetzlichen Grundentscheidungen entsprechen. Auch ist kein rechtsdogmatischer Anknüpfungspunkt ersichtlich, weshalb die genannten Aspekte der Wahrung hoher Aktualität sowie die besondere fachliche Qualifikation der Mitglieder den Ausgleich eines Legitimationsdefizit bedeuten sollen, dies insbesondere vor dem Hintergrund, dass die zeitliche Komponente im Bereich der Rechtsetzung ein allgemeines Problem darstellt.

---

[26] *Gründel*, in: Kern, GenDG, § 23 Rn. 11; *Rosenau*, in: Duttge/Engel/Zoll, Gendiagnostikgesetz, S. 74 m.w. N.

[27] *Rosenau*, in: Duttge/Engel/Zoll, Gendiagnostikgesetz, S. 74.

[28] *Winkler*, NJW 2011, 889, 890; *Taupitz*, MedR 2013, 1, 3; *Gründel*, in: Kern, GenDG, § 23 Rn. 12.

[29] *Gründel*, in: Kern, GenDG, § 23 Rn. 13; zum Erfordernis des Legitimationszusammenhangs siehe *Grzeszick*, in: Maunz/Dürig, Art. 20 Rn. 117 ff.

[30] § 23 Abs. 1 S. 3 a. E.

Eine unmittelbare Geltung für die ärztliche Berufsausübung im Bereich der Gendiagnostik kann der Richtlinie der GEKO in Ermangelung einer ausreichenden demokratischen Legitimierung nicht zugesprochen werden.[31] Gleichwohl können die in ihr enthaltenen Regelungen bis zu einer gesetzlichen Klarstellung als Orientierungshilfe ohne Rechtsverbindlichkeit herangezogen werden.

bb) Inhalt

In der Richtlinie über die Aufklärungsinhalte im Hinblick auf § 9 Abs. 2 Nr. 2 GenDG heißt es wörtlich: „Es ist über die gesundheitlichen Risiken aufzuklären, die bei der Gewinnung des für die genetische Untersuchung erforderlichen Probenmaterials auftreten können. [...] Weiterhin ist auf mögliche psychische Belastungen und soziale Auswirkungen hinzuweisen, die sich aus einem positiven, negativen oder unklaren Ergebnis der genetischen Untersuchung ergeben können. Ggf. soll auf Angebote psychosozialer Unterstützung hingewiesen werden. [...]"[32]

Der Gesetzeswortlaut, der sich zunächst noch recht allgemein auf „gesundheitliche Risiken" bezieht, wird durch die in der Richtlinie hervorgehobenen möglichen Auswirkungen eines Ergebnisses auf die psychische Gesundheit sowie auf das Sozialgeflecht der betroffenen Person ergänzend auszulegen sein. Durch die Einordnung psychischer Belastungen und sozialer Auswirkungen unter den Begriff der gesundheitlichen Risiken wird eine Erweiterung des Gesundheitsbegriffs von rein physischen Beschwerden um wichtige weitere Faktoren vorgenommen und misst ihnen einen gleichwertig hohen Stellenrang zu. Dies ist nicht selbstverständlich, da psychische Belastungen und soziale Auswirkungen jedenfalls im Behandlungsvertragsrecht keine ausdrücklich benannten Aufklärungsinhalte darstellen.[33]

Die Ergänzung der Aufklärungspflicht beschränkt sich in diesem Zusammenhang gerade nicht auf den reinen Untersuchungsvorgang mit seiner Bedeutung allein für die physische Gesundheit der betroffenen Person als solcher. Vielmehr werden darüber hinaus die möglichen „Nebenwirkungen" der Kenntnis hinsichtlich psychischer oder sozialer Auswirkungen aufgezeigt, die eine genetische Analyse haben kann. Dies führt eindrucksvoll vor Augen, dass die Kenntnis des Ergebnisses der gendiagnostischen Untersuchung maßgeblichen Einfluss auf die gesamte Lebensführung der betroffenen Person nehmen kann und daher stets eine sorgfältige Abwägung von Nutzen und Gefahren bzw. Risiken erfolgen sollte. Geschützt und gefördert wird das Selbstbestimmungsrecht der betroffen

---

[31] So auch *Taupitz*, MedR 2013, 1, 3, der sie als Deklaration des jeweiligen Stands der Wissenschaft und Technik versteht und ihnen die Funktion von Leitlinien zuweist.

[32] GEKO-RL, Bundesgesundheitsbl. 2017, S. 925.

[33] Vgl. den Wortlaut der § 630c Abs. 2 und § 630e Abs. 1 BGB.

Person, und zwar ergebnisoffen, also unabhängig davon, ob sie letztendlich einer Maßnahme zustimmt oder diese ablehnt.

c) Rechtliche Bewertung

In Anbetracht der Tatsache, dass die Regelungen des GenDG einen in jeder Hinsicht umfassenden rechtlichen Schutz der betroffenen Personen intendieren, ist die offene Formulierung des Gesetzestexts zu den mit der Kenntnisnahme der Ergebnisse einhergehenden Risiken grundsätzlich als zweckmäßig zu erachten. Zwar gehen mit ihr Unsicherheiten über den Aufklärungsinhalt im Einzelfall einher, die auch durch die Richtlinie der Gendiagnostik-Kommission nicht rechtssicher beseitigt werden können. Grund dafür ist die fehlende demokratische Legitimation der von der GEKO erlassenen Richtlinien. Gleichwohl kann die Richtlinie als Auslegungshilfe dienen, sodass der betreffenden Person die Möglichkeit gegeben werden soll, neben unmittelbar physisch auftretenden Reaktionen auch potentielle psychische Belastungen und soziale Auswirkungen in ihre Entscheidung über die Einwilligung in die jeweilige gendiagnostische Maßnahme einzubeziehen und sich ihre Wirkkraft vor Augen zu führen. Da diese je nach potentieller genetischer Disposition, Vorerkrankung, aber auch nach Lebensumständen und sozialem Umfeld variieren können, ist es an der verantwortlichen ärztlichen Person, die gesetzlichen Maßstäbe auf den jeweiligen Einzelfall anzuwenden. Der auf diese Weise geschaffene ärztliche Freiraum ermöglicht ein auf die Bedürfnisse des einzelnen Patienten ausgerichtetes Vorgehen. Gleichzeitig ist die sorgfältige Durchführung der Anamnese sowie ein hohes Einfühlungsvermögen durch die ärztliche Person gefordert.

2. Insbesondere: Recht auf Nichtwissen im gendiagnostikrechtlichen Sinne

Im Rahmen der Aufklärung im Vorfeld einer genetischen Untersuchung muss die betroffene Person, die eine genetische Untersuchung zu medizinischen Zwecken durchführen lassen möchte, gemäß § 9 Abs. 2 Nr. 5 GenDG darüber aufgeklärt werden, dass sie ein Recht auf Nichtwissen hat.

Die ausdrückliche Nennung und Aufnahme des Rechts auf Nichtwissen in den notwendigen Inhalt der Aufklärung vor einer genetischen Untersuchung unterstreicht die ihm zugemessene große Bedeutung im Bereich der Genanalyse. Erklärungen des Patienten in diesem Zusammenhang binden den Arzt im Hinblick auf seine Mitteilungspflichten unmittelbar. Denn nach § 8 Abs. 1 S. 2 GenDG umfasst die Einwilligung nicht nur die Entscheidung über den Umfang der genetischen Untersuchung, sondern auch die Entscheidung darüber, ob und inwieweit das Untersuchungsergebnis zur Kenntnis zu geben oder zu vernichten ist.

Im besonderen Kontext der genetischen Analyse zu diagnostischen Zwecken muss der Patient ausdrücklich auf das ihm zustehende Recht, die Ergebnisse sei-

ner Untersuchung nicht zur Kenntnis zu nehmen, hingewiesen werden. Die Aufklärung über das gendiagnostikrechtliche Recht auf Nichtwissen ergänzt insoweit
die Aufklärungspflicht des § 9 Abs. 2 Nr. 2 GenDG über gesundheitliche Risiken, die mit der Kenntnis des Ergebnisses der genetischen Untersuchung einhergehen.

a) Umfang des Rechts auf Nichtwissen

Der konkrete Umfang des in § 9 Abs. 2 Nr. 5 GenDG normierten Rechts auf
Nichtwissen lässt sich dem bloßen Wortlaut der Regelung nach nicht abschließend bestimmen. Denn danach umfasst die Aufklärung vor einer gendiagnostischen Untersuchung „das Recht der betroffenen Person auf Nichtwissen einschließlich des Rechts, das Untersuchungsergebnis oder Teile davon nicht zur
Kenntnis zu nehmen, sondern vernichten zu lassen". Das Recht, (Teil-)Unter-
chungsergebnisse nicht zur Kenntnis zu nehmen, stellt somit im Rahmen des
GenDG einen wesentlichen Bestandteil des Rechts auf Nichtwissen dar. Gleichzeitig legt der Gesetzeswortlaut durch Verwendung des Wortes „einschließlich"
nahe, dass das Recht auf Nichtwissen nicht auf die Entscheidung über die Kenntnisnahme der Untersuchungsergebnisse beschränkt sein soll, sondern weitreichender angelegt ist.

Die Gesetzesbegründung gibt im Wesentlichen den Wortlaut des § 9 Abs. 2
Nr. 5 GenDG wieder. So bestehe eine Pflicht der verantwortlichen ärztlichen Person zu einem ausdrücklichen Hinweis auf das Recht auf Nichtwissen, sodass die
betroffene Person zu jedem beliebigen Zeitpunkt jede weitere Information ablehnen und insoweit ebenso die Vernichtung dieser ihr unbekannten Information verlangen könne.[34] Hinsichtlich der näheren Bestimmungen der Anforderungen an
den Inhalt der Aufklärung wird auf die Richtlinien der Gendiagnostik-Kommission nach § 23 Abs. 2 Nr. 3 GenDG verwiesen.[35]

b) Die Richtlinie der Gendiagnostik-Kommission
des Robert Koch-Instituts

Gemäß der Richtlinie der GEKO für die Anforderungen an die Inhalte der
Aufklärung bei genetischen Untersuchungen zu medizinischen Zwecken soll die
betroffene Person sowohl auf ihr jederzeitiges Widerrufsrecht als auch auf ihr
Recht auf Nichtwissen hingewiesen werden.[36] Eine abschließende Aufzählung
hinsichtlich des Umfangs des Rechts auf Nichtwissen findet sich auch an dieser
Stelle nicht. Bereits vor der Konkretisierung der einzelnen Aufklärungsinhalte
wird klargestellt, dass die betroffene Person „über ihr Recht auf Nichtwissen aufzuklären [ist], insbesondere darüber, dass sie eine genetische Untersuchung nicht

---

[34] BT-Drs. 16/10532, S. 27.
[35] BT-Drs. 16/10532, S. 28.
[36] GEKO-RL, Bundesgesundheitsbl. 2017, S. 926.

durchführen lassen muss".[37] Im Folgenden wird erörtert, dass zum Recht auf Nichtwissen „insbesondere [gehört], dass [die betroffene Person] jederzeit auf die Kenntnisnahme von Ergebnissen der genetischen Untersuchung oder Teilen davon verzichten kann, die ihr zu dem gegebenen Zeitpunkt noch unbekannt sind. Die betroffene Person kann weiterhin jederzeit verlangen, dass nicht mitgeteilte Ergebnisse genetischer Untersuchungen und Analysen in ihren Untersuchungs-unterlagen von der verantwortlichen ärztlichen Person vernichtet werden. Die ver-antwortliche ärztliche Person hat dafür Sorge zu tragen, dass die Information über den Widerruf an die beauftragte Person oder Einrichtung weitergegeben wird".[38]

Die Richtlinie unterstreicht also das Zusammenspiel von Widerruf und Recht auf Nichtwissen, was sich nicht nur darin zeigt, dass die getroffenen Ausführun-gen zu beiden Aspekten gemeinsam und teils vermischt angestellt werden. Eine trennscharfe Abgrenzung des Widerrufs auf der einen Seite und des Rechts auf Nichtwissen auf der anderen Seite ist im gendiagnostikrechtlichen Kontext kaum möglich. Auch an dieser Stelle ist zudem darauf hinzuweisen, dass die Richtlinie mangels ausreichender Legitimation lediglich als Orientierungshilfe herangezo-gen werden kann. Dennoch ist die folgende Differenzierung denkbar: Bei dem namentlich in § 9 Abs. 2 Nr. 5 GenDG genannten Recht auf Nichtwissen handelt es sich um die Rechtsposition als solche, die die betroffene Person innehat. Auf-geklärt werden soll über die Existenz eben dieser Rechtsposition. Dies versetzt die betroffene Person in die Lage, grundsätzlich zu jedem Zeitpunkt und auch bereits im Rahmen der Aufklärung von ihrem Recht auf Nichtwissen Gebrauch zu machen und die Mitteilung der Untersuchungsergebnisse zu unterbinden.

Bei dem Widerruf hingegen handelt es sich – ebenso wie bei der Erklärung der Ausübung des Rechts auf Nichtwissen von Anfang an – um ein probates Mittel, das Recht auf Nichtwissen auch nach einer zunächst erteilten Einwilligung wirk-sam und schnell auszuüben; er bietet der betroffenen Person die Möglichkeit, Willensänderungen jederzeit vergleichsweise unkompliziert mit Wirkung für die Zukunft mitteilen zu können. Über diese Möglichkeit muss die betroffene Person gemäß § 9 Abs. 2 Nr. 4 GenDG aufgeklärt werden. Als maßgeblicher Anwen-dungsbereich des Widerrufs wird daher insbesondere der Zeitraum nach einer bereits erfolgten genetischen Untersuchung, aber noch vor Mitteilung der ermit-telten Ergebnisse anzusehen sein.

c) Zusammenfassung

Die Einordnung des Rechts auf Nichtwissen als zwingender Bestandteil der Aufklärung vor einer gendiagnostischen Untersuchung unterstreicht seine bedeu-tende Rolle in diesem medizinischen Teilgebiet. Die einfachgesetzliche Ausprä-

---

[37] GEKO-RL, Bundesgesundheitsbl. 2017, S. 924.
[38] GEKO-RL, Bundesgesundheitsbl. 2017, S. 926.

gung des Rechts auf Nichtwissen gibt dem Rechtsanwender unter Einbeziehung der Richtlinie als Orientierungshilfe zwar konkretere Maßgaben an die Hand und soll auf diese Weise die Ausübung dieses Rechts erleichtern. Die einzelfallbezogene Anpassung an die aktuelle Behandlungs- und Beratungssituation obliegt aber weiterhin der für die Aufklärung verantwortlichen ärztlichen Person.

3. Fazit

Im Hinblick auf die Vielzahl der in § 9 GenDG niedergeschriebenen Aufklärungspflichten des Arztes vor der Durchführung einer genetischen Untersuchung sind für die Beleuchtung des Rechts auf Nichtwissen als Teil des Rechts auf informationelle Selbstbestimmung insbesondere die Aufklärungspflicht über gesundheitliche Risiken, die mit der Kenntnis der Untersuchungsergebnisse einhergehen können, sowie über das Recht auf Nichtwissen, das der betreffenden Person zusteht, von besonderer Bedeutung.

Wenngleich der Gesetzestext bezüglich der gesundheitlichen Risiken recht offen formuliert ist, bieten jedenfalls die Ausführungen in der Richtlinie der GEKO Aufschluss über die beabsichtigten Aufklärungsinhalte. Insbesondere werden danach nicht nur unmittelbare physische Auswirkungen erfasst. Vielmehr sollen auch psychische Folgen sowie mögliche Konsequenzen im Hinblick auf das Sozialgefüge des Patienten aufgezeigt werden. Die Information über derartige Folgeerscheinungen ermöglicht wiederum dem Patienten eine bessere Abwägung im Hinblick auf Risiken und Nutzen einer solchen Untersuchung und unterstreicht das damit auch durch den Gesetzgeber anerkannte Bedürfnis nach einer rechtlichen Ausgestaltung des Rechts auf Nichtwissen.

Die konkrete Aufklärungspflicht hinsichtlich des Rechts auf Nichtwissen der betroffenen Person geht Hand in Hand mit dem Recht, die Einwilligung jederzeit zu widerrufen. Der Patient hat im Rahmen seines Rechts auf Nichtwissen schon bei Erteilung der Einwilligung die Möglichkeit, den Informationsfluss einzugrenzen und sich vor der Mitteilung des Ergebnisses oder Teilen hiervon zu schützen. Macht er von dieser Möglichkeit keinen Gebrauch, so kann er jederzeit die Einwilligung widerrufen. Die Aufnahme des Rechts auf Nichtwissen und des Widerrufsrechts als notwendige Aufklärungsbestandteile unterstreicht den hohen Stellenwert des Rechts auf informationelle Selbstbestimmung, das eben nicht ausschließlich auf Informationsgewinn ausgelegt sein muss, sondern auch die Ablehnung von Informationen schützt.

III. Der Aufklärungsverzicht im Gendiagnostikrecht

Die Diskussion um die Möglichkeit der betreffenden Person, einen umfassenden oder teilweisen Verzicht hinsichtlich der Aufklärungsbestandteile des § 9 GenDG vor einer genetischen Untersuchung zu erklären, wirft einerseits die

Frage auf, ob dieser Aufklärungsverzicht unter das Recht auf Nichtwissen in seiner behandlungsvertragsrechtlichen Ausprägung der §§ 630c Abs. 4,[39] 630e Abs. 3 BGB[40] oder unter die spezialgesetzliche Ausprägung des GenDG fällt. Andererseits ist zu klären, welche Anforderungen an einen Aufklärungsverzicht im Rahmen einer gendiagnostischen Untersuchung zu stellen sind.

1. Dogmatische Einordnung

Das Recht, auf die Kenntnisnahme des gesamten oder teilweisen Aufklärungs- inhalts zu verzichten, findet sich auf einfachgesetzlicher Ebene im Behandlungs- vertragsrecht der §§ 630a ff. BGB und gilt grundsätzlich für alle Behandlungs- verhältnisse.[41] Da es sich bei gendiagnostischen Untersuchungen jedoch um spezialgesetzlich geregelte Maßnahmen handelt, wären für diese zunächst et- waige Regelungen zu einem Aufklärungsverzicht im GenDG maßgeblich. Als normative Grundlage böte sich dafür wiederum das in § 9 Abs. 2 Nr. 5 GenDG niedergeschriebene Recht auf Nichtwissen an.

Anhaltspunkte zur Frage des Aufklärungsverzichts finden sich in der Ge- setzesbegründung im Zusammenhang mit der noch vergleichsweise allgemein formulierten Pflicht zur Aufklärung vor der genetischen Untersuchung aus § 9 Abs. 1 S. 1 GenDG. Dort heißt es: „Dies schließt nicht aus, dass die betroffene Person im Einzelfall auf die Aufklärung oder Teile davon verzichten kann; dies entspricht dem allgemein anerkannten Recht auf Aufklärungsverzicht."[42] Die Möglichkeit, auf die Aufklärung zu verzichten, ist daher vom Gesetzgeber auch im Bereich der genetischen Untersuchungen vorgesehen.

Jedoch erscheint fraglich, ob im Kontext des Gendiagnostikgesetzes die Be- grifflichkeiten des Aufklärungsverzichts und des Rechts auf Nichtwissen de- ckungsgleich sind. Gemäß § 9 Abs. 2 Nr. 5 GenDG umfasst die Aufklärung insbesondere das Recht der betroffenen Person auf Nichtwissen; es handelt sich bei dem Recht auf Nichtwissen also um einen inhaltlichen Bestandteil der Auf- klärung mit dem Ziel, den Patienten über seine Möglichkeiten hinsichtlich des Umgangs mit den ihn betreffenden Untersuchungsergebnissen zu informieren. Im

---

[39] § 630c Abs. 4 BGB: „Der Information des Patienten bedarf es nicht, soweit diese ausnahmsweise aufgrund besonderer Umstände entbehrlich ist, insbesondere wenn die Behandlung unaufschiebbar ist oder der Patient auf die Information ausdrücklich ver- zichtet hat."; siehe hierzu Kapitel 6, B. II.

[40] § 630e Abs. 3 BGB: „Der Aufklärung des Patienten bedarf es nicht, soweit diese ausnahmsweise aufgrund besonderer Umstände entbehrlich ist, insbesondere wenn die Maßnahme unaufschiebbar ist oder der Patient auf die Aufklärung ausdrücklich verzich- tet."; siehe hierzu Kapitel 6, B. I.

[41] Vgl. Kapitel 6, B.

[42] BT-Drs. 16/10532, S. 27.

Gegensatz dazu dient der Aufklärungsverzicht darüber hinaus einer – vorherigen – Beschränkung des Aufklärungsinhalts durch den Patienten.

Möchte der Patient den Informationsfluss der Aufklärung beschränken oder zumindest steuern, muss er dies sinnvollerweise im Vorfeld der Aufklärung tun. Da der Verzicht Wirkung für die gesamte Aufklärung oder ihre Teile entfaltet, ist es fernliegend, einen inhaltlichen Bestandteil eben dieser Aufklärung – hier das Recht auf Nichtwissen – als dogmatische Grundlage für den Verzicht heranzuziehen. Vielmehr liegt – auch mit Blick auf die Formulierung der Gesetzesbegründung – der Schluss nahe, dass der Gesetzgeber das Recht auf Aufklärungsverzicht nicht mit dem konkretisierten Recht auf Nichtwissen im gendiagnostikrechtlichen Sinne, also dem Recht, jederzeit jede weitere Information ablehnen zu können,[43] gleichsetzen will, sondern auch für spezialgesetzlich geregelte genetische Untersuchungen die Grundsätze des Aufklärungsverzichts des allgemeinen Behandlungsvertragsrechts anwendbar sind.

2. Anforderungen an den Aufklärungsverzicht

Die im Schrifttum diskutierte Frage, ob ein Verzicht auf die im GenDG vorgesehene umfassende Aufklärung oder Teile hiervon möglich sein soll, ist bislang nicht abschließend geklärt. Die Möglichkeit der betreffenden Person, die ihr mitzuteilenden Informationen bereits im Vorfeld oder jedenfalls im Rahmen der Aufklärung entsprechend dem eigenen Willen einzuschränken oder gar umfassend auszuschließen, wird größtenteils unter Verweis auf das allgemein anerkannte Recht auf Aufklärungsverzicht bejaht.[44] In dessen Rahmen wiederum wird zum Teil nicht nur eine Beschränkung der Aufklärung auf bestimmte Aspekte, sondern zunächst auch die Zulässigkeit eines vollständigen Aufklärungsverzichts angenommen.[45]

Neben einer ausdrücklichen Verzichtserklärung, die bereits im allgemeinen Behandlungsvertragsrecht erforderlich ist,[46] wird teils die Anforderung gestellt, dass dem Patienten bekannt sein muss, für welchen Bereich er auf die Aufklärung verzichtet, sodass ein allgemeiner Verzicht auf jegliche Art der Aufklärung wegen des Mangels an Bestimmtheit als unwirksam zu werten sei.[47] Vielmehr müsse auch im Falle des Aufklärungsverzichts die Gelegenheit bestehen, sich an-

---

[43] *Stockter*, in: Prütting, Medizinrecht, GenDG § 9 Rn. 22.

[44] *Kern*, in: Kern, GenDG, § 9 Rn. 8; *Stockter*, in: Prütting, Medizinrecht, GenDG § 9 Rn. 6; *Fenger*, in: Spickhoff, Medizinrecht, GenDG § 9 Rn. 1; *Braun*, ZAP 2010, 549, 552; *Häberle*, in: Erbs/Kohlhaas, Strafrechtliche Nebengesetze, GenDG § 9 Rn. 3; *Kern*, in: Laufs/Kern/Rehborn, Handbuch des Arztrechts, § 64 Rn. 44.

[45] „Die betroffene Person kann im Einzelfall auf die Aufklärung oder Teile hiervon verzichten.", vgl. *Fenger*, in: Spickhoff, Medizinrecht, GenDG § 9 Rn. 1.

[46] Vgl. ausführlich Kapitel 6, C. I.

[47] *Stockter*, in: Prütting, Medizinrecht, GenDG § 9 Rn. 6a.

hand schriftlicher Unterlagen die erforderlichen Informationen zur betreffenden Maßnahme zu verschaffen.[48] Als weiterer Ansatz wird ein Rückgriff auf die Mindestanforderungen des § 10 Abs. 2 S. 1 GenDG vorgeschlagen, wonach auf eine genetische Beratung „im Einzelfall nach vorheriger schriftlicher Information über die Beratungsinhalte schriftlich verzichtet" werden kann.[49]

Teils wird die Anwendung der allgemein anerkannten Grundsätze jedoch mit Hinweis auf die Schwere des Eingriffs in das allgemeine Persönlichkeitsrecht, den eine gendiagnostische Untersuchung darstelle, vollends abgelehnt mit der Folge, dass ein Aufklärungsverzicht bei genetischen Untersuchungen nur im Ausnahmefall zuzulassen sei.[50] Die Möglichkeit zur Erklärung eines Aufklärungsverzichts sollen danach nur ärztlich ausgebildete Personen sowie solche Personen haben, bei denen bereits zuvor eine genetische Untersuchung durchgeführt wurde.[51]

Für die rechtliche Bewertung können maßgeblich die Gesetzesbegründung sowie eine Einordnung nach Sinn und Zweck des Gesetzes herangezogen werden.

a) Gesetzesbegründung BT-Drs. 16/10532

Aus den Gesetzesmaterialien geht klarstellend hervor, dass die Aufklärung der betroffenen Person vor genetischen Untersuchungen Voraussetzung für die Ausübung des Selbstbestimmungsrechts und die Abgabe einer wirksamen Einwilligung der betroffenen Person in die genetische Untersuchung ist.[52] Gleichwohl schließe dies nicht aus, dass die betroffene Person im Einzelfall auf die der genetischen Untersuchung vorangehende Aufklärung oder Teile davon „entsprechend dem allgemein anerkannten Recht auf Aufklärungsverzicht"[53] verzichten kann.

Bereits die Gesetzesbegründung erachtet also grundsätzlich den Aufklärungsverzicht für zulässig. Obgleich keine expliziten Anforderungen an den Aufklärungsverzicht genannt werden, ist der Hinweis auf das „allgemein anerkannte Recht" Indiz, dass im Gendiagnostikrecht keine erschwerten Anforderungen an den Aufklärungsverzicht gestellt werden sollen. Hätte der Gesetzgeber gewollt, dass im spezialgesetzlichen Bereich des GenDG von den allgemeinen Grundsätzen abweichende und gegebenenfalls strengere Anforderungen bezüglich des Aufklärungsverzichts gelten sollten, wären diese ausdrücklich in den Gesetzes-

---

[48] *Stockter*, in: Prütting, Medizinrecht, GenDG § 9 Rn. 6a mit Verweis auf S2-Leitlinie medgen 2011, S. 281 ff., Modul Genetische Beratung 5.2.
[49] *Kern*, in: Kern, GenDG, § 9 Rn. 8.
[50] *Genenger*, NJW 2010, 113, 115.
[51] *Genenger*, NJW 2010, 113, 115.
[52] BT-Drs. 16/10532 S. 27.
[53] BT-Drs. 16/10532 S. 27.

text selbst oder jedenfalls in seine Begründung aufgenommen worden. Dem ist jedoch nicht so.

Weiterhin kann nicht davon ausgegangen werden, der Gesetzgeber habe lediglich „vergessen", speziellere Anforderungen an den Aufklärungsverzicht im gendiagnostischen Bereich zu normieren. Vielmehr erwähnt er das „allgemein anerkannte Recht auf Aufklärungsverzicht" im besagten Kontext und sieht im Folgenden bewusst von einer tiefergehenden Erläuterung ab.

b) Sinn und Zweck

Auch der Sinn und Zweck des Gesetzes spricht für die Möglichkeit des Aufklärungsverzichts nach den allgemeinen Grundsätzen und gegen eine Erschwerung seiner Ausübung durch eine Verengung des Anwendungsbereichs. Zweck des GenDG ist es, „die Voraussetzungen für genetische Untersuchungen [...] zu bestimmen und eine Benachteiligung auf Grund genetischer Eigenschaften zu verhindern, um insbesondere die staatliche Verpflichtung zur Achtung und zum Schutz der Würde des Menschen und des Rechts auf informationelle Selbstbestimmung zu wahren".[54]

Dabei ist das Recht auf informationelle Selbstbestimmung maßgebliches Element für die Bewertung der Frage nach den Anforderungen an den Aufklärungsverzicht. Verfassungsrechtlich geschützt ist nicht nur das Recht auf informationelle Selbstbestimmung in seiner positiven Ausprägung, sondern ebenso in seiner negativen Ausprägung als Recht auf Nichtwissen.[55] Eine Erhöhung der Anforderungen an einen Aufklärungsverzicht im Hinblick auf gendiagnostische Untersuchungen würde die Ausübung des Rechts auf Nichtwissen nicht unwesentlich einschränken. Da das GenDG selbst jedoch den hohen Stellenwert des Rechts auf Nichtwissen ausdrücklich betont und einen Hinweis auf dieses als Pflichtinhalt der Aufklärung normiert, kann in diesem Kontext gerade nicht davon ausgegangen werden, dass eine solche Beschränkung gewollt wäre. Vielmehr soll das Selbstbestimmungsrecht der betroffenen Person in jede Richtung und ergebnisoffen gewährleistet und geschützt werden.

Auch der mit dem GenDG bezweckte Schutz vor den Gefahren genetischer Diskriminierung spricht maßgeblich gegen eine Erhöhung der Anforderungen an einen Aufklärungsverzicht im gendiagnostischen Bereich. Die Konsequenzen, die die Diagnose einer genetischen Erkrankung oder auch nur einer Disposition haben kann, sind vielgestaltig und können mit erheblichen psychischen Belastungen einhergehen. Neben einer Auswirkung auf die Lebensgestaltung und Familienplanung ist zu berücksichtigen, dass einmal festgestellte und mitgeteilte Ergebnisse Teil der Patientenakte werden. Daraus können sich, wie sich noch

---

[54] § 1 GenDG.
[55] Vgl. Kapitel 3, D. II. 2.

zeigen wird, wiederum Offenlegungspflichten im Bereich des Versicherungs-
wesens und Arbeitsleben ergeben.[56]

3. Rechtliche Bewertung

Eine wie teils in der Literatur geforderte Erhöhung der Anforderungen an einen Aufklärungsverzicht im gendiagnostischen Bereich überzeugt bei Berücksichtigung der Gesetzgebungsmaterialien sowie nach dem Sinn und Zweck des
Gesetzes nicht. Bei den dort genannten Ausnahmefällen[57], in denen ein Aufklärungsverzicht möglich sein soll, handelt es sich um Konstellationen, in denen
zumindest eine faktische Aufklärung durch Vorwissen gegeben ist. Einschlägig
ärztlich ausgebildete Personen werden sich im Regelfall der Risiken und potentiellen Auswirkungen genetischer Untersuchungen auf die Lebensplanung und
sozialen Umstände bewusst sein. Bei ihnen ist eine Aufklärung nach § 9 GenDG
insofern nicht bzw. nicht im regulären Umfang erforderlich, als dass sie das be-
nötigte Wissen für das Treffen einer informierten Einwilligung bereits besitzen
und in ihre Entscheidung einfließen lassen können. Ähnlich stellt es sich im Fall
solcher Personen dar, bei denen bereits zuvor eine genetische Untersuchung
durchgeführt wurde. Auch hier sind Wesen, Bedeutung und Tragweite der genetischen Untersuchung bereits in der Vergangenheit vermittelt worden. Das Infor-
mationsgefälle zwischen der verantwortlichen ärztlichen Person und der betroffenen Person wäre insofern nicht stark ausgeprägt.

Das Erfordernis einer solchen faktischen Aufklärung würde jedoch regelmäßig
das mit dem Aufklärungsverzicht von der betroffenen Person verfolgte Ziel ver-
eiteln, bewusst auf Informationen bezüglich Risiken und Tragweite zu verzichten
und eine Emotionalisierung und Verunsicherung zu vermeiden.

Die Aufklärung, in deren Rahmen die verantwortliche ärztliche Person über
Wesen, Bedeutung und Tragweite der Untersuchung informiert, wird in ihrem
Umfang abseits des gendiagnostischen Bereichs vom Willen der betreffenden
Person bestimmt. Zwar ist es richtig, dass die im Rahmen einer genetischen Diagnostik zu ermittelnden Informationen sich in besonders einschneidender Weise
auf die weitere Lebensplanung des Patienten auswirken können. Aus diesem
Grund enthält das GenDG Maßgaben für die Aufklärung, die über die regulären
Aufklärungsinhalte im Behandlungsvertragsrecht hinausgehen. Aber gerade aufgrund des lebensverändernden Potentials genetischer Diagnosen hat der Gesetzgeber durch die Normierung des Rechts auf Nichtwissen eine Möglichkeit für
den Patienten geschaffen, sich bewusst gegen die Kenntnisnahme der Ergebnisse
zu entscheiden. Wenn der betroffenen Person „ohnehin" ausdrücklich die Entscheidung zusteht, auf den Inhalt der Untersuchungsergebnisse zu verzichten,

---

[56] Siehe hierzu Kapitel 7, D.
[57] Siehe *Genenger* NJW 2010, 113.

muss ihr erst recht das Recht auf Aufklärungsverzicht, das bereits dem „gewöhnlichen" Behandlungsvertragsverhältnis innewohnt, entsprechend den dort geltenden Grundsätzen zustehen, auf die im Folgenden nochmal eingegangen werden soll.

4. Praktische Anforderungen an den Aufklärungsverzicht im Gendiagnostikrecht

Wie oben[58] bereits dargestellt, handelt es sich bei den entwickelten Grundsätzen des informierten Verzichts im Wesentlichen um folgende Erwägungen: Der Aufklärungsverzicht sollte aus Beweisgründen schriftlich und in einem von den übrigen Behandlungsunterlagen getrennten Dokument mit eigenhändiger Unterschrift erklärt werden. Die Erklärung sollte exemplarische Situationen enthalten, die dem Patienten einen Eindruck über die möglichen Inhalte vermitteln. Sinnvollerweise ergänzt der Patient die Erklärung mit den Bestandteilen, die er einer Regelung zuführen möchte. Im Rahmen eines Aufklärungsverzichts vor einer genetischen Untersuchung können auch die Aufklärungsbestandteile des § 9 GenDG in die Erklärung aufgenommen werden, um alle Aspekte, die normalerweise einer Aufklärung bedürfen, abzudecken. Neben Aussagen zur Verbindlichkeit der Erklärung, ihrer Auslegung, Durchsetzung sowie ihres Widerrufs ist auch ein Hinweis auf mögliche Konsequenzen aufzunehmen, so etwa potentielle Rechtsverluste oder faktische Beeinträchtigungen. Entscheidet sich der Patient zur Durchführung der Untersuchung, aber gegen eine detaillierte Aufklärung, so ist ihm eine angemessene Bedenkzeit zu geben. Dies sollte nicht weiter problematisch sein, da – jedenfalls prädiktive – genetische Untersuchungen regelmäßig nicht unter Zeitdruck erfolgen, wie es beispielsweise bei unaufschiebbaren Operationen der Fall sein kann.

5. Fazit

Auch in Behandlungsverhältnissen, die eine gendiagnostische Untersuchung umfassen sollen, ist eine Geltung hinsichtlich der Verzichtsmöglichkeit der allgemeinen oben konkretisierten Grundsätze des informierten Aufklärungsverzichts vorzugswürdig. Ein anderes Ergebnis ist weder im Hinblick auf die Gesetzesbegründung noch hinsichtlich des Sinn und Zwecks des Gesetzes, das Recht auf informationelle Selbstbestimmung der betroffenen Person in jede Richtung zu schützen und zu gewährleisten, vertretbar. Um die Bestandteile der Aufklärung, auf die der Patient verzichten möchte, möglichst konkret festzulegen, kann der Inhalt des § 9 GenDG als Anhaltspunkt dienen. Der Patient kann anhand der dortigen Aufzählung erkennen, was die Aufklärung im Regelfall umfasst. So kann er beispielsweise Informationen über den Umfang der genetischen Untersuchung

---

[58] Vgl. Kapitel 6, C. III.

oder die gesundheitlichen Risiken im Hinblick auf die Gewinnung der genetischen Probe ausschließen.

IV. Die Einwilligung im Gendiagnostikrecht

Wie bei jeder medizinischen Maßnahme stellt eine Einwilligung die Rechtfertigung des – andernfalls rechtswidrigen – Eingriffs in die körperliche Integrität der betroffenen Person dar.[59] Obgleich die behandlungsvertragsrechtliche Norm des § 630d Abs. 1 S. 1 BGB bereits allgemeinverbindlich festlegt, dass der Behandelnde vor der Durchführung einer medizinischen Maßnahme, insbesondere eines Eingriffs in den Körper oder in die Gesundheit, die Einwilligung des Patienten einzuholen hat, regelt § 630d Abs. 1 S. 3 BGB, dass weitergehende Anforderungen an die Einwilligung aus anderen Vorschriften unberührt bleiben.

1. Die Einwilligungserklärung

Von der Möglichkeit zur Etablierung weitergehender Anforderungen hat der Gesetzgeber im Rahmen der Schaffung des GenDG Gebrauch gemacht. Gemäß § 8 Abs. 1 S. 1 GenDG darf eine genetische Untersuchung oder Analyse nur vorgenommen und eine dafür erforderliche genetische Probe nur gewonnen werden, wenn die betroffene Person in die Untersuchung und die Gewinnung der dafür erforderlichen genetischen Probe ausdrücklich und schriftlich gegenüber der verantwortlichen ärztlichen Person eingewilligt hat. Inhaltlich umfasst die Einwilligung der betroffenen Person sowohl die Entscheidung über den Umfang der genetischen Untersuchung als auch die Entscheidung, ob und inwieweit das Untersuchungsergebnis zur Kenntnis zu geben oder zu vernichten ist.[60] Das Schriftformerfordernis soll einerseits der betroffenen Person einen Übereilungsschutz bieten und andererseits der verantwortlichen ärztlichen Person den Beweis des Vorliegens einer Einwilligung erleichtern.[61]

2. Umfang der Einwilligung

Die zu dokumentierende Entscheidung, ob und inwieweit das Untersuchungsergebnis zur Kenntnis gegeben oder vernichtet werden soll, ist Ausprägung des verfassungsrechtlich geschützten Rechts auf informationelle Selbstbestimmung

---

[59] BGHZ 29, 176; *Wagner*, in: Münchener Kommentar zum BGB, Band 5, § 630d Rn. 1; *Katzenmeier*, in: BeckOK BGB, § 630d Rn. 2; *Teichmann*, in: Jauernig, BGB, § 823 Rn. 3; *A. Staudinger*, in: Schulze, BGB, 823 Rn. 5; *Katzenmeier*, in: Laufs/Katzenmeier/Lipp, Arztrecht, V. Rn. 8.

[60] § 8 Abs. 1 S. 2 GenDG.

[61] BT-Drs. 16/10532, S. 26; vgl. auch *Fenger*, in: Spickhoff, Medizinrecht, GenDG § 8 Rn. 1; *Nebel*, in: Dornbuch, Arbeitsrecht, GenDG § 8 Rn. 1.

und eröffnet dem Patienten ausdrücklich die Möglichkeit, sein Recht auf Nichtwissen auszuüben. Die Regelung stellt gleichzeitig eine Besonderheit dar, da sie
dem Patienten nicht nur die Möglichkeit bietet, sondern ihn gleichzeitig verpflichtet, über den Umfang der Kenntnisnahme seiner Untersuchungsergebnisse
zu entscheiden. Denn ohne die Entscheidung darüber, wie mit dem Untersuchungsergebnis zu verfahren ist, fehlt es an einem gesetzlich vorgeschriebenen
Bestandteil der Einwilligung.[62]

Gleichwohl begrenzt § 8 Abs. 1 S. 2 GenDG die Entscheidungsfreiheit des
Patienten auf ein Wahlrecht zwischen der Kenntnisnahme der Ergebnisse oder
aber der Vernichtung der Ergebnisse ohne Möglichkeit der Kenntnisnahme.[63]
„Mischformen", wie beispielsweise die Kenntnisnahme der Ergebnisse und der
Wunsch nach ihrer anschließenden Vernichtung, um zu verhindern, dass sie Bestandteil der Patientendokumentation werden, sind ausgeschlossen, da einmal
mitgeteilte Ergebnisse im Arzt-Patienten-Verhältnis als existent gelten.[64] Rechtlich zwar zulässig ist die Kenntnisnahme eines Teils der Ergebnisse bei gleichzeitiger Vernichtung des anderen Teils.[65] Dies ist auch im Hinblick auf die den Arzt
treffenden Aufbewahrungspflichten interessengerecht. Entscheidet sich der Patient nicht ausdrücklich für eine Vernichtung, sondern nimmt das Ergebnis oder
Teile hiervon zur Kenntnis, so hat die verantwortliche ärztliche Person dieses gemäß § 12 Abs. 1 S. 1 GenDG zehn Jahre lang aufzubewahren. Gleichwohl besteht
die Möglichkeit, dass sich die mitzuteilenden Informationen erst im Kontext mit
solchen Informationen ergeben, die der Patient nicht zu wissen wünscht. In diesen Fällen ist eine trennscharfe Differenzierung im Rahmen der Mitteilung nicht
möglich, was wiederum praktische Probleme bei der Frage der Aufbewahrung
bzw. Vernichtung der Informationen aufwirft.

Denkbar wäre im Rahmen der Dokumentation möglicherweise eine Differenzierung nach Dispositionen oder Krankheitsbildern, doch auch diese setzt eine
aufgeschlüsselte und getrennte Darstellung der Ergebnisse voraus. Es bleibt festzuhalten, dass der teilweise Verzicht auf die Mitteilung von Untersuchungsergebnissen zu großen Problemen bei der praktischen Umsetzung im Hinblick auf das
Spannungsverhältnis der Dokumentationspflicht des Arztes bezüglich der mitgeteilten Informationen und dem Interesse des Patienten an einer Vernichtung der
ihm nicht mitgeteilten Informationen führt.[66]

---

[62] Vgl. § 8 Abs. 1 S. 2 GenDG.

[63] BT-Drs. 16/10532, S. 26; *Stockter*, in: Prütting, Medizinrecht, GenDG § 8 Rn. 15;
Fenger, in: Spickhoff, Medizinrecht, GenDG § 8 Rn. 1.

[64] BT-Drs. 16/10532, S. 26; *Kern*, in: Kern, GenDG, § 8 Rn. 9; *Stockter*, in: Prütting,
Medizinrecht, GenDG § 8 Rn. 15.

[65] BT-Drs. 16/10532, S. 26.

[66] Zur Problematik des Meinungswechsels des Patienten siehe Kapitel 5, B. VI. 2.

3. Möglichkeit des Widerrufs

Aufgrund des der betroffenen Person eingeräumten Rechts des jederzeitigen Widerrufs besteht auch nach wirksam erteilter Einwilligung die Möglichkeit, die im Rahmen der Einwilligung getroffenen Entscheidungen jedenfalls mit Wirkung für die Zukunft zu beseitigen.[67] Zur unkomplizierten Gewährleistung dieses Rechts kann die betroffene Person den Widerruf gemäß § 8 Abs. 2 S. 1 GenDG sowohl schriftlich als auch mündlich gegenüber der verantwortlichen ärztlichen Person erklären. Die Möglichkeit, den Widerruf mündlich erklären zu können, gewährleistet ein hohes Schutzniveau des Rechts auf informationelle Selbstbestimmung der betroffenen Person, indem ein Sinneswandel formlos zum Ausdruck gebracht werden kann.[68] Gleichwohl ist im Falle eines mündlichen Widerrufs dieser unverzüglich zu dokumentieren.[69] Dies erfolgt aus den gleichen Erwägungen wie bei der Einwilligung, hier insbesondere zu Dokumentationszwecken.[70]

4. Einbindung der nach § 7 Abs. 2 GenDG beauftragten Person

Sowohl der Inhalt der Einwilligung als auch – bei Vorliegen – der Widerruf werden den nach § 7 Abs. 2 GenDG mit der genetischen Analyse beauftragten Personen oder Einrichtungen unverzüglich mitgeteilt.[71] Dies gewährleistet die lückenlose Achtung der Entscheidung des Patienten, verhindert ungewollte Analysen von genetischen Proben und ordnet den unverzüglichen Abbruch einer bereits begonnenen Analyse an.[72]

5. Zusammenfassung

Das GenDG enthält über die behandlungsvertragsrechtlichen Maßgaben hinausgehende Anforderungen an Form und Inhalt der Einwilligung bei genetischen Untersuchungen. Von besonderer Bedeutung ist, dass die betroffene Person sich nicht nur im Rahmen der Einwilligung hinsichtlich (der Ablehnung) der Kenntnisnahme festlegen muss, sondern dass diese Entscheidung konstitutiv für die Wirksamkeit der Einwilligung nach § 8 GenDG ist. Eine solch explizite Beachtung und Pflicht zur Entscheidung über die Ausübung des Rechts auf Nichtwissen stellt eine Besonderheit des Gendiagnostikrechts dar.

---

[67] § 8 Abs. 2 S. 1 GenDG.

[68] *Häberle*, in: Erbs/Kohlhaas, Strafrechtliche Nebengesetze, GenDG § 8 Rn. 3.

[69] § 8 Abs. 2 S. 2 GenDG.

[70] BT-Drs. 16/10532, S. 27.

[71] Die genetische Analyse einer genetischen Probe darf nur im Rahmen einer genetischen Untersuchung von der verantwortlichen ärztlichen Person oder durch eine von dieser beauftragten Person oder Einrichtung vorgenommen werden, § 7 Abs. 2 GenDG.

[72] BT-Drs. 16/10532, S. 27.

V. Die genetische Beratung

§ 10 GenDG regelt die Anforderungen an die genetische Beratung der betroffenen Person, wobei zwischen der diagnostischen genetischen Untersuchung einerseits und der prädiktiven genetischen Untersuchung andererseits differenziert
wird. Im Kontext genetischer Beratungen stellt sich die Frage, inwiefern eine
Ausübung des Rechts auf Nichtwissen nach § 9 Abs. 2 Nr. 5 GenDG im Rahmen
der Aufklärung zu einem Ausschluss der genetischen Beratung führt.

1. Die diagnostische genetische Untersuchung

§ 10 Abs. 1 GenDG regelt die genetische Beratung für genetische Untersuchungen zu diagnostischen Zwecken. Bei diagnostischen genetischen Untersuchungen
handelt es sich gemäß der Definition aus § 3 Nr. 7 GenDG um genetische Untersuchungen mit dem Ziel (a) der Abklärung einer bereits bestehenden Erkrankung
oder gesundheitlichen Störung, (b) der Abklärung, ob genetische Eigenschaften
vorliegen, die zusammen mit der Einwirkung bestimmter äußerer Faktoren oder
Fremdstoffe eine Erkrankung oder gesundheitliche Störung auslösen können,
(c) der Abklärung, ob genetische Eigenschaften vorliegen, die die Wirkung eines
Arzneimittels beeinflussen können, oder (d) der Abklärung, ob genetische Eigenschaften vorliegen, die den Eintritt einer möglichen Erkrankung oder gesundheitlichen Störung ganz oder teilweise verhindern können.

Bei einer genetischen Untersuchung zu medizinischen Zwecken soll die verantwortliche ärztliche Person nach Vorliegen des Untersuchungsergebnisses der
betroffenen Person eine genetische Beratung durch eine ärztliche Person, die die
Voraussetzungen des § 7 Abs. 1[73] und 3[74] GenDG erfüllt, anbieten.[75] Auf diese
Weise soll sichergestellt werden, dass jede betroffene Person jedenfalls die Möglichkeit einer genetischen Beratung erhält, in deren Rahmen sie sich über alle
Implikationen der bei ihr festgestellten genetischen Eigenschaft informieren
kann.[76] Im Einzelfall könne jedoch vom Angebot einer genetischen Beratung abgesehen werden, und zwar dann, wenn diese nicht erforderlich erscheint.[77] Dem

---

[73] „Eine diagnostische genetische Untersuchung darf nur durch Ärztinnen oder Ärzte
und eine prädiktive genetische Untersuchung nur durch Fachärztinnen oder Fachärzte
für Humangenetik oder andere Ärztinnen oder Ärzte, die sich beim Erwerb einer Fach-
arzt-, Schwerpunkt- oder Zusatzbezeichnung für genetische Untersuchungen im Rahmen ihres Fachgebietes qualifiziert haben, vorgenommen werden.", § 7 Abs. 1 GenDG.

[74] „Eine genetische Beratung nach § 10 darf nur durch in Absatz 1 genannte Ärztinnen und Ärzte, die sich für genetische Beratungen qualifiziert haben, vorgenommen
werden.", § 7 Abs. 3 GenDG.

[75] § 10 Abs. 1 S. 1 GenDG; *Kern*, in: Kern, GenDG, § 10 Rn. 2; *Stockter*, in: Prütting,
Medizinrecht, GenDG § 10 Rn. 6.

[76] BT-Drs. 16/10532, S. 28.

[77] BT-Drs. 16/10532, S. 28; *Stockter*, in: Prütting, Medizinrecht, GenDG § 10 Rn. 6;
Fenger, in: Spickhoff, Medizinrecht, GenDG § 10 Rn. 1.

wird entgegengehalten, dass auch bei unauffälligen Befunden eine Beratung sinnvoll sein könne.[78] Mit Blick auf den Wortlaut, wonach die verantwortliche ärztliche Person nach Vorliegen des Untersuchungsergebnisses eine genetische Beratung anbieten „soll", ist jedoch eine in jedem Falle einzuhaltende Pflicht zum Angebot einer genetischen Beratung nicht vorgesehen.

Wird jedoch bei der betroffenen Person eine genetische Eigenschaft mit Bedeutung für eine Erkrankung oder gesundheitliche Störung festgestellt, die nach dem allgemein anerkannten Stand der Wissenschaft und Technik nicht behandelbar ist, hat die verantwortliche ärztliche Person die Beratung gemäß § 10 Abs. 1 S. 2 GenDG anzubieten. Hier normiert der Gesetzgeber also keine bloße Möglichkeit, sondern eine Pflicht der verantwortlichen ärztlichen Person zur Durchführung einer genetischen Beratung.[79] Grund hierfür ist, dass der Betroffene nicht mit dem Ergebnis allein gelassen werden soll.[80]

2. Die prädiktive genetische Untersuchung

Anders als § 10 Abs. 1 GenDG, der die Notwendigkeit des Angebots einer genetischen Beratung für diagnostische genetische Untersuchungen regelt, normiert § 10 Abs. 2 GenDG die Pflicht zur genetischen Beratung vor Durchführung einer prädiktiven genetischen Untersuchung. Bei prädiktiven genetischen Untersuchungen handelt es sich um eine genetische Untersuchung mit dem Ziel der Abklärung einer (a) erst zukünftig auftretenden Erkrankung oder gesundheitlichen Störung oder (b) einer Anlageträgerschaft für Erkrankungen oder gesundheitliche Störungen bei Nachkommen. Für diese Art der Untersuchung ist eine genetische Beratung obligatorisch durchzuführen, und zwar sowohl vor der genetischen Untersuchung als auch nach Vorliegen des Untersuchungsergebnisses.[81] Für den Einzelfall ist jedoch auch die Möglichkeit vorgesehen, nach vorheriger schriftlicher Information über die Beratungsinhalte auf die genetische Beratung schriftlich zu verzichten.[82] Aus der Gesetzesbegründung geht hervor, dass diese Ausnahmeregelung eine Parallele zum – ebenfalls im Einzelfall möglichen – Aufklärungsverzicht darstellen soll.[83] Auch nach der genetischen Beratung ist der

---

[78] *Kern*, in: Kern, GenDG, § 10 Rn. 7.

[79] *Stockter*, in: Prütting, Medizinrecht, GenDG § 10 Rn. 6; *Kern*, in: Kern, GenDG, § 10 Rn. 7; *Fenger*, in: Spickhoff, Medizinrecht, GenDG § 10 Rn. 1.

[80] *Kern*, in: Kern, GenDG, § 10 Rn. 7.

[81] § 10 Abs. 2 S. 1 GenDG; *Stockter*, in: Prütting, Medizinrecht, GenDG § 10 Rn. 7; *Fenger*, in: Spickhoff, Medizinrecht, GenDG § 10 Rn. 2.

[82] § 10 Abs. 2 S. 1 GenDG; *Fenger*, in: Spickhoff, Medizinrecht, GenDG § 10 Rn. 2, *Fenger*, GesR 2010, 57, 57 f.; *Stockter*, in: Prütting, Medizinrecht, GenDG § 10 Rn. 7.

[83] BT-Drs. 16/10532, S. 28; vgl. auch *Kern*, in: Kern, GenDG, § 9 Rn. 8, der die Anforderungen des § 10 Abs. 2 S. 1 GenDG als Mindestanforderung für den Aufklärungsverzicht heranzieht.

betroffenen Person eine angemessene Bedenkzeit bis zur Untersuchung einzuräumen.[84]

3. Form und Inhalt der genetischen Beratung

Auch Form und Inhalt der genetischen Beratung werden weitgehend in § 10 Abs. 3 GenDG festgelegt.

a) Form

Aus der systematischen Stellung des Absatzes ergibt sich, dass er sich auf die genetische Beratung bei genetischen Untersuchungen sowohl zu diagnostischen als auch zu prädiktiven Zwecken bezieht. Hinsichtlich der Form der genetischen Beratung schreibt § 10 Abs. 3 S. 1 GenDG vor, dass sie in allgemein verständlicher Form und ergebnisoffen erfolgt.[85] Maßgeblicher Aspekt ist hier die Wertneutralität. In der Gesetzesbegründung wird in diesem Zusammenhang „das Postulat einer nichtdirektiven Beratung, also einer Beratung, die Informationen vermittelt, ohne jedoch die Entscheidung in eine bestimmte Richtung zu lenken"[86], hervorgehoben. Weiter heißt es: „Die Beratung soll dem Patienten den erforderlichen Hintergrund hinsichtlich der jeweiligen genetischen Eigenschaften vermitteln, aber auch Aufschluss geben über aus der Untersuchung zu ziehenden Folgerungen."[87]

b) Inhalt

Inhaltlich umfasst die genetische Beratung gemäß § 10 Abs. 3 S. 2 GenDG insbesondere die eingehende Erörterung der möglichen medizinischen, psychischen und sozialen Fragen im Zusammenhang mit der Vornahme oder Nichtvornahme der genetischen Untersuchung und ihren vorliegenden oder möglichen Untersuchungsergebnissen sowie der Möglichkeiten zur Unterstützung bei physischen und psychischen Belastungen der betroffenen Person durch die Untersuchung und ihr Ergebnis. Bereits die umfassende Formulierung der in die genetische Beratung aufzunehmenden Aspekte verdeutlicht, dass die betroffene Person in die Lage versetzt werden soll, das Für und Wider der genetischen Untersuchung – gerade im Hinblick auf prädiktive genetische Untersuchungen – zu erfassen und einer individuellen Abwägung zugänglich zu machen. Der betroffenen Person soll ermöglicht werden, eine informierte Entscheidung zu treffen und insbesondere auch ihr Recht auf Nichtwissen auszuüben.[88]

---

[84] § 10 Abs. S. 2 GenDG; *Kern*, in: Kern, GenDG, § 10 Rn. 11; *Stockter*, in: Prütting, Medizinrecht, GenDG § 10 Rn. 10.

[85] *Stockter*, in: Prütting, Medizinrecht, GenDG § 10 Rn. 8; *Kern*, in: Kern, GenDG, § 10 Rn. 13.

[86] BT-Drs. 16/10532, S. 28.

[87] BT-Drs. 16/10532, S. 28.

[88] BT-Drs. 16/10532, S. 28.

Die Beratung umfasst nicht nur medizinische Aspekte, sondern auch psychische oder soziale Gesichtspunkte hinsichtlich der befürchteten oder bestätigten Diagnose.[89] Darüber hinaus soll mit der betroffenen Person auch die Möglichkeit der Abstandnahme von der Durchführung der Untersuchung erörtert werden.[90] Dabei handelt es sich um einen weiteren Mechanismus, der die Gewährleistung des Rechts auf Nichtwissen in dem sensiblen Bereich der Gendiagnostik sichern soll.

c) Das Recht auf Nichtwissen während der genetischen Beratung

Zwar gehört die Aufklärung über das Recht auf Nichtwissen nach § 9 Abs. 2 Nr. 5 GenDG zu den erforderlichen Inhalten, die einer wirksamen Einwilligung in eine genetische Untersuchung zwingend zugrunde liegen müssen. Ergänzend dazu sollen im Rahmen der genetischen Beratung die potentiell weitreichenden Auswirkungen, die die Kenntnis einer genetischen Disposition zeitigen kann, im persönlichen Gespräch mit der betroffenen Person für die konkrete Fallkonstellation erörtert werden.[91]

Gerade prädiktive genetische Untersuchungen, die an einer phänotypisch gesunden Person durchgeführt werden, erlauben im Regelfall lediglich die Feststellung einer Wahrscheinlichkeit des späteren Auftretens einer Krankheit.[92] Insofern wird es sich bei einem positiven oder nicht ergiebigen Untersuchungsergebnis regelmäßig um belastende Informationen handeln, obgleich sie letztlich keine Aussagekraft für den konkreten Einzelfall besitzen. Das Wissen, dass der Ausbruch einer genetischen Krankheit wahrscheinlich ist oder jedenfalls nicht gänzlich ausgeschlossen werden kann, wird bei der betroffenen Person möglicherweise eine vollständige Änderung der Lebensplanung bewirken. Den Auswirkungen solch psychischer und sozialer Aspekte, die, wie oben ausgeführt,[93] ihrerseits wiederum zu physischen Beeinträchtigungen der betroffenen Person führen können, wird durch die ausführliche Regelung der ergebnisoffen zu führenden genetischen Beratung ausreichend Rechnung getragen.

d) Das Recht auf Nichtwissen vor der genetischen Beratung

Entscheidet sich die betroffene Person für die Untersuchung, aber umfassend gegen die Kenntnisnahme der Untersuchungsergebnisse gemäß ihrem Recht auf

---

[89] BT-Drs. 16/10532, S. 28; *Stockter*, in: Prütting, Medizinrecht, GenDG § 10 Rn. 11; *Kern*, in: Kern, GenDG, § 10 Rn. 13, 15; *Fenger*, in: Spickhoff, Medizinrecht, GenDG § 10 Rn. 3.

[90] BT-Drs. 16/10532, S. 28.

[91] Vgl. § 10 Abs. 3 S. 2 GenDG.

[92] *Bundesärztekammer*, DÄBl. 2003, A 1297, 1299 sowie zur Problematik falschpositiver Testergebnisse A 1300.

[93] Vgl. Kapitel 1, A. I.

Nichtwissen aus § 9 Abs. 2 Nr. 5 GenDG, wäre eine genetische Beratung nach Vorliegen der Untersuchungsergebnisse nicht nur verfehlt, sondern unzulässig.[94] Denn andernfalls würde der selbstbestimmt gefasste Entschluss der betroffenen Person, sich gerade nicht mit potentiellen Verunsicherungen befassen zu müssen, konterkariert. Gleiches gilt, wenn die betroffene Person Untersuchungsergebnisse lediglich zum Teil mitgeteilt bekommen möchte. Hier darf sich die genetische Beratung richtigerweise nur auf den Teil beziehen, über den die betroffene Person informiert werden möchte. Auch in diesem Fall stellt sich das Problem, dass eine trennscharfe Abgrenzung der mitzuteilenden Informationen mitunter nicht möglich sein wird – sei es, weil sich die mitzuteilende Information einzig im Kontext mit weiteren Ergebnissen ergibt oder weil bereits eine Teilung der Ergebnisse aus praktischer Sicht nicht möglich ist.

e) Die doppelte Empfehlung des § 10 Abs. 3 S. 4 GenDG

Für den Fall, dass genetisch Verwandte der betroffenen Person Träger der zu untersuchenden genetischen Eigenschaften mit Bedeutung für eine vermeidbare oder behandelbare Erkrankung oder gesundheitliche Störung sind, umfasst die genetische Beratung nach § 10 Abs. 3 S. 4 GenDG auch die Empfehlung, diesen Verwandten eine genetische Beratung nahezulegen. In der Gesetzesbegründung heißt es dazu: „Auf diese Weise wird sowohl das Recht auf informationelle Selbstbestimmung der betroffenen Person als auch der potentiell betroffenen Verwandten gewahrt."[95] Dies gilt jedoch nur im Kontext des gesamten § 10 Abs. 3 GenDG, der voraussetzt, dass die betroffene Person eine genetische Beratung überhaupt in Anspruch nimmt.

Lehnt die betroffene Person nach erfolgter Untersuchung die Mitteilung der Ergebnisse im Rahmen ihres Rechts auf Nichtwissen ab, so darf, wie oben gesehen, auch keine genetische Beratung erfolgen. In diesen Fällen ist aufgrund der zu unterbleibenden Mitteilung bereits der Weg zur doppelten Empfehlung des § 10 Abs. 3 S. 4 GenDG versperrt.

Nimmt die betroffene Person die Untersuchungsergebnisse zur Kenntnis, so umfasst also die genetische Beratung der betroffenen Person gemäß § 10 Abs. 3 S. 4 GenDG auch die Empfehlung durch die verantwortliche ärztliche Person, möglicherweise ebenfalls betroffenen Verwandten eine genetische Beratung zu empfehlen. Die Entscheidung über den Umgang mit einer potentiellen Drittbetroffenheit genetisch verwandter Personen wird auf diese Weise auf die betroffene Person selbst verlagert.[96] Empfiehlt als Folge die betroffene Person entsprechend der Empfehlung in der genetischen Beratung den jeweiligen Verwandten

---

[94] BT-Drs. 16/3233, S. 33.
[95] BT-Drs. 16/10532, S. 29; vgl. auch BR-Drs. 633/08, S. 56.
[96] *Stockter*, in: Prütting, Medizinrecht, GenDG § 10 Rn. 12a.

eine genetische Beratung, so ist damit entgegen der Gesetzesbegründung jedoch gerade nicht – jedenfalls nicht vollumfänglich – das Recht auf informationelle Selbstbestimmung der Verwandten gewahrt. Vielmehr wird durch die Information das Recht auf Nichtwissen der genetisch verwandten Person, keine Kenntnis von ihrer genetischen Konstitution haben zu müssen, beeinträchtigt.[97]

Da sich die Empfehlung auf Erkrankungen oder Störungen bezieht, für die Therapie- oder Vorbeugemaßnahmen existieren,[98] hat der Gesetzgeber bei der Schaffung der Regelung wohl im Wesentlichen den Schutz des Rechts auf Leben und körperliche Unversehrtheit – und nicht des Rechts auf informationelle Selbstbestimmung – der genetisch verwandten Personen im Blick gehabt. Dabei wurde außer Acht gelassen, dass einerseits der Einzelne auch das Recht hat, „unvernünftige" Entscheidungen zu treffen und trotz Therapiemöglichkeit keine Kenntnis von der Erkrankung haben zu wollen, und andererseits Therapie- und Vorbeugemaßnahmen ihrerseits mit Eingriffen in die körperliche Unversehrtheit einhergehen können, die der Einzelne nicht auf sich nehmen muss. Über die fehlende Berücksichtigung des Rechts auf informationelle Selbstbestimmung der genetisch verwandten Personen hilft auch nicht der Umstand hinweg, dass die Entscheidung und die Verantwortung über die Mitteilung von einer ärztlichen Person weg auf die betroffene Person – die ihrerseits zunächst das Untersuchungsergebnis verarbeiten muss – verlagert wird. Die Problematik des rechtlichen Umgangs mit einer möglichen Drittbetroffenheit genetisch verwandter Personen wird nicht dadurch einer Lösung zugeführt, dass die Entscheidung über die Mitteilung in den Verantwortungsbereich der betroffenen Person entlassen wird.

Aus diesem Grund wird in der Literatur diskutiert, ob statt der betroffenen Person nicht der Arzt in den Fällen des § 10 Abs. 3 S. 4 GenDG ein Recht oder sogar eine Pflicht hat, genetisch verwandte Personen zu informieren, wenn die betroffene Person dies nicht selbst tut.[99] Die Annahme eines solchen Rechtes oder gar einer ärztlichen Pflicht steht in direktem Gegensatz zur Schweigepflicht des Arztes, die selbstverständlich auch bei gendiagnostischen Maßnahmen gilt. Aus Klarstellungsgründen normiert § 11 Abs. 3 GenDG noch einmal ausdrücklich, dass die verantwortliche ärztliche Person das Ergebnis der genetischen Un-

---

[97] So auch *Kern*, in: Kern, GenDG, § 11 Rn. 17; *Stockter*, in: Prütting, Medizinrecht, GenDG § 10 Rn. 12; *Begemann*, Der Zufallsfund, S. 158; OLG Koblenz BeckRS 2012, 3419; hierzu *Damm*, MedR 2012, 705 sowie *Jaeger*, VersR 2012, 862; OLG Koblenz BeckRS 2013, 14927; hierzu *Hachenberg*, FamFR 2013, 521; *Heyers*, MedR 2009, 507, 510; *Berchtold*, Der Wandel genetischer Information, S. 209; offenlassend *Fenger*, in: Spickhoff, Medizinrecht, GenDG § 10 Rn. 3.

[98] BT-Drs. 16/10532, S. 29.

[99] *Kern*, in: Kern, GenDG, § 10 Rn. 17; *Stockter*, in: Prütting, Medizinrecht, GenDG § 10 Rn. 12a; *Fenger*, in: Spickhoff, Medizinrecht, GenDG § 10 Rn. 3; *Heyers*, MedR 2009, 507, 510; *Fündling*, Recht auf Wissen, S. 352 f.

tersuchung oder Analyse anderen nur mit ausdrücklicher und schriftlicher Einwilligung der betroffenen Person mitteilen darf. Eine Weitergabe der Informationen an seine genetischen Verwandten ohne entsprechende Einwilligung des Patienten ist also grundsätzlich nicht denkbar.[100]

Die Problematik, dass möglicherweise weder der betroffenen Person selbst noch der verantwortlichen ärztlichen Person eine Einschätzung möglich ist, ob und welche genetisch Verwandten eine Empfehlung zur genetischen Beratung oder Mitteilung konkreter Informationen wünschen würden, wird durch das Modell der doppelten Empfehlung des § 10 Abs. 3 S. 4 GenDG nicht vollständig gelöst. Die Gefahr, dass die verwandte Person eine Mitteilung nicht wünscht und nicht mit der Information belastet werden möchte, bleibt bestehen. Insofern wird durch die aktuelle gesetzliche Ausgestaltung jedenfalls berücksichtigt, dass eine solche doppelte Empfehlung nur bei vermeidbaren oder behandelbaren, also bei solchen Erkrankungen ausgesprochen werden soll, die der genetisch verwandten Person Handlungsmöglichkeiten eröffnen und insoweit das Recht auf informationelle Selbstbestimmung zum Schutz der Gesundheit und nicht um der Information selbst willen beschränkt wird.

f) Zusammenfassung

Form und Inhalt der genetischen Beratung sind auf Ergebnisoffenheit und Wertneutralität ausgelegt. Gerade im Hinblick auf die weitreichenden Konsequenzen einer Diagnose, die regelmäßig lediglich mit einer Wahrscheinlichkeitsprognose versehen werden kann, ist eine umfassende Beratung – gerade im prädiktiven Bereich – nicht nur im Hinblick auf physische Beschwerden, sondern auch auf psychische oder soziale Implikationen von großer Bedeutung. Gleichzeitig muss ein Beratungsverzicht, der vom Gesetz ausdrücklich zumindest für den Einzelfall vorgesehen ist, als ausgeübtes Recht auf Nichtwissen umfassend beachtet werden. Im Hinblick auf genetisch verwandte Personen bezweckt die „doppelte" Empfehlung des § 10 Abs. 3 S. 4 GenDG wohl einen Schutz des Rechts auf Leben und körperliche Unversehrtheit, nicht jedoch des Rechts auf informationelle Selbstbestimmung in seiner Ausprägung als Recht auf Nichtwissen. Die Gefahr, dass die genetisch verwandte Person eine Kenntnisnahme nicht wünscht und sie insoweit in ihrem Recht auf Nichtwissen beeinträchtigt wird, bleibt bestehen.

4. Fazit

Abhängig davon, ob es sich um eine diagnostische oder prädiktive genetische Untersuchung handelt, normiert § 10 GenDG verschiedene Anforderungen an den Zeitpunkt der genetischen Beratung sowie daran, ob das Angebot einer sol-

---

[100] A. A. *Heyers*, MedR 2009, 507, 510.

chen Beratung verpflichtend ist oder nicht. Besonders begrüßenswert ist die Ergebnisoffenheit der Beratung, deren Ziel es ist, die betroffene Person in die Lage zu versetzen, eine informierte Entscheidung zu treffen. Gleichwohl ist auch im Rahmen der genetischen Beratung das Recht auf Nichtwissen der betroffenen Person zu wahren. Dies gilt bereits für die Entscheidung, ob sie eine genetische Beratung überhaupt in Anspruch nehmen möchte, sowie für die Inhalte der genetischen Beratung.

VI. Mitteilung und Aufbewahrung der Ergebnisse

Auch im Hinblick auf die Mitteilung und die Aufbewahrung der Untersuchungsergebnisse enthält das GenDG in den §§ 11, 12 spezialgesetzliche Regelungen, die den Schutz des Rechts auf informationelle Selbstbestimmung der betroffenen Person zum Gegenstand haben.

1. Allgemeines

Die verantwortliche ärztliche Person darf das Ergebnis der genetischen Untersuchung oder Analyse anderen nur mit ausdrücklicher und schriftlich oder in elektronischer Form vorliegender Einwilligung der betroffenen Person mitteilen.[101] Der Gesetzgeber hat es jedoch nicht dabei belassen, lediglich die positiven Voraussetzungen für eine zulässige Mitteilung der Ergebnisse in § 11 Abs. 3 GenDG zu normieren, sondern klarstellend ebenso die negativen Voraussetzungen aufgenommen, die eine Ergebnismitteilung verbieten. Nach § 11 Abs. 4 GenDG darf der betroffenen Person das Ergebnis der genetischen Untersuchung nicht mitgeteilt werden, soweit diese Person nach § 8 Abs. 1 S. 1 in Verbindung mit S. 2 GenDG entschieden hat, dass das Ergebnis der genetischen Untersuchung zu vernichten ist oder diese Person nach § 8 Abs. 2 GenDG ihre Einwilligung widerrufen hat. Diese Bestimmung dient der Wahrung des Selbstbestimmungsrechts der betroffenen Person,[102] vorliegend in der Ausprägung ihres Rechts auf Nichtwissen.

Parallel verhält es sich mit der Aufbewahrung der Untersuchungsergebnisse. Grundsätzlich beträgt die Aufbewahrungsfrist für die Ergebnisse genetischer Untersuchungen und Analysen zehn Jahre.[103] Gleichwohl trifft die verantwortliche ärztliche Person die Pflicht, die Ergebnisse unverzüglich in den Untersuchungsunterlagen über die betroffene Person zu vernichten, wenn 1. die zehnjährige Aufbewahrungsfrist abgelaufen ist oder soweit 2. diese Person nach § 8 Abs. 1 S. 1 in Verbindung mit S. 2 GenDG entschieden hat, dass die Ergebnisse der ge-

---

[101] § 11 Abs. 3 GenDG.
[102] BT-Drs. 16/10532, S. 29.
[103] § 12 Abs. 1 S. 1 GenDG.

netischen Untersuchungen und Analysen zu vernichten sind.[104] Gleiches gilt für
den Fall, dass die betroffene Person noch keine Kenntnis von den Ergebnissen hat
und ihre Einwilligung widerrufen hat.[105]

2. Meinungswechsel des Patienten

Die dargestellten Regelungen bieten sicherlich eine verlässliche Orientierung
für Mitteilung und Aufbewahrung der Ergebnisse für die genannten Fälle. Problematisch erweist sich jedoch der Fall, in dem der Patient nach Durchführung der
Untersuchung und vor Mitteilung der Ergebnisse von seinem Recht auf Nichtwissen Gebrauch gemacht hat, und die Ergebnisse als Konsequenz unverzüglich
der Vernichtung zugeführt werden müssen. Für den Fall, dass der Patient seine
Meinung ändert, möchte er jedoch eine Aufbewahrung der Ergebnisse bewirken.
Hier stellt sich die Frage, wie sich die Möglichkeit eines späteren Meinungswechsels des Patienten auf die Aufbewahrungsfristen der Untersuchungsergebnisse auswirkt.

Macht der Patient von seinem Recht auf Nichtwissen Gebrauch, ist der Arzt
gemäß § 12 Abs. 1 Nr. 2 GenDG verpflichtet, die Ergebnisse der genetischen Untersuchung oder Analyse unverzüglich in den Untersuchungsunterlagen über die
betroffene Person zu vernichten. Eine Ausnahme von diesem Grundsatz enthält
jedoch § 12 Abs. 1 S. 3 GenDG, wonach die verantwortliche ärztliche Person die
Ergebnisse anstelle einer Vernichtung nach Satz 2 Nr. 1 – namentlich wegen Zeit-
ablaufs – in der Verarbeitung einzuschränken[106] hat, soweit entweder Grund zu
der Annahme besteht, dass durch die Vernichtung schutzwürdige Interessen der
betroffenen Person beeinträchtigt würden oder wenn die betroffene Person eine
längere Aufbewahrung schriftlich oder in elektronischer Form verlangt. Welche
Fälle schutzwürdiger Interessen unter § 12 Abs. 1 S. 3 GenDG fallen, ist jedoch
unklar.[107] In der Gesetzesbegründung wird lediglich der Wortlaut der Norm wie-
derholt.[108] Jedoch bestehen Zweifel, dass ein Meinungswechsel ein solches
schutzwürdiges Interesse darstellt. Da die Regelung des § 12 Abs. 1 S. 3 GenDG
eine Aufbewahrungsmöglichkeit von Gesundheitsdaten der betroffenen Person
ohne deren Kenntnis vorsieht – der Arzt hat den Betroffenen weder zu informieren noch zu beraten[109] – ist darüber hinaus den in der Literatur[110] gehegten

---

[104] Vgl. § 12 Abs. 1 S. 2 GenDG.

[105] Vgl. § 12 Abs. 1 S. 4 GenDG.

[106] Bis zum 25. November 2019 lautete die Formulierung: „[…] anstelle einer Vernichtung nach Satz 2 Nr. 1 zu sperren."

[107] *Kern*, in: Kern, GenDG, § 12 Rn. 14.

[108] BT-Drs. 16/10532, S. 29.

[109] *Kern*, in: Kern, GenDG, § 12 Rn. 15; *Genenger*, NJW 2010, 113, 115.

[110] *Kern*, in: Kern, GenDG, § 12 Rn. 15.

Zweifeln an der Verfassungsmäßigkeit der Regelung im Hinblick auf das Recht auf informationelle Selbstbestimmung der betroffenen Person zuzustimmen.

Eine Ausnahme für eine Aufbewahrung von Ergebnissen, die die betreffende Person nicht zur Kenntnis genommen hat, sieht das GenDG nicht vor. Dies ist insoweit sachgerecht, als eine Aufbewahrung einerseits zu der widersprüchlichen Situation führen könnte, dass die betreffende Person im Rahmen einer Risikoeinschätzung für eine Versicherungspolice oder im Hinblick auf eine (angestrebte) Beschäftigung zur Mitteilung der Ergebnisse verpflichtet sein könnte, obwohl sie selbst keine diesbezügliche Kenntnis hat. Eine Aufbewahrung der Ergebnisse für den Fall, dass die betreffende Person zu einem späteren Zeitpunkt möglicherweise ihre Meinung revidiert und doch Kenntnis über die eigene genetische Konstitution erlangen möchte, ist daher nicht möglich. Ein Bedürfnis hierfür besteht auch nicht. Die betreffende Person kann die genetische Untersuchung oder Analyse im Falle eines Sinneswandels erneut durchführen lassen und sich dieses Mal für die Mitteilung der Ergebnisse entscheiden.

VII. Genetische Untersuchungen bei nicht einwilligungsfähigen Personen

Während den obigen Ausführungen die Prämisse zugrunde liegt, dass die betroffene Person einwilligungsfähig ist, trifft § 14 GenDG zusätzliche Regelungen für genetische Untersuchungen bei nicht einwilligungsfähigen Personen.

1. Übersicht der Voraussetzungen nach § 14 Abs. 1 GenDG

Bei einer Person, die nicht in der Lage ist, Wesen, Bedeutung und Tragweite der genetischen Untersuchung zu erkennen und ihren Willen hiernach auszurichten, dürfen eine genetische Untersuchung zu medizinischen Zwecken sowie die Gewinnung der dafür erforderlichen genetischen Probe nur vorgenommen werden, wenn die vier Voraussetzungen des § 14 Abs. 1 Nr. 1 bis 4 GenDG kumulativ[111] erfüllt sind.

Die Untersuchung muss zunächst nach dem allgemein anerkannten Stand der Wissenschaft und Technik erforderlich sein, um bei der Person eine genetisch bedingte Erkrankung oder gesundheitliche Störung zu vermeiden, zu behandeln oder dieser vorzubeugen, oder wenn eine Behandlung mit einem Arzneimittel vorgesehen ist, dessen Wirkung durch genetische Eigenschaften beeinflusst ist.[112] Die Untersuchung muss also einen unmittelbaren Nutzen für die betroffene Person haben.[113] Sie muss der Person außerdem in einer ihr gemäßen Weise so weit

---

[111] Vgl. § 14 Abs. 1 Nr. 3 GenDG a. E. „und".
[112] § 14 Abs. 1 Nr. 1 GenDG.
[113] BT-Drs. 16/3233, S. 37; *Fenger*, GesR 2010, 57 f.; *Fenger*, in: Spickhoff, Medizinrecht, GenDG § 14 Rn. 1; *Kern*, in: Kern, GenDG, § 14 Rn. 3.

wie möglich verständlich gemacht worden sein und die Person darf die Untersuchung oder die Gewinnung der dafür erforderlichen genetischen Probe nicht
ablehnen.[114] Hier dürfte wohl, in Anlehnung an die Durchführung medizinischer
Maßnahmen an Nichteinwilligungsfähigen im Behandlungsvertragsrecht, auf den
natürlichen Willen der betroffenen Person abzustellen sein.[115] Bringt die zu
untersuchende Person durch Abwehrverhalten zum Ausdruck, dass sie die Untersuchung oder Probengewinnung ablehnt, darf die Maßnahme nicht durchgeführt
werden.[116] Die Untersuchung muss zudem mit möglichst wenig Risiken und
Belastungen für die Person verbunden sein,[117] was dem allgemein anerkannten
Schutzstandard bei Nichteinwilligungsfähigen entspricht.[118]

2. Das Recht auf Nichtwissen nicht einwilligungsfähiger Personen

Auch und erst recht muss für die Rechtmäßigkeit der Durchführung einer genetischen Untersuchung bei einer nicht einwilligungsfähigen Person eine Aufklärung stattfinden und eine darauf basierende Einwilligung in die Maßnahme vorliegen. Gemäß § 14 Abs. 1 Nr. 4 GenDG erfolgt die Aufklärung nach § 9 GenDG
sowie die genetische Beratung nach § 10 GenDG gegenüber dem Vertreter der
Person. Anschließend ist die Abgabe der Einwilligung des Vertreters nach § 8
Abs. 1 GenDG erforderlich.

Hauptanwendungsfall des § 14 GenDG ist die genetische Untersuchung bei
nicht einwilligungsfähigen Minderjährigen. Ob ein Minderjähriger einwilligungsfähig ist oder nicht, bestimmt sich nach der Legaldefinition des § 14 Abs. 1 S. 1
GenDG, sodass nicht die Minderjährigkeit als solche maßgeblich ist.[119] Regelmäßig wird der nicht einwilligungsfähige Minderjährige durch seine sorgeberechtigten Eltern[120] vertreten, gegebenenfalls auch durch einen Vormund[121] oder einen
Pfleger[122].[123] Die Entscheidung, ob die Einwilligung erteilt wird, hat der Vertre-

---

[114] § 14 Abs. 1 Nr. 2 GenDG.

[115] BT-Drs. 16/10532, S. 30; *Häberle*, in: Erbs/Kohlhaas, Strafrechtliche Nebengesetze, GenDG § 14 Rn. 2.

[116] *Fenger*, in: Spickhoff, Medizinrecht, GenDG § 14 Rn. 1.

[117] § 14 Abs. 1 Nr. 3 GenDG.

[118] BT-Drs. 16/10532, S. 30; *Kern*, in: Kern, GenDG, § 14 Rn. 8.

[119] *Kern*, in: Kern, GenDG, § 14 Rn. 9; *Fenger*, in: Spickhoff, Medizinrecht, GenDG
§ 14 Rn. 1; *Nebel*, in: Dornbusch, Arbeitsrecht, GenDG § 8 Rn. 2; *Häberle*, in: Erbs/
Kohlhaas, Strafrechtliche Nebengesetze, GenDG § 14 Rn. 2; siehe hierzu auch Kapitel 5, E. V.

[120] § 1629 BGB.

[121] § 1793 BGB.

[122] §§ 1915 Abs. 1, 1793 Abs. 1 BGB.

[123] *Fenger*, in: Spickhoff, Medizinrecht, GenDG § 14 Rn. 1; *Kern*, in: Kern, GenDG,
§ 14 Rn. 13.

ter am Kindeswohl zu orientieren.[124] Dabei muss insbesondere beachtet werden, dass das Kind eigenständiges Individuum ist,[125] was gerade im Hinblick auf das Recht auf Nichtwissen des Kindes an besonderer Bedeutung gewinnt. Denn wie oben ausgeführt,[126] besteht durchaus die Möglichkeit, dass hinsichtlich der Vornahme einer genetischen Untersuchung ein beträchtlicher Interessengegensatz zwischen Eltern und Kind bestehen kann, ob Kenntnis oder Nichtkenntnis von einer genetischen Disposition erlangt werden möchte.[127]

Für genau solche Fälle der Interessenkollision ermöglichen die §§ 1629 Abs. 2 S. 3, 1796 BGB die Entziehung der Vertretungsmacht und die Übertragung der Entscheidung durch das Familiengericht auf einen Ergänzungspfleger.[128] Die Entziehung soll jedoch nur dann erfolgen, wenn das Interesse des Mündels zu dem Interesse des Vormunds in erheblichem Gegensatz steht.[129] Ob konkret festgestellt werden muss, dass die sorgeberechtigten Eltern aufgrund des erheblichen Interessenwiderspruchs nicht in der Lage sind, im Interesse des Kindes zu handeln,[130] oder ob ausreicht, dass die Gefahr besteht, dass der Vormund im Konfliktfall das Mündelwohl nicht mit der gebotenen Zielstrebigkeit verfolgen werde,[131] wird unterschiedlich bewertet. Da die Entziehung der Vertretungsmacht dem Wortlaut des § 1796 Abs. 1 BGB nach für einzelne Angelegenheiten oder einen bestimmten Kreis von Angelegenheiten erfolgt, ist der Rechtsprechung folgend davon auszugehen, dass eine konkrete Feststellung erforderlich und eine pauschale Gefahr nicht ausreichend ist. Für die richterliche Abwägung im konkreten Einzelfall können die in den Ausführungen zu Art. 6 GG erarbeiteten Parameter hinsichtlich genetisch bedingter Erkrankungen herangezogen werden.[132]

3. Zum Umgang mit sogenannten spätmanifestierenden Krankheiten

Kurz eingegangen werden soll an dieser Stelle auf die Regelung des § 15 Abs. 2 GenDG. Dieser verbietet die Vornahme einer vorgeburtlichen genetischen Untersuchung, die darauf abzielt, genetische Eigenschaften des Embryos oder

---

[124] Vgl. § 14 Abs. 3 S. 3 GenDG; *Fenger*, in: Spickhoff, Medizinrecht, GenDG § 14 Rn. 1; *Kern*, in: Kern, GenDG, § 14 Rn. 16.

[125] *Huber*, in: Münchener Kommentar zum BGB, Band 10, § 1627 Rn. 2.

[126] Vgl. Kapitel 5, E.

[127] *Fenger*, in: Spickhoff, Medizinrecht, GenDG § 14 Rn. 1; *Sternberg-Lieben/Reichmann*, NJW 2012, 257, 259; *Kern*, in: Kern, GenDG, § 14 Rn. 15.

[128] BT-Drs. 16/3233, S. 37; BT-Drs. 16/10532, S. 31.

[129] § 1796 Abs. 2 BGB.

[130] So OLG Frankfurt BeckRS 2017, 148984; OLG Köln OLG Köln DNotZ 2012, 219; *Götz*, in: Palandt, BGB, § 1629 Rn. 13; OLG Karlsruhe BeckRS 2004, 04339; OLG Stuttgart BeckRS 2010, 09742; *Huber*, in: Münchener Kommentar zum BGB, Band 10, § 1629 Rn. 56.

[131] *Spickhoff*, in: Münchener Kommentar zum BGB, Band 10, § 1796 Rn. 5.

[132] Vgl. Kapitel 5, E. III.

des Fötus für eine Erkrankung festzustellen, die nach allgemeinem Stand der medizinischen Wissenschaft und Technik erst nach Vollendung des 18. Lebensjahres ausbricht. Dadurch soll einerseits Schwangerschaftsabbrüchen vorgebeugt werden, die wegen einer erst spät und nur möglicherweise auftretenden Erkrankung erfolgen.[133] Darüber hinaus wird dem Recht auf informationelle Selbstbestimmung und insbesondere dem Recht auf Nichtwissen des Betroffenen Rechnung getragen.[134] Im Gesetzesentwurf wird richtigerweise ausgeführt: „Die vorgeburtliche Diagnostik darf nicht zu einer Umgehung des § 14 GenDG, der genetische medizinische Untersuchungen bei nicht einwilligungsfähigen Personen regelt, führen. Ohne eine solche Regelung wird das Recht des heranwachsenden Kindes bzw. des späteren Erwachsenen auf Nichtwissen gefährdet. Das Wissen der Mutter und des Vaters über eine mögliche Erkrankung des Kindes im Erwachsenenalter kann nach der Geburt des Kindes zu schwer zu lösenden familiären Problemen führen."[135]

Die Regelung des § 15 Abs. 2 GenDG ist für den umfassenden Schutz des Rechts auf Nichtwissen des Betroffenen begrüßenswert. Ein rechtsfreier Raum entsteht nicht, da für den Zeitraum ab der Geburt die Maßgaben des § 14 GenDG greifen. Dass die Beschränkung des § 14 GenDG in bestimmten Fällen dennoch zu einer erheblichen familiären Belastung führen kann, wird sich im Rahmen der deliktsrechtlichen Diskussion zeigen.[136]

4. Zusammenfassung

Die Entscheidung über die Ausübung des Rechts auf Nichtwissen bei genetischen Untersuchungen an nicht einwilligungsfähigen Personen trifft regelmäßig der gesetzliche Vertreter. Handelt es sich bei dem Vertreter um eine genetisch verwandte Person, kann es zu einer Interessenkollision zwischen dem Patienten und seinem Vertreter hinsichtlich der Kenntniserlangung oder des Verzichts auf Kenntnis kommen. Ist die gegensätzliche Interessenlage nicht anders aufzulösen, ist im Zweifelsfall die Entscheidung durch das Familiengericht auf einen Ergänzungspfleger zu übertragen.

VIII. Gesamtschau

Die sehr umfassenden Regelungen, die im GenDG in Bezug auf genetische Untersuchungen zu medizinischen Zwecken aufgeführt sind, dienen insbesondere der Wahrung und dem Schutz des Rechts auf informationelle Selbstbestimmung

---

[133] *Häberle*, in: Erbs/Kohlhaas, Strafrechtliche Nebengesetze, GenDG § 15 Rn. 4.

[134] BT-Drs. 16/12713, S. 35 f.; *Häberle*, in: Erbs/Kohlhaas, Strafrechtliche Nebengesetze, GenDG § 15 Rn. 4; *Fenger*, in: Spickhoff, Medizinrecht, GenDG § 15 Rn. 2.

[135] BT-Drs. 16/12713, S. 35 f.

[136] Kapitel 9, C. II. 2.

der betroffenen Person. Besonders geschützt wird auch ihr Recht auf Nichtwissen. Dadurch wird der betroffenen Person ermöglicht, selbst zu bestimmen, welche Informationen sie zur Kenntnis nehmen möchte – und welche nicht. Auch der Verzicht auf Teile oder gar die gesamte Aufklärung ist grundsätzlich möglich, orientiert sich aber an den allgemeinen behandlungsrechtlichen Anforderungen. Entsprechend der Entscheidung über die Kenntnisnahme der Untersuchungsergebnisse gestalten sich Mitteilungs- und Aufbewahrungspflichten des Arztes.

Auch über die Wahrnehmung der genetischen Beratung entscheidet die betroffene Person selbstbestimmt. Findet eine genetische Beratung statt, wird der betroffenen Person bei Vorliegen einer therapierbaren genetischen Erkrankung empfohlen, ihre genetischen Verwandten zu informieren. Dabei handelt es sich um einen Eingriff in das Recht auf Nichtwissen dieser Verwandten. Ein Recht oder gar eine Pflicht der verantwortlichen ärztlichen Person, die genetische Verwandtschaft der betroffenen Person selbst zu informieren, stünde im Gegensatz zur ärztlichen Schweigepflicht.

Die im Abschnitt über genetische Untersuchungen zu medizinischen Zwecken enthaltenen Regelungen bilden die Grundlage für die folgenden Abschnitte und werden teils modifiziert, um den unterschiedlichen Schutzrichtungen in den Bereichen der Abstammung, Versicherung und des Arbeitslebens gerecht zu werden.

C. Genetische Untersuchungen zur Klärung der Abstammung

In § 17 GenDG ist das Vorgehen bei genetischen Untersuchungen zur Klärung der Abstammung festgeschrieben. Die gesonderte Regelung soll Schutz vor heimlichen Untersuchungen genetischen Datenmaterials bieten und das Recht auf informationelle Selbstbestimmung des Einzelnen gewährleisten.[137]

Ebenso wie bei genetischen Untersuchungen zu medizinischen Zwecken muss die betreffende Person auch bei Untersuchungen zur Klärung der Abstammung aufgeklärt werden und eine schriftliche Einwilligung abgeben. Im Rahmen der Aufklärung muss sie auch auf ihr Recht auf Nichtwissen hingewiesen werden. Die entsprechende Geltung des § 9 Abs. 2 Nr. 1 erster Halbsatz, Nr. 2 bis 4 und Abs. 3 GenDG wird in § 17 Abs. 1 a. E. GenDG für die Aufklärung angeordnet. Nach § 17 Abs. 2 GenDG ist zudem der Auftraggeber der genetischen Untersuchung zur Klärung der Abstammung nach § 17 Abs. 1 GenDG aufzuklären und muss einwilligen.[138]

---

[137] BT-Drs. 16/10532, S. 33.
[138] BT-Drs. 16/10532, S. 33; *Häberle*, in: Erbs/Kohlhaas, Strafrechtliche Nebengesetze, GenDG § 17 Rn. 6.

Im Rahmen von genetischen Untersuchungen zur Klärung der Abstammung wird die betreffende Person auf ihr Recht auf Nichtwissen hingewiesen und hat so die Möglichkeit, von ihrer Entscheidung Abstand zu nehmen oder diese zu überdenken. Praxisrelevant und gleichwohl problematisch ist der Fall, dass die genetische Probe eines minderjährigen Kindes benötigt wird, um eine Vaterschaft zu bestätigen oder auszuschließen. Unter den Voraussetzungen des § 17 Abs. 3 GenDG kann der Vertreter des Kindes wirksam in die Gewinnung der erforderlichen Probe und die Untersuchung einwilligen. Der Vertreter ist bei seiner Entscheidung gemäß § 1627 BGB an das Kindeswohl (bzw. gemäß § 1901 Abs. 2 und 3 BGB an das Betreutenwohl) gebunden.[139] Dies hat zur Folge, dass bereits auf dieser Ebene das Recht auf Nichtwissen des Kindes in die Entscheidung des Elternteils einfließen muss.

Gibt der Elternteil die erforderliche Einwilligung nicht ab, so kann diese jedoch durch eine rechtskräftige gerichtliche Entscheidung nach § 1598a Abs. 2 BGB ersetzt werden.[140] Obgleich das Familiengericht nach § 1598a Abs. 2 BGB auf Antrag eines Klärungsberechtigten nach § 1598a Abs. 1 S. 1 BGB die nicht erteilte Einwilligung zu ersetzen und die Duldung einer Probeentnahme anzuordnen hat, so hat auch das Gericht seine Entscheidung am Kindeswohl auszurichten. Nach § 1598a Abs. 3 BGB setzt das Gericht das Verfahren aus, wenn und solange die Klärung der leiblichen Abstammung eine erhebliche Beeinträchtigung des Wohls des minderjährigen Kindes begründen würde, die auch unter Berücksichtigung der Belange des Klärungsberechtigten für das Kind unzumutbar wäre. Um einen Missbrauch durch das die Einwilligung verweigernde Elternteil zu minimieren, führt der Gesetzgeber aus, dass die „Härtefallklausel den Fällen Rechnung tragen [soll], in denen das Abstammungsgutachten aufgrund außergewöhnlicher Umstände atypische, besonders schwere Folgen für das Kind auslöst".[141] Als Gründe physischer und psychischer Natur in der Person des Kindes werden beispielhaft Suizidgefahr oder die Gefahr der gravierenden Verschlechterung einer bereits bestehenden Krankheit benannt.[142]

Obgleich § 1598a Abs. 3 BGB grundsätzlich als Anknüpfungspunkt für eine Berücksichtigung der unterschiedlichen Grundrechte und daher auch des Rechts auf Nichtwissen der beteiligten Personen durch das Gericht dienen kann, gibt die Gesetzesbegründung dem Gericht durch die Nennung der Beispiele konkrete Fallgestaltungen an die Hand, an denen sich die Beurteilung der Unzumutbarkeit orientieren soll. Das Oberlandesgericht Koblenz ist unter Berufung auf die oben[143]

---

[139] BT-Drs. 16/10532, S. 33; *Häberle*, in: Erbs/Kohlhaas, Strafrechtliche Nebengesetze, GenDG § 17 Rn. 6.

[140] Vgl. § 17 Abs. 7 S. 1 GenDG.

[141] BT-Drs. 16/6561, S. 13.

[142] BT-Drs. 16/6561, S. 13; vgl. auch OLG Karlsruhe BeckRS 2012, 22550; OLG Koblenz NJW-RR 2013, 1349; *Kern*, in: Kern, GenDG, § 17 Rn. 23.

[143] Siehe hierzu die Ausführungen in Kapitel 3, C. II.

näher beleuchtete Entscheidung des Bundesverfassungsgerichts[144] gar der Ansicht, den Interessen des Klärungsberechtigten [hier: des Vaters] sei dabei grundsätzlich der Vorrang vor gegebenenfalls anderslautenden Interessen des Kindes einzuräumen.[145]

Ob der vom Oberlandesgericht Koblenz statuierte Grundsatz des Vorrangs der väterlichen Interessen tatsächlich vorbehaltlos Geltung beanspruchen kann, ist zweifelhaft. Die Berücksichtigung einzig des Rechts auf Leben und körperliche Unversehrtheit des Kindes als Maßstab für grundrechtliche Beeinträchtigungen greift zu kurz, dies insbesondere deshalb, weil eine Ablehnung des Kindes nach § 17 Abs. 7 S. 2 GenDG unbeachtlich ist und die gerichtliche Entscheidung das Kind zur Duldung der Probenentnahme zwingt. Vielmehr ist das Recht auf informationelle Selbstbestimmung des Kindes, zu dessen Wahrnehmung und Ausübung es je nach Alter und Einsichtsfähigkeit allein berechtigt ist,[146] als maßgeblicher Faktor zu berücksichtigen. So kann das Kind durchaus ein Interesse daran haben, Informationen, die sein gesamtes Selbstverständnis, seine persönliche Entwicklung, charakterlichen Eigenschaften und familiären Wurzeln infrage stellen, nicht wissen zu wollen.[147] Da neben dem Recht auf Kenntnis des Vaters also auch das Recht auf Nichtwissen des Kindes (selbstständigen) grundrechtlichen Schutz erfährt, muss vielmehr anhand der Umstände des Einzelfalls eine ergebnisoffene Abwägung getroffen werden.

D. Genetische Untersuchungen im Versicherungsbereich und im Arbeitsleben

Neben den Regelungen zu genetischen Untersuchungen zu medizinischen Zwecken sowie zur Klärung der Abstammung enthält das GenDG in den Abschnitten 4 und 5 Schutzvorschriften für den Versicherungsbereich und das Arbeitsleben, die im Folgenden dargestellt werden sollen.

I. Der Versicherungsbereich

Für den Versicherungsbereich konkretisiert § 18 GenDG das Benachteiligungsverbot aus § 4 GenDG und etabliert Schutzstandards im Hinblick auf genetische Untersuchungen und Analysen im Zusammenhang mit dem Abschluss eines Versicherungsvertrages. Ein Bedürfnis für die Konkretisierung ergibt sich bereits

---

[144] BVerfGE 117, 202.

[145] OLG Koblenz NJW-RR 2013, 1349, 1350; *Wellenhofer*, in: Münchener Kommentar zum BGB, Band 10, § 1598a Rn. 36; *Spickhoff*, in: Spickhoff, Medizinrecht, BGB § 1598a Rn. 11; *Kemper*, in: Schulze, BGB, § 1598a Rn. 10.

[146] Siehe hierzu Kapitel 5, E. V.

[147] Siehe hierzu Kapitel 3, C.

daraus, dass im Bereich der Personenversicherungen zum Zweck der Risiko-
prüfung ein großes Interesse am Erhalt möglichst umfassender Gesundheitsdaten
besteht.[148] Nach § 18 Abs. 1 S. 1 GenDG darf der Versicherer von Versicherten
weder vor noch nach Abschluss des Versichertenvertrages die Vornahme genetischer Untersuchungen oder Analysen verlangen (Nr. 1) oder die Mitteilung von
Ergebnissen oder Daten aus bereits vorgenommenen genetischen Untersuchungen
oder Analysen verlangen oder solche Ergebnisse oder Daten entgegennehmen
oder verwenden (Nr. 2).

Die Regelung, die lediglich auf vertraglich begründete Versicherungen und
nicht auf gesetzliche Versicherungen Anwendung findet, soll gewährleisten, dass
der Zugang zu privaten Kranken- und Lebensversicherungen nicht im Hinblick
auf genetische Eigenschaften erschwert oder verweigert wird.[149] Betroffene Personen sollen nicht verpflichtet sein, so hoch sensible Daten wie das Ergebnis
eines Gentests zu offenbaren, und erst recht nicht gezwungen werden, einen Gentest vorzunehmen.[150] Insbesondere der Schutz vor einem Zwang zur Vornahme
einer genetischen Untersuchung trägt dem Recht auf Nichtwissen und somit dem
Recht auf informationelle Selbstbestimmung des Versicherten Rechnung. Dieses
Recht wird auch nicht durch die Ausnahme des § 18 Abs. 1 S. 2 GenDG eingeschränkt.

Nach § 18 Abs. 1 S. 2 GenDG gilt das Verbot, Ergebnisse von bereits vorgenommenen genetischen Untersuchungen vom Versicherten zu verlangen, nicht
für die Lebens-, Berufsunfähigkeits-, Erwerbsunfähigkeits- und Pflegerenten-
versicherung, wenn eine Leistung von mehr als 300.000 Euro oder mehr als
30.000 Euro Jahresrente vereinbart wird. Begründet wird diese Ausnahme damit,
dass sie einen angemessenen Ausgleich zwischen dem Recht des Versicherten
auf informationelle Selbstbestimmung und dem Interesse des Versicherers an
einem Informationsgleichgewicht herstellt.[151] Gerade bei überdurchschnittlich
hohen Versicherungssummen soll einem Missbrauch der Kenntnis um bestimmte
genetische Informationen, die auf einen späteren Ausbruch einer Erkrankung
schließen lassen und eine darauf basierende Auszahlung der Versicherungs-
summe zur Folge haben, vorgebeugt werden.[152] Mit der Regelung des § 18
Abs. 2 S. 1 GenDG soll eine Belastung der Solidargemeinschaft und der Versi-

---

[148] *Neuhaus*, Berufsunfähigkeitsversicherung, Kapitel 2, Rn. 34.
[149] BT-Drs. 16/10532, S. 36; kritisch *Brand*, VersR 2009, 715, 719 im Hinblick darauf, dass dem Versicherten verwehrt bleibt, negative Gesundheitsindizien durch Vorlage
eines günstigen Gentests zu widerlegen.
[150] BT-Drs. 16/10532, S. 36.
[151] BT-Drs. 16/10532, S. 36.
[152] *Hahn*, in: Kern, GenDG, § 18 Rn. 34; *Kröger*, MedR 2010, 751, 753; *Lensing*,
VuR 2009, 411, 412 f.; zum Stichwort der „adversen Selektion" siehe *Fenger/Schöffski*,
NVersZ 2000, 449, 452 f.

cherer verhindert werden.[153] Dass das Recht auf Nichtwissen nicht berührt ist, wird daraus abgeleitet, dass der Versicherte bei Vornahme der Untersuchung regelmäßig Kenntnis von den Ergebnissen der Untersuchung haben dürfte.[154]

Auch bleibt der Versicherte nach § 18 Abs. 2 GenDG verpflichtet, Vorerkrankungen und Erkrankungen anzuzeigen. Richtigerweise geht die Gesetzesbegründung davon aus, dass in diesen Fällen das Recht auf Nichtwissen des Versicherten nicht berührt ist. Zwar muss über Erkrankungen, zu deren Diagnose ein Gentest gemacht worden ist, Auskunft gegeben werden. Dies ist aber im Hinblick auf das Recht auf Nichtwissen unbedenklich, soweit es sich um bestehende oder zurückliegende Erkrankungen des Versicherten handelt.[155]

Dem steht auch nicht entgegen, dass das Recht auf Nichtwissen der betroffenen Person nach § 9 Abs. 2 Nr. 5 GenDG das Recht umfasst, das Untersuchungsergebnis oder Teile davon nicht zur Kenntnis zu nehmen, sondern vernichten zu lassen. Ist eine genetische Untersuchung erfolgt und dadurch eine Erkrankung diagnostiziert, wäre der Versicherte verpflichtet, diese gemäß § 18 Abs. 2 GenDG anzuzeigen. Macht er jedoch von seinem Recht auf Nichtwissen gemäß § 9 Abs. 2 Nr. 5 GenDG Gebrauch und entscheidet sich gegen die Kenntnisnahme des Untersuchungsergebnisses, ist dieses gemäß § 11 Abs. 1 S. 2 Nr. 2 GenDG unverzüglich zu vernichten. In diesem Fall fehlt dem Versicherten die Information über die Erkrankung, hinsichtlich derer er bei Kenntnis anzeigepflichtig wäre, sodass § 18 Abs. 2 GenDG nicht einschlägig ist. Gleichzeitig existieren auch keine Ergebnisse, die der Versicherte gemäß § 18 Abs. 1 S. 2 i.V.m. S. 1 Nr. 2 GenDG zur Verfügung stellen müsste. Dieses Ergebnis ist insoweit interessengerecht, als dass dem Versicherten trotz einer durchgeführten genetischen Untersuchung das Ergebnis in diesem Fall nicht bekannt ist und er so gestellt wird, als hätte er die Untersuchung nicht vorgenommen. Eine missbräuchliche Verwendung der Ergebnisse wird so ausgeschlossen.

Die Regelung des § 18 GenDG sichert insbesondere das Recht auf Nichtwissen im Versicherungsbereich ab und stellt klar, dass die Vornahme eines Gentests unter keinen Umständen Voraussetzung für den Abschluss eines Versicherungsvertrages sein darf. Der Versicherte darf nicht gezwungen werden, sich selbst auf Verlangen des Versicherers über etwaige Gendefekte informieren zu müssen.[156] Neben dem Schutz des Rechts auf informationelle Selbstbestimmung soll auf diese Weise insbesondere einer Benachteiligung der betroffenen Person entgegengewirkt werden.

---

[153] *Hahn*, in: Kern, GenDG, § 18 Rn. 37.
[154] *Präve*, VersR 2009, 857, 858.
[155] BT-Drs. 16/10532, S. 36.
[156] *Neuhaus*, Berufsunfähigkeitsversicherung, Rn. 39.

II. Das Arbeitsleben

Konkretisierungen im Hinblick auf genetische Untersuchungen im Arbeitsleben enthält der fünfte Abschnitt des GenDG. Die im Vergleich zu § 18 GenDG deutlich umfassendere Regelung genetischer Untersuchungen im Arbeitsleben in den §§ 19–22 GenDG ist auf den starken Individualschutz im Arbeitsrecht zurückzuführen. Einerseits bietet die Gendiagnostik im Arbeitsleben die Möglichkeit, frühzeitig Krankheitsbilder zu erkennen und präventive Maßnahmen einzuleiten oder durch die Kenntnis von Vorerkrankungen den Arbeitseinsatz in bestimmten Bereichen zu vermeiden.[157] Andererseits könnten die Ergebnisse genetischer Untersuchungen vom Arbeitgeber zur Kalkulation von Kosten im Hinblick auf Zeiträume von Erkrankung oder Arbeitsunfähigkeit des Arbeitnehmers verwendet werden.[158] In diesem Zusammenhang besteht insbesondere die Gefahr, dass Bewerber aufgrund ihrer genetischen Konstitution nicht eingestellt werden.[159] Zweck des GenDG ist es jedoch gerade, Benachteiligungen aufgrund der genetischen Konstitution zu verhindern.[160]

In § 19 GenDG findet sich eine zu § 18 Abs. 1 S. 1 GenDG parallele Vorschrift, die es dem Arbeitgeber untersagt, von Beschäftigten vor oder nach Begründung des Beschäftigungsverhältnisses die Vornahme genetischer Untersuchungen oder Analysen zu verlangen (Nr. 1) oder die Mitteilung von Ergebnissen bereits vorgenommener genetischer Untersuchungen oder Analysen zu verlangen, solche Ergebnisse entgegenzunehmen oder zu verwenden (Nr. 2). Insofern hat auch der Beschäftigte ein Recht auf Nichtwissen.[161]

1. Grundsatz der Unzulässigkeit

Durch das Verbot,[162] von Beschäftigten die Vornahme genetischer Untersuchungen oder Analysen zu verlangen, wird der Gefahr begegnet, dass Beschäftigte allein aufgrund ihrer genetischen Eigenschaften oder Veranlagungen nicht eingestellt oder versetzt und dadurch sozial ausgegrenzt werden.[163] Aufgrund der

---

[157] *Schwarz*, in: Kern, GenDG, Vor §§ 19–22 Rn. 4; *Fischinger*, NZA 2010, 65, 65; *Wiese*, BB 2005, 2073, 2075 f.; *Tinnefeld*, ZRP 2000, 10, 11.

[158] *Schwarz*, in: Kern, GenDG, Vor §§ 19–22 Rn. 7; *Fenger*, in: Spickhoff, Medizinrecht, GenDG § 22 Rn. 1; *Genenger*, NJW 2010, 113, 116.

[159] *Schwarz*, in: Kern, GenDG, Vor §§ 19–22 Rn. 7; *Fischinger*, NZA 2010, 65, 65; *Eberbach*, MedR 2010, 155, 159.

[160] Vgl. § 1 GenDG.

[161] *Wiese*, BB 2009, 2198, 2201; *Kohte*, in: Münchener Handbuch zum Arbeitsrecht, Band 2, § 180 Rn. 62; *Schwarz*, in: Kern, GenDG, Vor §§ 19–22 Rn. 14.

[162] Es handelt sich hierbei um ein absolutes Verbot mit Erlaubnisvorbehalt, *Franzen*, in: Erfurter Kommentar zum Arbeitsrecht, GenDG § 19 Rn. 4; *Kohte*, in: Münchener Handbuch zum Arbeitsrecht, Band 2, § 180 Rn. 64.

[163] BT-Drs. 16/10532, S. 37; vgl. auch *Littig*, in: Grobys/Panzer-Heemeier, StichwortKommentar Arbeitsrecht, Bewerbung Rn. 19.

mit genetischen Untersuchungen einhergehenden Unsicherheiten – so ist etwa unklar, ob eine Krankheit überhaupt ausbricht, wann dies der Fall sein wird und welche weiteren Umweltfaktoren sich möglicherweise auf einen Ausbruch auswirken – sieht der Gesetzgeber diese grundsätzlich nicht als geeignete Basis für eine sachgerechte Personalauswahl.[164] Zudem verbiete der Schutz der Persönlichkeitsrechte der Beschäftigten die Erhebung eines umfassenden Persönlichkeits- oder Gesundheitsprofils.[165] Wenngleich nicht ausdrücklich in der Gesetzesbegründung erwähnt, schützt § 19 Nr. 1 GenDG auch das Recht auf Nichtwissen des Beschäftigten, da es verhindert, dass Beschäftigte oder Bewerber Informationen über ihre genetische Konstitution ermitteln, um ihre Chancen auf dem Arbeitsmarkt zu verbessern. Gleichzeitig wirkt § 19 Nr. 2 GenDG einer Diskriminierung und Verringerung von Chancen auf dem Arbeitsmarkt entgegen, die aus der Feststellung bestimmter genetischer Eigenschaften resultieren könnten.[166]

2. Ausnahme zum Arbeitsschutz

In § 20 Abs. 1 GenDG ist zudem die Unzulässigkeit der Vornahme genetischer Untersuchungen oder Analysen sowie die Mitteilung von Ergebnissen bereits vorgenommener Untersuchungen im Rahmen von arbeitsmedizinischen Vorsorgeuntersuchungen festgeschrieben. Ausnahmsweise sind jedoch gemäß § 20 Abs. 2 S. 1 GenDG im Rahmen solcher Vorsorgeuntersuchungen diagnostische genetische Untersuchungen durch Genproduktanalyse zulässig, soweit sie zur Feststellung genetischer Eigenschaften erforderlich sind, die für schwerwiegende Erkrankungen oder schwerwiegende gesundheitliche Störungen, die bei einer Beschäftigung an einem bestimmten Arbeitsplatz oder mit einer bestimmten Tätigkeit entstehen können, ursächlich oder mitursächlich sind.[167]

Die Ausnahmeregelung ist auf den Zweck der arbeitsmedizinischen Vorsorgeuntersuchungen, namentlich die Aufklärung und Beratung der Beschäftigten bezogen auf individuelle Gesundheitsgefahren, zurückzuführen[168] und dient vornehmlich der Sicherheit des Arbeitnehmers und dem Schutz vor Gefahren.[169] Denn „[g]enetische Eigenschaften und daraus resultierende erhöhte Anfälligkeiten gegenüber spezifischen gesundheitsgefährdenden Einwirkungen am Arbeitsplatz sind Teil der Wechselwirkungen zwischen Mensch und Arbeit, an deren

---

[164] BT-Drs. 16/10532, S. 37.

[165] BT-Drs. 16/10532, S. 37; *Krieger*, in: von Stein/Rothe/Schlegel, Gesundheitsmanagement und Krankheit im Arbeitsverhältnis, § 2 Rn. 2.

[166] BT-Drs. 16/10532, S. 37.

[167] Zur Diskussion im Vorfeld der Gesetzgebung *Wiese*, BB 2005, 2073, 2073 f.

[168] *Franzen*, in: Erfurter Kommentar zum Arbeitsrecht, GenDG § 20 Rn. 1; *Diller*, in: Boecken/Düwell, Gesamtes Arbeitsrecht, GenDG § 20 Rn. 1; ausführlich zu den Folgen bei Nichteinwilligung des Beschäftigten: *Wiese*, BB 2011, 313 ff.

[169] *Schwarz*, in: Kern, GenDG, § 20 Rn. 2.

frühzeitiger Aufdeckung in der Regel ein hohes eigenes Interesse der Beschäftigten bestehen wird"[170]. Die Vornahme einer genetischen Untersuchung ist jedoch gemäß § 20 Abs. 2 S. 2 GenDG subsidiär zu anderen Maßnahmen des Arbeitsschutzes.

Gleichwohl ist auch für die Vornahme einer genetischen Untersuchung zum Arbeitsschutz gemäß § 20 Abs. 4 i.V.m. § 8 f. GenDG eine Einwilligung der betroffenen Person erforderlich.[171] Dies hat nicht nur zur Folge, dass dem Arbeitnehmer die Ausübung des Rechts auf Nichtwissen auch in diesen Konstellationen nach den allgemeinen Regeln des GenDG möglich ist. Da eine solche Ausübung jedoch mit der Vernichtung der Untersuchungsergebnisse einhergeht, können diese auch nicht zum Zwecke des Arbeitsschutzes verwendet werden. Darüber hinaus lässt sich aus dem Einwilligungserfordernis ableiten, dass die diagnostische genetische Untersuchung nicht verpflichtend ist, sondern lediglich als Angebot an den Arbeitnehmer herangetragen werden kann.[172] Unzulässig ist insbesondere, an die Durchführung der genetischen Untersuchung berufliche Anreize zu knüpfen.[173]

III. Zusammenfassung

Sowohl im Versicherungsbereich als auch im Arbeitsleben ist es grundsätzlich unzulässig, die Vornahme einer genetischen Untersuchung von einem Versicherten oder Beschäftigten zu verlangen. Dies gilt auch für den Bewerbungsprozess. Unter bestimmten Umständen kann vom Versicherer bzw. Arbeitgeber jedoch die Mitteilung der Ergebnisse bereits durchgeführter genetischer Untersuchungen verlangt werden. Ausnahmsweise kann im Rahmen des Arbeitsschutzes die diagnostische genetische Untersuchung mittels Genproduktanalyse zulässig sein, dies jedoch nur nachrangig zu anderen Arbeitsschutzmaßnahmen. Insgesamt kann festgehalten werden, dass dem Recht auf Nichtwissen in allen Bereichen ein größtmöglicher Schutz zuteilwerden und niemand gegen seinen Willen zur Vornahme einer genetischen Untersuchung gezwungen werden soll.

E. Fazit

Das Recht auf Nichtwissen wird im GenDG ausdrücklich als Recht der Person, die eine genetische Untersuchung oder Analyse durchführen lassen möchte, aufgeführt und findet auf diese Weise erstmals namentlich Eingang in ein deutsches

---

[170] BT-Drs. 16/10532, S. 38.

[171] BT-Drs. 16/10532, S. 39; *Diller*, in: Boecken/Düwell, Gesamtes Arbeitsrecht, GenDG § 20 Rn. 2.

[172] *Schwarz*, in: Kern, GenDG, § 20 Rn. 12; *Wiese*, BB 2011, 313, 315.

[173] *Schwarz*, in: Kern, GenDG, § 20 Rn. 12; zum Freiwilligkeitselement im Rahmen der Einwilligung in medizinische Maßnahmen siehe *Groß/Joschko*, GuP 2019, 91.

Gesetz. Das GenDG dient dem Schutz des Rechts auf informationelle Selbstbestimmung sowie der Menschenwürde des Einzelnen und enthält Regelungen, die
einer Benachteiligung aufgrund der genetischen Konstitution oder der Ablehnung
der Kenntnis ebendieser, entgegenwirken sollen. Problematiken im Hinblick auf
die konkrete Ausübung des Rechts auf Nichtwissen und ihre Auswirkungen auf
Mitteilungs- und Aufbewahrungspflichten finden sich jedoch ebenso wie der
Konflikt zwischen den Interessen der betroffenen Person und ihren genetischen
Verwandten. Für die Bereiche der Versicherung sowie des Arbeitslebens dient die
Gewährleistung des Rechts auf Nichtwissen insbesondere dem Schutz vor Be-
nachteiligungen.

Kapitel 8

Ärztliches Berufsrecht und Recht auf Nichtwissen

A. Relevante Regelungen der MBO-Ä

Der Arzt hat im Rahmen seiner Berufsausübung die im ärztlichen Berufsrecht normierten Verhaltenspflichten zu beachten. Das Recht auf Nichtwissen des Patienten findet sich zwar in der Musterberufsordnung der Ärzte nicht ausdrücklich wieder. Dennoch kann ein solches Patientenrecht – und damit einhergehend eine Pflicht des Arztes, dieses zu achten – auch auf berufsrechtlicher Ebene verortet werden.

I. Landesberufsordnungen und MBO-Ä

Neben den einfachgesetzlichen Regelungen zur Ausübung der ärztlichen Tätigkeit, wie sie etwa das BGB oder GenDG enthalten, normiert auch das Berufsrecht Verhaltenspflichten für Ärztinnen und Ärzte im Umgang mit ihren Patienten. Im Rahmen ihres Selbstverwaltungsrechts erlassen die Ärztekammern[1] Berufsordnungen. Dabei handelt es sich um Satzungen, die in der Normenhierarchie unter dem formellen Gesetzesrecht stehen[2] und die für ihre Kammermitglieder verbindlich sind.[3] Rechtsgrundlage für den Erlass der Berufsordnungen sind die jeweiligen Regelungen der Kammer- oder Heilberufsgesetze.[4]

Die Berufsordnungen der Ärztekammern orientieren sich an der Musterberufsordnung,[5] die die Bundesärztekammer zur Verfügung stellt und die als Em-

---

[1] Jedes Bundesland hat eine (Landes-)Ärztekammer, einzig Nordrhein-Westfalen ist in zwei Bezirke aufgeteilt (Ärztekammer Nordrhein und Ärztekammer Westfalen-Lippe); *Kern/Rehborn*, in: Laufs/Kern/Rehborn, Handbuch des Arztrechts, § 14 Rn. 1.

[2] *Lippert*, in: Ratzel/Lippert, MBO-Ä Kommentar, Einleitung Rn. 1.

[3] *Kern/Rehborn*, in: Laufs/Kern/Rehborn, Handbuch des Arztrechts, § 15 Rn. 9; *Frehse/Kleinke*, in: Saalfrank, Handbuch des Medizin- und Gesundheitsrechts, § 1 Rn. 148.

[4] *Prütting*, in: Ratzel/Lippert, MBO-Ä Kommentar, § 1 Rn. 4; *Kern/Rehborn*, in: Laufs/Kern/Rehborn, Handbuch des Arztrechts, § 15 Rn. 8; für NRW siehe § 31 Abs. 1 Heilberufsgesetz NRW: „Das Nähere zu § 30 [Berufspflichten, Anmerkung der Autorin] regeln die Berufsordnung und die Notfalldienstordnung."

[5] (Muster-)Berufsordnung für die in Deutschland tätigen Ärztinnen und Ärzte – MBO-Ä 1997 –*) in der Fassung der Beschlüsse des 121. Deutschen Ärztetages 2018 in Erfurt geändert durch Beschluss des Vorstandes der Bundesärztekammer am 14.12.2018.

pfehlung keinen rechtsverbindlichen Charakter besitzt.[6] Aus Gründen der Übersichtlichkeit beziehen sich die folgenden Ausführungen zu einem Recht auf Nichtwissen auf berufsrechtlicher Ebene dennoch auf die MBO-Ä, die auf die entsprechenden Regelungen der Landesberufsordnungen übertragbar sind.

II. Relevante Normen der MBO-Ä

Zentrales Element aller berufsrechtlichen Regelungen ist die Erhaltung und Förderung der menschlichen Gesundheit und des menschlichen Lebens durch den Arzt. So enthält das ärztliche Gelöbnis folgende Passage: „Die Gesundheit und das Wohlergehen meiner Patientin oder meines Patienten werden mein oberstes Anliegen sein." Wenngleich dem Gelöbnis keine eigenständige rechtliche Bedeutung zukommt, so dient es einerseits als Bekräftigung der ihm folgenden Vorschriften und kann andererseits als Auslegungshilfe herangezogen werden.[7] Der Arzt dient gemäß § 1 Abs. 1 S. 1 MBO-Ä der Gesundheit des einzelnen Menschen und der Bevölkerung; es ist gemäß § 1 Abs. 2 MBO-Ä seine Aufgabe, das Leben zu erhalten, die Gesundheit zu schützen und wiederherzustellen, Leiden zu lindern, Sterbenden Beistand zu leisten und an der Erhaltung der natürlichen Lebensgrundlagen im Hinblick auf ihre Bedeutung für die Gesundheit der Menschen mitzuwirken.

In § 7 MBO-Ä sind Behandlungsgrundsätze und Verhaltensregeln für den Arzt festgelegt. So hat gemäß § 7 Abs. 1 S. 1 MBO-Ä jede medizinische Behandlung unter Wahrung der Menschenwürde und unter Achtung der Persönlichkeit, des Willens und der Rechte der Patientinnen und Patienten, insbesondere des Selbstbestimmungsrechts, zu erfolgen. Satz 2 konkretisiert, dass das Recht der Patientinnen und Patienten, empfohlene Untersuchungs- und Behandlungsmaßnahmen abzulehnen, zu respektieren sei. Insoweit legt der Patient den Umfang des Behandlungsauftrags fest.[8] Der Arzt soll insbesondere Verständnis dafür haben, wenn ein Patient die von ihm empfohlene Behandlung nicht durchführen lassen möchte; eine Ablehnung oder Nicht-Befolgung seiner Anordnungen gibt dem Arzt nicht das Recht, die weitere Behandlung des Patienten abzulehnen.[9] Da bereits auf zivilrechtlicher Ebene die Einwilligung des Patienten maßgeblich für die Durchführung einer medizinischen Maßnahme ist, entfaltet § 7 Abs. 1 S. 2

---

[6] *Kern/Rehborn*, in: Laufs/Kern/Rehborn, Handbuch des Arztrechts, § 15 Rn. 9; *Lippert*, in: MBO-Ä Kommentar, Einleitung Rn. 1 ff.; *Scholz*, in: Spickhoff, Medizinrecht, Vorbemerkung Rn. 1.

[7] *Kern/Rehborn*, in: Laufs/Kern/Rehborn, Handbuch des Arztrechts, § 15 Rn. 2.

[8] *Frehse/Kleinke*, in: Saalfrank, Handbuch des Medizin- und Gesundheitsrechts, § 1 Rn. 167; *Sobotta*, in: Bergmann/Pauge/Steinmeyer, Gesamtes Medizinrecht, MBO § 7 Rn. 1.

[9] *Scholz*, in: Spickhoff, Medizinrecht, MBO-Ä § 7 Rn. 7; *Rehborn*, in: Prütting, Medizinrecht, MBO-Ä § 7 Rn. 6; *Sobotta*, in: Bergmann/Pauge/Steinmeyer, Gesamtes Medizinrecht, MBO § 7 Rn. 1.

MBO-Ä keine darüber hinausgehende Regelungswirkung für den Umgang mit der Ablehnung einer Behandlung durch den Patienten.

B. Das Recht auf Nichtwissen in der MBO-Ä

Die MBO-Ä enthält keine ausdrückliche Verpflichtung des Arztes, das Recht auf Nichtwissen des Patienten zu achten. Dennoch kann die in § 7 Abs. 1 MBO-Ä genannte Pflicht zur Achtung der Rechte des Patienten als rechtlicher Anknüpfungspunkt für die Existenz eines solchen Rechts auf berufsrechtlicher Ebene herangezogen werden. Die MBO-Ä verfolgt in erster Linie den Zweck, berufliche Verhaltenspflichten des Arztes auszuführen und zu konkretisieren,[10] sodass sie keine abschließende Aufzählung der Rechte eines Patienten enthält. Da das Berufsrecht in seinem Schutzstandard jedoch nicht hinter den einfachgesetzlichen Regelungen, etwa des BGB, zurückbleiben darf oder jedenfalls Normen, die im Widerspruch zu diesen stehen, unbeachtlich sind,[11] findet auch das Recht auf Nichtwissen über die offene Formulierung des § 7 Abs. 1 S. 1 MBO-Ä Eingang in das ärztliche Berufsrecht. Denn das Recht auf Nichtwissen stellt ein Patientenrecht dar, das schon im zivilrechtlichen Behandlungsverhältnis besteht. Da der Patientenschutz der MBO-Ä nicht hinter dem zivilrechtlichen Schutzniveau zurückbleiben darf, muss das Recht auf Nichtwissen auch im berufsrechtlichen Kontext berücksichtigt werden. Zu keinem anderen Ergebnis führt die Einbeziehung des in § 7 Abs. 1 S. 2 MBO-Ä normierten Rechts des Patienten auf die Ablehnung medizinischer Maßnahmen. Aus der Überlegung, dass der Patient die Behandlung als solche ablehnen darf, folgt als notwendige Vorstufe, dass er die Möglichkeit haben muss, bereits die Information über die empfohlenen Untersuchungs- und Behandlungsmaßnahmen abzulehnen.

C. Ausnahmen

Trotz der berufsrechtlichen Verpflichtung des Arztes, das Recht auf Nichtwissen des Patienten zu achten, ist eine Kollision dieser Pflicht mit anderen ärztlichen Berufspflichten denkbar.

I. Gewissensentscheidung des Arztes

Nach § 2 Abs. 1 S. 1 MBO-Ä üben Ärztinnen und Ärzte ihren Beruf nach ihrem Gewissen, den Geboten der ärztlichen Ethik und der Menschlichkeit aus.

---

[10] *Kern/Rehborn*, in: Laufs/Kern/Rehborn, Handbuch des Arztrechts, § 15 Rn. 9; *Frehse/Kleinke*, in: Saalfrank, Handbuch des Medizin- und Gesundheitsrechts, § 1 Rn. 146.

[11] *Kern/Rehborn*, in: Laufs/Kern/Rehborn, Handbuch des Arztrechts, § 15 Rn. 9; *Frehse/Kleinke*, in: Saalfrank, Handbuch des Medizin- und Gesundheitsrechts, § 1 Rn. 146.

Gerade in der oben aufgezeigten Fallkategorie,[12] in denen der Arzt eine schwere, aber leicht therapierbare Erkrankung des Patienten diagnostiziert hat, kann er einem Gewissenskonflikt hinsichtlich der Achtung des Rechts auf Nichtwissen einerseits und seiner Helfenspflicht andererseits unterliegen.

II. Offenbarung zum Schutz eines höherwertigen Rechtsguts

Eine weitere Ausnahme stellt die Offenbarung von Informationen zum Schutz eines höherwertigen Rechtsguts dar. Ärzte haben grundsätzlich über das, was ihnen in ihrer Eigenschaft als Ärztin oder Arzt anvertraut oder bekannt geworden ist, zu schweigen.[13] Dazu gehören auch schriftliche Mitteilungen der Patientin oder des Patienten, Aufzeichnungen über Patientinnen und Patienten, Röntgenaufnahmen und sonstige Untersuchungsbefunde.[14] Nur in Ausnahmefällen ist der Arzt zur Offenbarung befugt, und zwar namentlich dann, soweit er von der Schweigepflicht entbunden worden ist oder soweit die Offenbarung zum Schutze eines höherwertigen Rechtsgutes erforderlich ist.[15] Der Arzt wäre dann zu einer Offenbarung von Diagnose, Untersuchungs- und Behandlungsmethoden befugt. Ein solches höherwertiges Rechtsgut könnte das Leben oder die Gesundheit des Patienten oder Dritter darstellen.

1. Offenbarung zum Schutz des Lebens oder der Gesundheit Dritter

Wird bei dem Patienten eine Erkrankung diagnostiziert, die mit erheblichen Gefahren für die Gesundheit und das Leben Dritter einhergeht, kann eine Offenbarung durch den Arzt zum Schutze dieser Rechtsgüter von § 9 Abs. 2 S. 1 Alt. 2 MBO-Ä gedeckt sein. Dabei kommen sowohl höherwertige Individual- als auch Gemeininteressen in Betracht.[16]

Als Beispiel für ein höherwertiges Individualinteresse kann hier wieder der Fall dienen, in dem bei dem Patienten eine HIV-Infektion diagnostiziert wurde. Eine Offenbarung der Diagnose gegenüber dem Lebenspartner zum Schutz vor einer Infektion durch den Patienten ist, wie oben gesehen,[17] zulässig, wenn der Patient selbst eine Mitteilung an seinen Partner voraussichtlich unterlassen wird.[18]

---

[12] Kapitel 5, G.

[13] § 9 Abs. 1 S. 1 MBO-Ä.

[14] § 9 Abs. 1 S. 2 MBO-Ä.

[15] § 9 Abs. 2 S. 1 MBO-Ä; *Lippert*, in: Ratzel/Lippert, MBO-Ä Kommentar, § 9 Rn. 65.

[16] § 9 Abs. 2 S. 1 MBO-Ä; *Lippert*, in: Ratzel/Lippert, MBO-Ä Kommentar, § 9 Rn. 65.

[17] Kapitel 5, B. III. 3. c).

[18] § 9 Abs. 2 S. 1 MBO-Ä; *Lippert*, in: Ratzel/Lippert, MBO-Ä Kommentar, § 9 Rn. 66; so auch *Deutsch/Spickhoff*, Medizinrecht, Rn. 947. Für eine Aufklärungspflicht

Dies muss auch und erst recht dann gelten, wenn der Patient selbst keine Mitteilung der Diagnose wünscht, da eine Informationsweitergabe durch den Patienten in diesem Falle ausgeschlossen ist.

Auch höherwertige Rechtsgüter der Allgemeinheit können den Arzt zu einer nach § 9 Abs. 2 S. 1 Alt. 2 MBO-Ä zulässigen Offenbarung von Patienteninformationen veranlassen. Dies ist etwa dann der Fall, wenn der Patient durch die diagnostizierte Erkrankung nicht mehr zum Bedienen von Maschinen oder zum Führen von Kraftfahrzeugen in der Lage ist.[19]

2. Offenbarung zum Schutz des Lebens oder der Gesundheit des Patienten selbst

Macht der Patient von seinem Recht auf Nichtwissen Gebrauch und möchte etwa die Diagnose nicht mitgeteilt bekommen, so folgt daraus regelmäßig, dass die diagnostizierte Erkrankung nicht behandelt wird. Gerade schwere Erkrankungen können unbehandelt jedoch zu einer Gefahr für das Leben des Patienten werden.

Obgleich es sich gerade bei dem Leben des Patienten um ein höherwertiges Rechtsgut handelt, spricht gegen eine solche entsprechende Anwendung des § 9 Abs. 2 S. 1 Alt. 2 MBO-Ä, dass sich die Entbindung von der Schweigepflicht wohl auf Auskunftsbegehren Dritter bezieht[20] und daher nicht den Patienten selbst umfasst. Wenn er denn Informationen wünscht, stehen dem Patienten eigene umfangreiche Auskunftsrechte zu, sodass ein Rückgriff auf die Regelung auch aus diesem Grund nicht angezeigt ist. Darüber hinaus würde eine entsprechende Anwendung der Regelung letztlich zu einer Aushöhlung des Rechts auf Nichtwissen des Patienten führen, da es im medizinischen Kontext regelmäßig um die Gesundheit und das Leben des Patienten, also um höherwertige Rechtsgüter, geht.

Da der Patient auch bei Mitteilung der Diagnose nach § 7 Abs. 1 S. 2 MBO-Ä das Recht hat, Behandlungsmaßnahmen abzulehnen und diese Entscheidung vom Arzt zu respektieren ist, ist das Recht auf informationelle Selbstbestimmung des Patienten einschließlich seines Rechts auf Nichtwissen auch bei einer potentiellen Lebensgefahr zu beachten. Denkbar ist in solchen Fällen allerdings eine Mitteilung durch den Arzt aus Gewissensgründen.[21]

---

des Lebenspartners bei zweifelhaftem Infektionsschutz durch den Patienten selbst OLG Frankfurt a. M. NStZ 2001, 149.

[19] *Lippert*, in: Ratzel/Lippert, MBO-Ä Kommentar, § 9 Rn. 67; siehe hierzu Kapitel 5, B. I.

[20] *Scholz*, in: Spickhoff, Medizinrecht, MBO-Ä 1997 § 9 Rn. 1.

[21] Zu möglichen Haftungsrisiken und Sanktionierungen in diesen Fällen siehe Kapitel 9.

III. Zusammenfassung

Auch auf berufsrechtlicher Ebene ist der Arzt zur Achtung des Rechts auf Nichtwissen des Patienten als Patientenrecht gebunden. Eine Ausnahme von diesem Grundsatz kann darin liegen, dass der Arzt dem Patienten die Diagnose aus Gewissenserwägungen gegen den erklärten[22] Patientenwillen mitteilt. Denkbar ist darüber hinaus eine Offenbarung zum Schutz höherwertiger Rechtsgüter Dritter, so etwa zum Schutz der Gesundheit oder des Lebens. Keine Ausnahme von der Pflicht zur Achtung des Rechts auf Nichtwissen des Patienten stellt dagegen die Offenbarung zum Schutz des Lebens oder der Gesundheit des Patienten dar, da es sich hier um eine Umgehung des erklärten Patientenwillens handeln würde. Gleichwohl ist denkbar, dass entsprechende Konstellationen in den Bereich der Mitteilung aus einer Gewissensentscheidung des Arztes fallen. Ob es sich im Einzelfall um das Vorliegen eines Verstoßes gegen die ärztlichen Berufspflichten handelt, wird durch das Berufsgericht zu klären sein.[23]

---

[22] Vgl. Kapitel 6, C. III.
[23] Vgl. Kapitel 9, B.

Kapitel 9

Verstöße gegen das Recht auf Nichtwissen und ihre Sanktionierung

A. Praktische Relevanz

Von besonderer praktischer Bedeutung ist die Frage nach der Sanktionierung von Verstößen gegen das erklärte Recht auf Nichtwissen des Patienten und dem Ersatz daraus entstehender Schäden. Die maßgeblichen Rechtsmaterien stellen in diesem Zusammenhang das Berufsrecht, das Zivilrecht und das Strafrecht dar.

B. Berufsrechtliche Sanktionierung

Die Rechtsgrundlagen für eine Sanktionierung berufsrechtlicher Verstöße findet sich in den Heilberufsgesetzen des jeweiligen Bundeslandes.[1] Für Nordrhein-Westfalen treffen die §§ 58a bis 115 HeilBerG NRW[2] Regelungen für das Vorgehen bei Berufsvergehen, die als Grundlage für die folgenden Ausführungen dienen.

I. Zuständigkeit und Verfahren

Für die Überprüfung berufsrechtswidrigen Verhaltens sind zunächst die Ärztekammern des jeweiligen Bundeslandes[3] zuständig. Stellen sie einen Verstoß fest, können sie eine Rüge aussprechen, wenn die Schuld gering ist und der Antrag auf Einleitung eines berufsgerichtlichen Verfahrens nicht erforderlich erscheint.[4] Die Rüge kann mit einem Ordnungsgeld bis zu zehntausend Euro oder mit der Auflage verbunden werden, an einer bestimmten Fortbildung zur Qualitätssicherung teilzunehmen.[5] Zusätzlich besteht das Recht der Präsidentin oder des Präsi-

---

[1] So beispielsweise in den §§ 49 ff. HBG Hessen, §§ 51 ff. HBG RLP, §§ 46 ff. Thür-HeilBG.

[2] Heilberufsgesetz (HeilBerG) in der Fassung der Bekanntmachung vom 9. Mai 2000 (GV. NRW., S. 403, ber. S. 650) SGV. NRW. 2122, zuletzt geändert durch Art. 1 Zweites ÄndG vom 3.12.2019 (GV. NRW., S. 882).

[3] Es existiert in jedem Bundesland eine Ärztekammer, einzige Ausnahme ist NRW mit zwei Ärztekammern: Nordrhein und Westfalen-Lippe.

[4] § 58e Abs. 1 HeilBerG NRW.

[5] § 58e Abs. 3 HeilBerG NRW.

denten, Kammerangehörige abzumahnen[6] oder ein Verfahren vor dem Berufsgericht einzuleiten.

Wird von der zuständigen Ärztekammer ein berufsgerichtliches Verfahren eingeleitet, kann das Berufsgericht auf unterschiedliche Maßnahmen erkennen, namentlich auf einen Verweis, die Entziehung des passiven Berufswahlrechts, die Teilnahme an einer bestimmten Fortbildung zur Qualitätssicherung auf eigene Kosten, eine Geldbuße bis zu einhunderttausend Euro und die Feststellung der Unwürdigkeit zur Ausübung des Berufs.[7] In besonders schweren Fällen kann zusätzlich auf Veröffentlichung der Entscheidung erkannt werden.[8]

Gegen die Urteile der Berufsgerichte für Heilberufe können Beschuldigte und Antragsberechtigte oder ihre Vertretung Berufung einlegen.[9] Rechtsmittelinstanz sind die dafür eingerichteten Landesberufsgerichte für Heilberufe.[10]

II. Berufsrechtliche Sanktionierung eines Verstoßes gegen das Recht auf Nichtwissen

Da das Recht auf Nichtwissen ein Recht des Patienten ist, und der Arzt dessen Rechte gemäß § 7 Abs. 1 MBO-Ä in seiner jeweiligen Ausprägung in der geltenden Berufsordnung der Landesärztekammern zu achten hat, stellt ein Verstoß gegen das Recht auf Nichtwissen regelmäßig einen Verstoß gegen ärztliches Berufsrecht dar.

Ob jedoch aufgrund eines Verstoßes gegen das Recht auf Nichtwissen ein berufsgerichtliches Verfahren eingeleitet werden würde, erscheint – jedenfalls in vielen Fällen – zweifelhaft. Zum einen ist denkbar, dass der Verstoß aufgrund eines Gewissenskonflikts des Arztes gleichsam „gerechtfertigt" sein könnte. In diesem Falle ist eine Einstellung des Verfahrens nach § 58d S. 1 HeilBerG NRW durch die Kammern denkbar. Dabei ist jedoch eine genaue Untersuchung des konkreten Einzelfalls geboten, da andernfalls die Gefahr besteht, dass ein Gewissenskonflikt durch den Arzt vorgeschoben wird.

Für den Fall, dass ein Verstoß gegen das Recht auf Nichtwissen nicht aus Gewissensgründen als gerechtfertigt anzusehen ist, die Schuld aufgrund des ermittelten Sachverhalts jedoch als gering[11] anzusehen und die Einleitung eines be-

---

[6] § 58e Abs. 6 HeilBerG NRW.

[7] Vgl. § 60 Abs. 1 HeilBerG NRW.

[8] § 60 Abs. 3 HeilBerG NRW.

[9] § 98 Abs. 1 HeilBerG NRW.

[10] In NRW etwa wird als Rechtsmittelinstanz gemäß § 61 Abs. 2 HeilBerG NRW ein Landesberufsgericht für Heilberufe beim Oberverwaltungsgericht errichtet.

[11] Hinsichtlich der Definition der „geringen Schuld" wird gemäß § 112 S. 1 HeilBerG NRW auf die Strafprozessordnung zurückgegriffen; *Willems*, Das Verfahren vor den Heilberufsgerichten, 2009, Rn. 547.

rufsgerichtlichen Verfahrens nicht erforderlich erscheint, kommt als Sanktion die Rüge des Kammermitglieds gemäß § 58e Abs. 1 S. 1 HeilBerG NRW in Betracht.

Teilt der Arzt dem Patienten gegen dessen Willen ihn betreffende Gesundheitsinformationen mit, um schweren Schaden von ihm abzuwenden, verstößt er gegen seine Pflicht, das Recht auf Nichtwissen des Patienten zu achten. Gleichzeitig entspräche er jedoch seiner Pflicht, das Leben des Patienten zu erhalten und die Gesundheit des Patienten zu schützen und wiederherzustellen.[12] Insofern kann ihm in dieser Konstellation kein (grober) Verstoß gegen seine berufsrechtlichen Pflichten vorgeworfen werden, sodass eine Mahnung oder Rüge als ausreichende berufsrechtliche Sanktionierung zu erachten sein wird. Je nach Einzelfall muss auch in dieser Konstellation berücksichtigt werden, ob es sich um eine Gewissensentscheidung des Arztes handelt.

Anders gelagert ist jedoch der Fall, in dem ein Arzt dem Patienten – trotz der erklärten Ausübung des Rechts auf Nichtwissen – etwa die Diagnose einer unheilbaren Erkrankung mitteilt und sich der Gesundheitszustand des Patienten dadurch verschlechtert. Hier kann von einem Ausgleich verschiedener berufsrechtlicher Pflichten nicht die Rede sein. Vielmehr verletzt ein Arzt in dieser Konstellation gleich eine Vielzahl berufsrechtlicher Regelungen, namentlich den Schutz und die Wiederherstellung der Gesundheit[13] sowie die Achtung der Rechte des Patienten.[14] In einem solchen Fall ist schon kein Handeln zum Wohle des Patienten ersichtlich, während gleichzeitig gegen das Recht des Patienten auf Nichtwissen verstoßen wird. Eine berufsrechtliche Sanktionierung über eine Rüge oder Mahnung hinaus durch Einleitung eines Verfahrens vor dem Berufsgericht ist in diesen Fällen durchaus denkbar. Die berufsgerichtlichen Maßnahmen reichen von einem Verweis über die Entziehung des passiven Berufswahlrechts, der Teilnahme an einer bestimmten Fortbildung zur Qualitätssicherung auf eigene Kosten, und Geldbußen bis zu einhunderttausend Euro bis hin zur Feststellung der Unwürdigkeit zur Ausübung des Berufs[15] und können teils kumulativ verhängt werden.[16]

Zwischen diesen Extremfällen findet sich eine Vielzahl von Schattierungen, die jede für sich eine Einzelfallbewertung erfordert. In die Bewertung miteinfließen müssen alle relevanten Umstände, also auch, ob und in welcher Form der Patient die Ausübung des Rechts auf Nichtwissen erklärt hat, und worauf genau sich die Erklärung bezogen hat.

---

12 Vgl. § 1 Abs. 2 MBO-Ä.
13 Vgl. § 1 Abs. 2 MBO-Ä.
14 Vgl. § 7 Abs. 1 MBO-Ä.
15 § 60 Abs. 1 Nr. 1–5 HeilBerG NRW.
16 § 60 Abs. 2 HeilBerG NRW.

III. Zusammenfassung

Eine berufsrechtliche Sanktionierung von Verstößen eines Arztes gegen das erklärte Recht auf Nichtwissen des Patienten ist grundsätzlich denkbar. Die möglichen Sanktionen reichen von Rügen oder Mahnungen der Ärztekammer bis hin zur Einleitung eines berufsgerichtlichen Verfahrens, welche von einem Verweis über eine Geldbuße bis hin zur Feststellung der Unwürdigkeit zur Ausübung des Berufs reichen. Bei einem Verstoß gegen das Recht auf Nichtwissen kann es sich um einen Verstoß mit geringer Schuld handeln, sodass von einem berufsgerichtlichen Verfahren abgesehen werden kann. Doch gerade in Bezug auf grobe Verstöße ist die Einleitung eines berufsgerichtlichen Verfahrens denkbar und von den Ärztekammern in Betracht zu ziehen.

C. Zivilrechtliche Ersatzansprüche

Neben berufsrechtlichen Sanktionen ist die zivilrechtliche Ebene im Hinblick auf mögliche Ersatzansprüche wegen eines Verstoßes gegen das Recht auf Nichtwissen des Patienten von Bedeutung. Mögliche Ersatzansprüche könnten sich aus dem Behandlungsvertrag oder aus Deliktsrecht ergeben. Neben der Untersuchung des Bestehens von Schadensersatzansprüchen des Patienten gegen den Arzt soll der Frage nachgegangen werden, ob auch Dritte Ersatzansprüche gegen den Arzt oder sogar den Patienten selbst geltend machen können, wenn diese wiederum das Recht auf Nichtwissen des Dritten verletzen.

I. Ansprüche des Patienten gegen den Arzt

Neben deliktsrechtlichen Ansprüchen kommen im Verhältnis von Patient und Arzt zudem Ansprüche aus dem Behandlungsvertrag in Betracht, auf die im Folgenden zunächst eingegangen werden soll. Im Anschluss wird auf die Frage der Ersatzfähigkeit des Schadens eingegangen.

1. Achtung des allgemeinen Persönlichkeitsrechts als Nebenpflicht des Behandlungsvertrags

§ 630a Abs. 1 BGB normiert die vertragstypischen Pflichten des Behandlungsvertrags als Leistung der versprochenen Behandlung durch den Behandler einerseits und die Gewährung der vereinbarten Vergütung durch den Patienten andererseits. Neben diesen Hauptpflichten hat der Behandelnde jedoch auch Nebenpflichten zu beachten, zu denen auch das Recht auf Nichtwissen zählen könnte.

Die Pflicht des Behandelnden, das allgemeine Persönlichkeitsrecht des Patienten zu respektieren, stellt nach allgemeiner Auffassung eine Nebenpflicht des Behandlungsvertrags dar.[17] Erklärt der Patient ausdrücklich die Ausübung seines Rechts auf Nichtwissen, so ist dies Ausfluss seines Rechts auf informationelle Selbstbestimmung als Teil seines allgemeinen Persönlichkeitsrechts.[18] Die Achtung des Rechts auf Nichtwissen des Patienten wird folglich als Nebenpflicht Bestandteil des Behandlungsvertrags. Verstößt der Arzt gegen das Recht auf Nichtwissen des Patienten, so handelt es sich vertragsrechtlich also um eine Nebenpflichtverletzung. Der Arzt hat dann für den dadurch verursachten Schaden bei Vorliegen aller Voraussetzungen gemäß §§ 280 Abs. 1, 241 Abs. 2 BGB einzustehen.[19]

2. Das Recht auf Nichtwissen im deliktsrechtlichen Kontext

Auch deliktsrechtliche Ersatzansprüche des Patienten gegen den Arzt sind denkbar. Denn das allgemeine Persönlichkeitsrecht ist anerkanntermaßen „sonstiges Recht" im Sinne des § 823 Abs. 1 BGB[20] und gilt als sog. Rahmenrecht.[21] Das allgemeine Persönlichkeitsrecht umfasst das Recht auf informationelle Selbstbestimmung,[22] dessen negative Ausprägung das Recht auf Nichtwissen darstellt.[23] Das Recht auf Nichtwissen konkretisiert insoweit das allgemeine Persönlichkeitsrecht und ist daher grundsätzlich ebenfalls als Rahmenrecht vom Anwendungsbereich des § 823 Abs. 1 BGB umfasst.

Die Besonderheit im rechtlichen Umgang mit sog. Rahmenrechten besteht darin, dass die Rechtswidrigkeit des Verhaltens nicht bereits durch die Beeinträchtigung von Persönlichkeitsinteressen indiziert ist.[24] Ein Eingriff ist vielmehr nur dann rechtswidrig, wenn eine Interessenabwägung ergibt, dass das Schutzinteresse des Geschädigten die schutzwürdigen Belange des Schädigers überwiegt.[25]

---

[17] KG NJW-RR 2018, 232, 236; *Wagner*, in: Münchener Kommentar zum BGB, Band 5, § 630a Rn. 84; *Lipp*, in: Laufs/Katzenmeier/Lipp, Arztrecht, III. Rn. 38.

[18] Vgl. Kapitel 3, D. II. 2.

[19] Das Schuldverhältnis kann nach seinem Inhalt jeden Teil zur Rücksicht auf die Rechte, Rechtsgüter und Interessen des anderen Teils verpflichten, § 241 Abs. 2 BGB.

[20] Wer vorsätzlich oder fahrlässig das Leben, den Körper, die Gesundheit, die Freiheit, das Eigentum oder ein sonstiges Recht eines anderen widerrechtlich verletzt, ist dem anderen zum Ersatz des daraus entstehenden Schadens verpflichtet, § 823 Abs. 1 BGB.

[21] *Wagner*, in: Münchener Kommentar zum BGB, Band 7, § 823 Rn. 417; *Spickhoff*, JuS 2016, 865, 871.

[22] *Rixecker*, in: Münchener Kommentar zum BGB, Band 1, Anhang zu § 12 Rn. 10.

[23] Vgl. Kapitel 3, D. II. 2.

[24] *Wagner*, in: Münchener Kommentar zum BGB, Band 7, § 823 Rn. 417; *Förster*, in: BeckOK BGB, § 823 Rn. 261.

[25] *Wagner*, in: Münchener Kommentar zum BGB, Band 7, § 823 Rn. 417; *Förster*, in: BeckOK BGB, § 823 Rn. 261; *Teichmann*, in: Jauernig, BGB, § 823 Rn. 49.

Teilt der Arzt dem Patienten Informationen mit, deren Mitteilung dieser sich durch die erklärte Ausübung seines Rechts auf Nichtwissen gerade entziehen wollte, muss eine Abwägung zwischen dem Schutzinteresse des Patienten und den schutzwürdigen Belangen des Arztes vorgenommen werden.

Die Gesundheitsdaten des Einzelnen genießen als Teil seiner Intimsphäre besonderen Schutz.[26] Dies gilt ebenso für die Entscheidung, wie mit diesen Daten verfahren werden soll und ob der Einzelne selbst sie zur Kenntnis nehmen möchte oder der Kenntnisnahme durch andere zustimmt. Erklärt der Patient seinem Arzt gegenüber ausdrücklich, dass ihm bestimmte Informationen nicht mitgeteilt werden sollen,[27] so ist der Arzt – in den Grenzen der Zulässigkeit dieser Erklärung[28] – daran gebunden. Überwiegende schutzwürdige Interessen des Arztes, die einen Eingriff in das Recht des Patienten rechtfertigen würden, bestehen insoweit nicht.[29] Insbesondere ist er auch und gerade im Rahmen seiner Berufsausübung dem Selbstbestimmungsrecht und dem Recht auf informationelle Selbstbestimmung des Patienten verpflichtet, sodass ein Ersatz des Schadens grundsätzlich auch nach § 823 Abs. 1 BGB denkbar ist.

3. Ersatzfähigkeit des Schadens

Es stellt sich jedoch die Frage, ob ein durch die Verletzung des Rechts auf Nichtwissen entstehender Schaden ersatzfähig wäre.

Die Verletzung des allgemeinen Persönlichkeitsrechts für sich[30] kann zwar grundsätzlich eine Schadensersatzpflicht auslösen. Bei dem dadurch entstehenden Schaden handelt es sich jedoch um einen immateriellen Schaden. Wegen eines Schadens, der nicht Vermögensschaden ist, kann eine Entschädigung in Geld nur in den durch das Gesetz bestimmten Fällen gefordert werden.[31] Gemäß der abschließenden Aufzählung des § 253 Abs. 2 BGB kann wegen eines Schadens, der nicht Vermögensschaden ist, eine billige Entschädigung in Geld gefordert werden, wenn wegen einer Verletzung des Körpers, der Gesundheit, der Freiheit oder der sexuellen Selbstbestimmung Schadensersatz zu leisten ist. Die reine Verletzung des Rechts auf Nichtwissen ist mangels Vermögensschadens und mangels einer in § 253 Abs. 2 BGB aufgezählten Rechtsgutsverletzung daher regelmäßig nicht ersatzfähig.

---

[26] *Pardey*, in: Geigel, Haftpflichtprozess, Kapitel 23 Rn. 19; *Geiger*, in: Weth/Herberger/Wächter/Sorge, Daten- und Persönlichkeitsschutz im Arbeitsverhältnis, Teil B. Besonderer Teil, V. Erhebung und Verwendung von gesundheitsbezogenen Daten, Rn. 2.

[27] Vgl. Kapitel 6, C.

[28] Vgl. Kapitel 6, C. II.

[29] Vgl. Kapitel 5, F., G. sowie H.

[30] Unter Außerachtlassung potentieller Gesundheitsschäden, die der Patient aufgrund der Mitteilung erleidet.

[31] § 253 Abs. 1 BGB.

Nur ausnahmsweise kann auch bei einer Verletzung des Persönlichkeitsrechts eine Geldentschädigung beansprucht werden und zwar dann, wenn der Eingriff schwer wiegt und die entstandenen Nachteile anders nicht ausgeglichen werden können.[32] Aufgrund fehlender gesetzgeberischer Schaffung von Instrumenten zu Prävention und Kompensation für den Fall einer Persönlichkeitsrechtsverletzung, ist der Schutz mittels eines Anspruchs auf Geldentschädigung erforderlich.[33] Andernfalls wäre die Konsequenz, dass „der Rechtsschutz der Persönlichkeit verkümmern würde"[34]. Da eine entsprechende Anwendung des § 253 Abs. 2 BGB aufgrund der gesetzgeberischen Historie und des eindeutigen und abschließenden Wortlauts nicht in Betracht kommt,[35] wird ein solcher Anspruch auf Geldentschädigung aus § 253 Abs. 1 BGB i.V.m. dem Schutzauftrag aus Art. 2 Abs. 1 i.V.m. Art. 1 Abs. 1 GG abgeleitet.[36]

Ein Anspruch auf Geldentschädigung wegen der Verletzung des Rechts auf Nichtwissen ist daher grundsätzlich denkbar. Gleichwohl ist in Bezug auf das Recht auf Nichtwissen noch offen, in welchen Konstellationen ein Eingriff in dieses Recht als derart schwer und tiefgreifend angesehen wird, dass eine Geldentschädigung im Rahmen ihrer Genugtuungs- und Ausgleichsfunktion[37] erforderlich ist.

4. Zusammenfassung

Sowohl behandlungsvertrags- als auch deliktsrechtliche Ersatzansprüche sind im Rechtsverhältnis von Arzt und Patient denkbar. Das Recht auf Nichtwissen ist einerseits Nebenpflicht des Behandlungsvertrags, andererseits als Teil der „sonstigen Rechte" geschütztes Rechtsgut des § 823 Abs. 1 BGB. Ein Eingriff in dieses Recht außerhalb der Grenzen der Zulässigkeit durch den Arzt wird im Rahmen einer Interessenabwägung regelmäßig nicht zu rechtfertigen sein. Ein Ersatz des immateriellen Schadens nach § 253 Abs. 2 S. 1 BGB kommt aufgrund des abschließenden Charakters der Regelung nicht grundsätzlich in Betracht, sondern

---

[32] BGHZ 132, 13, 27 („Pressemäßige Sorgfalt"); BGHZ 128, 1, 12 („Caroline von Monaco"); BGH NJW 1971, 698; zur verfassungsrechtlichen Billigung vgl. BVerfGE 34, 269; BAG NJW 2015, 2749 (Überwachung eines Arbeitnehmers); BGH NJW 2014, 2029 (Internetveröffentlichung); OLG Köln NJW-RR 2017, 748 (Urlaubsfotos); *Brost/Hassel*, NJW 2020, 2214; *Rixecker*, in: Münchener Kommentar zum BGB, Band 1, Anhang zu § 12 Rn. 294; *Bamberger*, in: BeckOK BGB, § 12 Rn. 366; *Staudinger*, in: Schulze, BGB, § 823 Rn. 112; *Grüneberg*, in: Palandt, BGB, § 253 Rn. 10.

[33] *Rixecker*, in: Münchener Kommentar zum BGB, Band 1, Anhang zu § 12 Rn. 295; ausführlich zur verfassungsrechtlichen Anerkennung eines solchen Anspruchs siehe BVerfGE 34, 269.

[34] BGHZ 128, 1, 15.

[35] *Oetker*, in: Münchener Kommentar zum BGB, Band 2, § 253 Rn. 27; *Staudinger*, in: Schulze, BGB, § 823 Rn. 112.

[36] *Staudinger*, in: Schulze, BGB, § 823 Rn. 112.

[37] BGH NJW 1996, 984, 985; OLG Oldenburg NJW 2016, 816, 817; *Bamberger*, in: BeckOK BGB, § 12 Rn. 366; *Grüneberg*, in: Palandt, BGB, § 253 Rn. 4.

einzig bei besonders schweren Eingriffen aus § 253 Abs. 1 i.V.m. dem Schutzauftrag aus Art. 2 Abs. 1 i.V.m. Art. 1 Abs. 1 GG.

II. Ansprüche Dritter gegen den Arzt

Eine Missachtung der ausdrücklichen Erklärung eines Patienten, sein Recht
auf Nichtwissen in Bezug auf bestimmte Abschnitte der Behandlung auszuüben,
kann unter bestimmten Umständen Schadensersatzansprüche eines Patienten begründen. Wie sich jedoch im Rahmen der Betrachtung der verschiedenen verfassungsrechtlichen Parameter gezeigt hat, findet sich neben dem konkreten Arzt-
Patienten-Verhältnis ein weiteres großes Anwendungsgebiet des Rechts auf
Nichtwissen im sozialen Umfeld des Patienten, da hier nicht selten gegenläufige
rechtliche Interessen aufeinandertreffen. Regelmäßig fehlt es in diesen Konstellationen jedoch an Vertragsbeziehungen der Privatpersonen untereinander, sodass
bei einer Verletzung des Rechts auf Nichtwissen die Frage nach einer deliktsrechtlichen Verantwortlichkeit des Arztes in den Vordergrund tritt.

1. Die Entscheidung des Bundesgerichtshofs vom 20. Mai 2014

Der Bundesgerichtshof hatte in seinem Urteil vom 20. Mai 2014[38] – soweit
ersichtlich: erstmals – über die Frage der Haftung eines Arztes für psychische
Folgen der unerwünschten Mitteilung einer Erbkrankheit zu entscheiden. Geklagt
hatte jedoch nicht der Patient selbst, sondern seine geschiedene Ehefrau.

a) Zusammenfassung des Sachverhalts

Der der Entscheidung des Bundesgerichtshofs zugrunde liegende Sachverhalt
stellt sich wie folgt dar:[39] Die Klägerin wurde im Februar 2011 rechtskräftig von
ihrem Ehemann geschieden. Aus der Ehe sind ein Sohn, geboren im Jahr 1994,
und eine Tochter, geboren im Jahr 1999, hervorgegangen, für die der Klägerin
und ihrem geschiedenen Ehemann grundsätzlich das gemeinsame Sorgerecht zustehen. Ausgenommen ist davon jedoch unter anderem das Gesundheitsfürsorge-
recht, das die Klägerin seit 2009 allein ausübt.

Im Jahr 2011 wurde bei dem Ehemann Chorea Huntington diagnostiziert, bei
der es sich um eine unheilbare, vererbliche und zum Tode führende Erkrankung
des Gehirns handelt. Mit schriftlicher Erklärung vom 31. März 2011 entband der
Ehemann den ihn behandelnden Arzt von der ärztlichen Schweigepflicht gegenüber der Klägerin und ermächtigte ihn zur Auskunft über seine Erkrankung. In
einem Gespräch mit der Klägerin noch am selben Tag informierte er diese über
die Erkrankung ihres geschiedenen Ehemannes sowie darüber, dass die gemein-

---

[38] BGH NJW 2014, 2190.
[39] Vgl. die Ausführungen des BGH in NJW 2014, 2190.

samen Kinder die genetische Anlage der Erkrankung mit einer Wahrscheinlichkeit von 50 Prozent geerbt hätten.

Der Klägerin war es nicht möglich, eine Einrichtung zu finden, die eine gendiagnostische Untersuchung ihrer Kinder vornehmen wollte. Eine Ärztin teilte ihr
mit, dass die Durchführung einer genetischen Diagnostik bei noch nicht sympto-
matischen Minderjährigen oder bei Personen, die nicht selbst nach entsprechen-
der humangenetischer Beratung und ausreichender Bedenkzeit in die Untersuchung eingewilligt hätten, nach dem Gendiagnostikgesetz nicht gestattet sei. Die
Klägerin war seit dem 1. April 2011 wegen reaktiver Depression dauerhaft krank-
geschrieben und nicht in der Lage, einer Erwerbstätigkeit nachzugehen.

Die Klägerin machte geltend, der Beklagte habe sie über die Erkrankung ihres
geschiedenen Mannes nicht, jedenfalls so lange nicht unterrichten dürfen, wie ihr
keine Möglichkeit zur Klärung der Übertragung der Erbkrankheit auf ihre Kinder
zur Verfügung gestanden habe. Vielmehr habe der Beklagte zunächst klären müssen, ob die Klägerin überhaupt Kenntnis von der Erkrankung ihres geschiedenen
Mannes habe erlangen wollen. Die Klägerin begehrte Zahlung eines Schmerzensgeldes sowie Feststellung der Ersatzverpflichtung des Beklagten hinsichtlich der
ihr entstandenen materiellen und immateriellen Schäden.

b) Rechtliche Erwägungen des Bundesgerichtshofs

Nach Klageabweisung durch das Landgericht Bad Kreuznach[40] hatte das
Oberlandesgericht Koblenz[41] auf die Berufung den Leistungsantrag dem Grunde
nach für gerechtfertigt erklärt und dem Feststellungsantrag hinsichtlich des materiellen und des über den Leistungsantrag hinausgehenden künftigen immateriellen Schadens entsprochen. Der Bundesgerichtshof lehnt in seiner Revisionsent-
scheidung[42] Ansprüche der Klägerin gegen den Beklagten ab.

aa) Verneinung einer zurechenbaren Gesundheitsverletzung

Der Bundesgerichtshof erkennt in seiner Entscheidung grundsätzlich an, dass
psychische Störungen, die durch die Mitteilung belastender Informationen ausgelöst werden, eine Gesundheitsverletzung im Sinne des § 823 Abs. 1 BGB darstellen können.[43] Im konkreten Fall lehnt der Senat jedoch eine Haftung des beklagten Arztes ab, weil es an dem erforderlichen Zurechnungszusammenhang fehle.[44]
Der Schutzzweck der Norm sei in der Regel dann nicht betroffen, wenn sich eine
Gefahr realisiert hat, die dem allgemeinen Lebensrisiko und damit nicht dem Ri-

---

[40] LG Kreuznach BeckRS 2014, 11535.
[41] OLG Koblenz BeckRS 2013, 14927; vgl. auch *Damm*, MedR 2012, 705 ff.
[42] BGH NJW 2014, 2190.
[43] BGH NJW 2014, 2190, 2190 m.w.N.
[44] BGH NJW 2014, 2190, 2191.

sikobereich des Geschädigten zuzurechnen ist.[45] Der Schädiger – hier der Arzt – könne nicht für solche Verletzungen oder Schäden haftbar gemacht werden, die der Betroffene in seinem Leben auch sonst üblicherweise zu gewärtigen hat.[46] Da der geschiedene Ehemann mit der Krankheit offen habe umgehen wollen, hätte die Klägerin die Kenntnis darüber jederzeit anderweitig erlangen können.[47] Es gehöre zu den allgemeinen Lebensrisiken, dass eine schwerwiegende und möglicherweise auch für die Gesundheit der gemeinsamen Kinder relevante Erkrankung eines Elternteils erkannt und dem anderen Elternteil bekannt wird.[48] Die mit der Kenntnis einhergehenden psychischen Belastungen hätten die Personensorgeberechtigten grundsätzlich hinzunehmen, ohne den Überbringer der Nachricht dafür verantwortlich machen zu können.[49]

bb) Verneinung einer Verletzung des Rechts auf Nichtwissen

Auch das Vorliegen einer Verletzung des Rechts auf Nichtwissen der Klägerin wird verneint. Zwar wird hervorgehoben, dass das allgemeine Persönlichkeitsrecht ein „Recht auf Nichtwissen der eigenen genetischen Veranlagung" umfasst, das den Einzelnen davor schütze, Kenntnis über ihn betreffende genetische Informationen mit Aussagekraft für die Zukunft zu erlangen, ohne dies zu wollen.[50] Ob in dem Hinweis auf eine möglicherweise existierende Erbkrankheit eine Beeinträchtigung dieses Rechts zu sehen ist, wird vom erkennenden Senat angezweifelt, letztlich jedoch offen gelassen.[51] Ein Ersatzanspruch der Klägerin wird aufgrund des Fehlens eines eigenen Rechts auf Nichtwissen und somit mangels eigener genetischer Betroffenheit abgelehnt.[52]

c) Stimmen in der Literatur

Die Entscheidung des Bundesgerichtshofs wurde und wird in der Literatur viel diskutiert, ohne dass sich bisher ein einheitliches Meinungsbild herauskristallisiert hätte.[53]

---

[45] BGH NJW 2014, 2190, 2191.
[46] BGH NJW 2014, 2190, 2191 m.w.N.
[47] BGH NJW 2014, 2190, 2191.
[48] BGH NJW 2014, 2190, 2191.
[49] BGH NJW 2014, 2190, 2191.
[50] BGH NJW 2014, 2190, 2191 m.w.N.
[51] BGH NJW 2014, 2190, 2192.
[52] BGH NJW 2014, 2190, 2192.
[53] *Staake/von Bressensdorf*, JuS 2015, 777, 780; *Strücker-Pitz*, GuP 2014, 237; *Wellenhofer*, JuS 2015, 651; *Gassner*, GesR 2014, 558; *Spickhoff*, FamRZ 2014, 1291; *Katzenmeier/Voigt*, JZ 2014, 900; *Hebecker/Lutzi*, MedR 2015, 189; *Keil*, LMK 2014, 361941; *Sarres*, FamRB 2014, 305; *John*, VersR 2014, 1139; *Middendorf*, ZMGR 2015, 175, 179 f.; *Cramer*, MedR 2016, 512, 513 f.; *Schneider*, NJW 2014, 3133; zur Entscheidung des OLG Koblenz: *Kunz-Schmidt*, NJ 2013, 133.

Ein Teil der Literatur tituliert die Entscheidung des Bundesgerichtshofs als „uneingeschränkt zu begrüßen"[54] und erachtet sie als geeignet, um die Haftung der Behandlungsperson nicht ausufern zu lassen.[55] Es sei nicht hinnehmbar, dass der Arzt auf Schadensersatz hafte, nur weil er – vielleicht zufällig – als Erster Familienmitglieder über die diagnostizierte Erbkrankheit informiere.[56] Im Gegenteil verwirkliche sich durch die Kenntniserlangung einzig ein Lebensrisiko, dessen Folgen nicht dem Arzt zugerechnet werden könnten.[57] Konsequenterweise müsse daher nicht nur ein Anspruch wegen einer Gesundheitsverletzung, sondern auch wegen einer Verletzung des Rechts auf Nichtwissen der Nachkommen ausscheiden, weil die Gefahr einer Kenntniserlangung von Erbkrankheiten auch dort als allgemeines Lebensrisiko einem Zurechnungsausschluss unterläge.[58] Teils wird sogar eine Pflicht zur frühzeitigen Auskunft durch den Arzt gefordert, damit etwaige mögliche Therapiemaßnahmen rechtzeitig ergriffen werden könnten.[59]

Ein generelles Recht auf Nichtwissen anerkennend wird teilweise darauf abgestellt, dass eine Missachtung der Willensentscheidung des Einzelnen, bestimmte Informationen nicht erhalten zu wollen, erforderlich sei.[60] Das Ausmaß, in welchem der Abwehrwille des Betroffenen zutage treten müsse, richte sich einzelfallabhängig nach Bedeutung und Schwere der Beeinträchtigung.[61] Teils wird wiederum vertreten, dass die Kenntnis der Möglichkeit einer genetischen Disposition für eine Verletzung des Rechts auf Nichtwissen nicht ausreiche und vielmehr noch ein weiterer, durch die Klägerin eigenverantwortlich auszuführender Zwischenschritt der genetischen Untersuchung der Kinder zu erfolgen habe.[62]

Die gegen die Entscheidung des Bundesgerichtshofs vorgebrachte Kritik fußt im Hinblick auf den angenommenen fehlenden Zurechnungszusammenhang darauf, dass es an einer konkreten Interessenabwägung fehle und die Begründung, es handele sich um einen schicksalhaften Verlauf, der Eltern jederzeit widerfahren könne, zu trivial und leerformelhaft sei.[63] Auch sei zu beachten, dass im Rahmen

---

[54] *Strücker-Pitz*, GuP 2014, 237, 238.

[55] *Strücker-Pitz*, GuP 2014, 237, 238; *John*, VersR 2014, 1139, 1140.

[56] *Wellenhofer*, JuS 2015, 651, 652; so auch *Sarres*, FamRB 2014, 305, 306; zur vorinstanzlichen Entscheidung des OLG Koblenz *Kunz-Schmidt*, NJ 2013, 133, 139 unter Verweis auf *Jaeger*, VersR 2012, 861, 863.

[57] *Wellenhofer*, JuS 2015, 651, 652; *Katzenmeier/Voigt*, JZ 2014, 900, 902; *John*, VersR 2014, 1139, 1140.

[58] *Katzenmeier/Voigt*, JZ 2014, 900, 902.

[59] *Wellenhofer*, JuS 2015, 651, 652 mit Verweis auf *Spickhoff*, FamRZ 2014, 1291, 1291.

[60] *Hebecker/Lutzi*, MedR 2015, 189, 192.

[61] *Hebecker/Lutzi*, MedR 2015, 189, 192 mit Verweis auf *Taupitz*, in: FS Wiese, S. 596.

[62] *John*, VersR 2014, 1139, 1140.

[63] *Gassner*, GesR 2014, 558, 558.

sog. Schockschäden[64] bei enger personaler Verbundenheit jedenfalls solche psychischen Beeinträchtigungen eine Gesundheitsschädigung im Sinne des § 823 Abs. 1 BGB ausmachten, die pathologisch fassbar und daher nach der allgemeinen Verkehrsauffassung als Verletzung des Körpers oder der Gesundheit und gerade nicht als Realisierung eines allgemeinen Lebensrisikos angesehen würden.[65] Die Anwendung der Grundsätze zum Schockschaden auf fehlerhafte ärztliche Behandlungen wurde erst kürzlich höchstrichterlich bestätigt.[66]

Dem Argument des BGH, es fehle mangels genetischer Verwandtschaft bereits an einer Betroffenheit des Rechts auf Nichtwissen der Mutter, wird entgegengehalten, dass es nicht einzig ein Recht auf Nichtwissen der genetischen Eigenschaften gebe, sondern ebenso ein generelles Recht auf Nichtwissen existiere,[67] das etwa auch der Mutter minderjähriger Kinder grundsätzlich das Recht zugestehe, die Unbestimmtheit und Offenheit ihrer Zukunft deren Berechenbarkeit vorzuziehen.[68] Aufgrund der fehlenden akuten Behandlungsoptionen habe die Mitteilung zu einer reaktiven Depression sowie jedenfalls einer graduellen Handlungsunfähigkeit geführt, vor dem das Grundrecht auf informationelle Abgeschiedenheit gerade schützen solle.[69] Auch nach der Entscheidung des Bundesgerichtshofs seien wichtige Fragen offen geblieben, so beispielsweise das Verhältnis von Schweigepflicht und Fürsorgepflicht des Arztes.[70] Ein Überwiegen der Fürsorgepflicht, wie es im Falle der Information der Lebensgefährtin eines an Aids erkrankten Patienten anzunehmen sei, sei in der vorliegenden Konstellation einer vererblichen, tödlichen und nicht therapierbaren Erkrankung wie Chorea Huntington nicht anzunehmen.[71] Denn eine Gefahr der Infizierung sei bei einer genetischen Disposition gerade nicht gegeben.[72] Zwecks einer erhöhten Rechtssicherheit wird in diesem Kontext teilweise die Etablierung einer Empfehlung zur Empfehlung im Sinne des § 10 Abs. 3 S. 4 GenDG vorgeschlagen.[73]

2. Stellungnahme

Grundsätzlich ist die Entscheidung des Bundesgerichtshofs begrüßenswert, da sie das Augenmerk der juristischen Literatur auf das Recht auf Nichtwissen

---

[64] Vgl. nur BGH NJW 2015, 2246, 2247; 2015, 1451, 1451; *Wagner*, in: Münchener Kommentar zum BGB, Band 7, § 823 Rn. 214 ff.; *Oetker*, in: Münchener Kommentar zum BGB, § 249 Rn. 149 ff.; *Pardey*, in: Geigel, Haftpflichtprozess, Kapitel 6 Rn. 60 ff.

[65] *Gassner*, GesR 2014, 558, 558 mit Verweis auf BGH NJW 1989, 2317.

[66] BGHZ 222, 125.

[67] *Gassner*, GesR 2014, 558, 558.

[68] *Gassner*, GesR 2014, 558, 559.

[69] *Gassner*, GesR 2014, 558, 559 unter Bezugnahme auf *Taupitz*, in: FS Wiese, S. 585.

[70] *Schneider*, NJW 2014, 3133, 3134.

[71] *Schneider*, NJW 2014, 3133, 3135.

[72] *John*, VersR 2014, 1139, 1140.

[73] *Gassner*, GesR 2014, 558, 559.

lenkt, das bis dato noch ein Schattendasein fristet. Die große Resonanz – unterstützend wie ablehnend – unterstreicht noch einmal eindrücklich die wachsende Bedeutung des Rechts auf Nichtwissen und seinen Einfluss auf einfachgesetzliche Fallgestaltungen. Neben der dem Sachverhalt zugrundeliegenden Mitteilung über eine tödliche und nicht therapierbare genetische Erkrankung ist darüber hinaus anschließend ein Blick auf die verwandte Konstellation zu werfen, die eine therapierbare genetische Erkrankung zum Gegenstand hat.

a) Mitteilung durch den Arzt bei tödlicher und nicht therapierbarer genetischer Erkrankung

Im Hinblick auf die vom Bundesgerichtshof zu entscheidende Konstellation, in der ein Arzt der geschiedenen Ehefrau des Patienten von dessen unheilbarer genetischen Erkrankung berichtet und über die Wahrscheinlichkeit einer Erkrankung der gemeinsamen Kinder aufklärt, scheinen sowohl eine Verneinung des Zurechnungszusammenhangs als auch des eigenen Rechts auf Nichtwissen der Ehefrau zu kurz gegriffen.

Die Argumentation, es hinge lediglich vom Zufall ab, ob der Arzt oder der Patient selbst den Angehörigen von der Diagnose berichtet, geht insoweit fehl, als dass der Patient möglicherweise tatsächlich ein berechtigtes Mitteilungsbedürfnis haben könnte. Ein solches berechtigtes Mitteilungsbedürfnis hat der Arzt nicht. Im Gegenteil ist er schon aufgrund seines Berufsstands in besonderer Weise verpflichtet, andere nicht in ihrer Gesundheit zu schädigen. Erwägungen hinsichtlich des Lebensschutzes der Angehörigen vermögen daher nicht weiterzuhelfen, da es sich bei Chorea Huntington um eine tödlich verlaufende und nicht therapierbare Erkrankung handelt, die erst im Erwachsenenalter ausbricht. Eine potentiell mögliche Behandlung von Symptomen oder eine Abmilderung des Verlaufs kommt zum Zeitpunkt der Mitteilung, in dem die betreffenden Kinder noch minderjährig waren und sich die Erkrankung noch nicht nach außen manifestiert hatte, nicht in Betracht. Der Arzt hatte insoweit kein Recht und erst recht keine Pflicht, die Mutter über die potentielle Erkrankung ihrer Kinder zu informieren, wenn die Information ersichtlich zum aktuellen Zeitpunkt keinerlei Nutzen hervorbringt, sondern rundum belastende Wirkung zeigt.

Insofern mag es zwar möglicherweise dem allgemeinen Lebensrisiko entsprechen, dass bei einem Familienmitglied eine schwere Erkrankung diagnostiziert wird. Es entspricht jedoch nicht dem allgemeinen Lebensrisiko, von einem Arzt, zu dem keinerlei Behandlungsverhältnis besteht, durch die Mitteilung derart belastender Informationen in der eigenen Gesundheit geschädigt zu werden. Vielmehr darf davon ausgegangen werden, dass ein Arzt bereits kraft seines Berufs eine Offenbarung von potentiell die (psychische) Gesundheit beeinträchtigenden Informationen besonders sorgfältig überdenkt und nur dann tatsächlich vornimmt, wenn von der Information selbst mehr Nutzen als Schaden zu erwarten sein wird.

Abzulehnen ist die Bewertung des Bundesgerichtshofs, es existiere allein ein Recht auf Nichtwissen der genetischen Konstitution. Wie oben ausführlich dargelegt,[74] genießt auch ein generelles Recht auf Nichtwissen im gesundheitsrechtlichen Kontext Schutz. Es stellt sich einzig die Frage, wie sich die Existenz des Rechts auf Nichtwissen der Ehefrau im konkreten Fall zum Recht auf Kenntnis der eigenen genetischen Eigenschaften des Patienten verhält. Mangels genetischer Verwandtschaft erscheint zwar zunächst plausibel, dass die geschiedene Ehefrau in ihrem eigenen Recht auf Nichtwissen nicht verletzt ist. In dieser rechtlichen Bewertung wird jedoch übersehen, dass die geschiedene Ehefrau darüber hinaus in ihrem elterlichen Sorgerecht verletzt ist. Bei dem Recht der elterlichen Sorge handelt es sich – ebenso wie bei dem Recht auf Nichtwissen – um ein absolutes Recht im Sinne von § 823 Abs. 1 BGB und schützt vor Eingriffen Dritter.[75] Dritter ist auch der nicht sorgeberechtigte Elternteil.[76] Den obigen Ausführungen folgend[77] ist auch die Ausübung des Rechts auf Nichtwissen im Sinne der Kinder vom Schutzbereich der elterlichen Fürsorgepflicht umfasst. Insoweit stehen nicht nur den Kindern und der Mutter jeweils ein eigenes Recht auf Nichtwissen zu. Darüber hinaus ist die Mutter im Rahmen ihres Personenfürsorgerechts ebenso dem Recht auf Nichtwissen der Kinder verpflichtet. Im Falle einer schwerwiegenden, nicht-therapierbaren Erkrankung, die mit großer Wahrscheinlichkeit an das Kind weitergegeben wurde, würde auch die Kenntnis der Diagnose kein wirkungsvolles Alternativverhalten in der Personensorge des Kindes ermöglichen. In Anbetracht der weitreichenden psychischen Belastungen, die ein Kind treffen, das weiß, dass es an einer unheilbaren und tödlich verlaufenden Krankheit leiden könnte, besteht eine elterliche Pflicht zum Schutz des Nichtwissens des Kindes. Das elterliche Fürsorgerecht und die damit einhergehende Pflicht zum Schutz des Nichtwissens des Kindes hat der Bundesgerichtshof in seiner Entscheidung unberücksichtigt gelassen.

b) Mitteilung durch den Arzt
bei therapierbarer genetischer Erkrankung

Die Entscheidung des Bundesgerichtshofs betrifft einen spezifischen Einzelfall und ist daher nicht ohne Weiteres auch auf andere Konstellationen zu übertragen, die im Zusammenhang mit dem Recht auf Nichtwissen hinsichtlich genetischer Erkrankungen denkbar sind.

Ganz anders kann daher bereits der Fall zu beurteilen sein, in dem ein Arzt das nicht betroffene Elternteil von einer genetischen Erkrankung des anderen Eltern-

---

74 Vgl. Kapitel 3, D.

75 Vgl. BGH NJW 1990, 2060; *Förster*, in: BeckOK BGB, § 823 Rn. 169; *Wagner*, in: Münchener Kommentar zum BGB, Band 7, § 823 Rn. 345; *Schulze*, in: Schulze, BGB, § 823 Rn. 44; *Wilhelmi*, in: Erman BGB, § 823 Rn. 46.

76 BGH NJW 1990, 2060; *Förster*, in: BeckOK BGB, § 823 Rn. 169.

77 Vgl. Kapitel 5, E.

teils und der Wahrscheinlichkeit einer genetischen Erkrankung auch bei den Kindern informiert, wenn die Erkrankung therapierbar ist. Der – gesundheitsfürsorgeberechtigte – Elternteil wird regelmäßig an all jenen Informationen ein großes Interesse haben, die einen Schutz des Kindes vor Gesundheitsbeeinträchtigungen erlauben. Anders als in der Entscheidung des Bundesgerichtshofs eröffnet die Mitteilung dem Elternteil in diesem Falle Handlungsoptionen und lässt es nicht mit belastenden Informationen und ohne Handlungsperspektiven zurück. Insofern ist denkbar – wenngleich keinesfalls sicher –, dass die Information über die Möglichkeit einer therapierbaren Erbkrankheit die Gesundheit des Elternteils nicht in einem solchen Maße beeinträchtigt hätte, dass eine dauerhafte Erwerbsunfähigkeit die Folge gewesen wäre.

Darüber hinaus verstößt der Arzt durch die Mitteilung nicht gegen seine berufsrechtliche Verpflichtung, die Gesundheit zu schützen und wiederherzustellen und Leiden zu lindern.[78] Denn die Information ermöglicht Handlungsoptionen, die dem potentiell von der genetischen Disposition betroffenen Kind eine leidvolle Erkrankung oder nur eingeschränkte Therapiemöglichkeiten wegen einer zu späten Diagnose ersparen. Gleichzeitig wird auch das Elternteil durch die Mitteilung vor psychischen Belastungen geschützt, die mit einer (zu) späten Feststellung der Erkrankung des Kindes einhergehen könnten.

Denkbar sind jedoch auch Grenzfälle, so etwa, wenn die mögliche genetische Disposition zwar therapierbar ist, diese Therapie aber ihrerseits aggressiv und mit starken Nebenwirkungen verbunden ist. Die Mitteilung der Möglichkeit bzw. Wahrscheinlichkeit einer Erkrankung des Kindes wird das Elternteil in diesen Fällen regelmäßig ebenfalls stark belasten. Da der Umgang mit derartigen Informationen ohnehin stark von der Persönlichkeit des Einzelnen abhängt, wird von einer „rechtssicheren" Weitergabe von Informationen über genetische Dispositionen und zur Wahrscheinlichkeit ihres Vorliegens bei den gemeinsamen Kindern durch den Arzt an Dritte wohl nicht die Rede sein können.

3. Zusammenfassung

In der Entscheidung des Bundesgerichtshofs wird erstmals das Recht auf Nichtwissen der genetischen Veranlagung höchstrichterlich ausdrücklich anerkannt, gleichzeitig aber die Diskussion im Hinblick auf ein verfassungsrechtlich verbürgtes generelles Recht auf Nichtwissen angefacht. Der Verneinung des Zurechnungszusammenhangs im Hinblick auf einen Eingriff in die Gesundheit der geschiedenen Ehefrau kann insbesondere entgegengehalten werden, dass eine echte Interessenabwägung nicht vorgenommen wird. Auch die Reichweite des Rechts auf Nichtwissen beschränkt sich nicht allein auf die genetische Veranla-

---

[78] Vgl. § 1 Abs. 2 MBO-Ä.

gung, sondern ist gerade im Gesundheitsbereich deutlich weitreichender angelegt. Völlig außer Acht lässt der BGH in seiner Entscheidung eine mögliche Verletzung der elterlichen Sorge, die jedoch anerkanntermaßen als absolutes Recht von § 823 Abs. 1 BGB geschützt wird. Auch für den Fall des Vorliegens einer therapierbaren Erkrankung kann eine Schadensersatzpflicht in keinem Fall vollständig ausgeschlossen werden, da die Wirkung der Mitteilung derartiger Informationen nicht vorhersehbar ist und die Reaktion von der persönlichen Konstitution des Empfängers abhängt.

III. Ansprüche Dritter gegen den Patienten

Nur kurz angesprochen sei der Fall, dass ein Patient sein Umfeld von der eigenen Erkrankung informiert und sich ein genetisch verwandter Dritter dadurch in seinem Recht auf Nichtwissen beeinträchtigt glaubt. Hätte im vom Bundesgerichtshof zu entscheidenden Fall nicht der Arzt, sondern der Patient seine geschiedene Ehefrau über die tödliche und nicht therapierbare Erkrankung Chorea Huntington informiert, wäre zu untersuchen gewesen, ob sie ihren geschiedenen Ehemann auf Schadensersatz in Anspruch hätte nehmen können.

In Ermangelung einer vertraglichen Grundlage im privaten Umfeld ist einzig der Weg über das Deliktsrecht denkbar. Einem Anspruch aus § 823 Abs. 1 BGB wegen der Verletzung des Rechts auf Nichtwissen der geschiedenen Ehefrau oder jedenfalls des Rechts auf Nichtwissen der gemeinsamen Kinder hätte in diesem Falle das Recht auf Wissen des Patienten gegenübergestanden. Eine Interessenabwägung zur Feststellung der Rechtswidrigkeit der Mitteilung des Patienten wäre in diesem Fall unausweichlich. Bei der Entscheidung wäre einerseits das berechtigte Interesse des Patienten, mit seiner Erkrankung offen umzugehen und sich mitzuteilen, zu berücksichtigen. Andererseits ist im Falle einer tödlich verlaufenden und nicht therapierbaren Erkrankung, deren Diagnose erst nach Volljährigkeit durch eine genetische Untersuchung bestätigt werden kann, das Recht auf Nichtwissen der Kinder von besonderer Bedeutung. Gerade als Elternteil wird – unabhängig von der rechtlichen Ausgestaltung der Fürsorgepflicht – eine erhöhte Rücksichtnahme auf das Wohl der Kinder anzunehmen sein. Dies ist in diesem besonderen Fall nicht unverhältnismäßig, da Konsequenz der Mitteilung Unsicherheit und große psychische Belastungen ist, die noch über Jahre hinweg nicht mittels eines genetischen Tests ausgeräumt werden können.

Da durch die Mitteilung neben einer Gesundheitsverletzung hier der geschiedenen Ehefrau und Mutter der gemeinsamen Kinder auch das Sorgerecht in Betracht kommt, muss auch in diesem Fall eine Interessenabwägung vorgenommen werden. Wie oben bereits gesehen,[79] hat das Interesse des Patienten, über seine

---

[79] Vgl. Kapitel 9, C. III.

Erkrankung zu sprechen und seine Sorgen und Ängste mit seiner Umwelt zu teilen, durchaus seine Berechtigung. Dieses berechtigte Interesse des Patienten könnte insoweit eine Offenbarung (allein) gegenüber der Kindsmutter rechtfertigen, da diese – obgleich mit erheblichen psychischen Belastungen einhergehend – die Möglichkeit hat, die Information ihren Kindern vorzuenthalten. In jedem Falle kommt es auf eine Abwägung im Einzelfall an, da nicht nur eine Vielzahl von Faktoren zu berücksichtigen sind, sondern bereits leichte Variationen der Fallgestaltung zu unterschiedlichen Ergebnissen führen können.

IV. Fazit

Eine Ersatzpflicht des Arztes bei einem Verstoß gegen das Recht auf Nichtwissen des Patienten ist grundsätzlich denkbar. Um die Verletzung des Rechts auf Nichtwissen bereits auf vertraglicher Ebene geltend machen zu können, ist jedoch eine ausdrückliche Ausübung seitens des Patienten erforderlich. Andernfalls finden die allgemeinen Aufklärungspflichten des Behandlungsvertragsrechts Anwendung, die gerade die umfassende Informierung des Patienten über seinen Gesundheitszustand zum Ziel haben. Im Bereich des § 823 Abs. 1 BGB kommt es maßgeblich auf eine Interessenabwägung hinsichtlich des Rechts auf Nichtwissen der einen Seite und dem berechtigten Mitteilungsbedürfnis der anderen Seite an. Es ist jedoch festzuhalten, dass eine Geltendmachung allein der Verletzung des Rechts auf Nichtwissen des Patienten durch den Arzt nur bei schweren Eingriffen, deren dadurch entstandene Nachteile nicht anders zu ersetzen sind, möglich ist.

Im Verhältnis eines Arztes, der Dritte über die Diagnose des Patienten und die Wahrscheinlichkeit der Vererbung informiert, und einer nicht genetisch verwandten Person hat der Bundesgerichtshof einerseits im Rahmen der Gesundheitsverletzung den Zurechnungszusammenhang auf Grundlage des allgemeinen Lebensrisikos verneint, darüber hinaus das Recht auf Nichtwissen auf die eigene genetische Konstitution beschränkt und Ersatzansprüche insgesamt abgelehnt. In diesem Zusammenhang erscheint eine andere Ansicht jedoch im Hinblick auf die elterliche Sorge, die auch eine Ausübung des Rechts auf Nichtwissen der Kinder für diese umfassen kann, durchaus vertretbar. Ob eine dritte Person Schadensersatzansprüche gegen den Patienten geltend machen kann, der mit seiner tödlichen und nicht therapierbaren Erkrankung offen umgehen möchte, ist nicht geklärt. Denkbar wäre, die „Nähe" des Dritten zur Information als maßgeblichen Faktor in die Interessenabwägung einzubeziehen. Eine genetische Verwandtschaft und insbesondere elterliche Fürsorgepflichten des Patienten können eine besondere Rücksichtnahme auf das Recht auf Nichtwissen des Kindes erforderlich machen. In jedem Falle muss anhand der konkreten Umstände eine Einzelfallabwägung vorgenommen werden.

D. Strafrechtliche Dimensionen

Das Recht auf Nichtwissen des Patienten kann insbesondere in zwei Konstellationen strafrechtliche Relevanz zeitigen, die im Folgenden kursorisch dargestellt werden sollen. Einerseits muss eine Einordnung des Verstoßes des Arztes gegen das Recht auf Nichtwissen des Patienten vorgenommen werden. Andererseits stellt sich die Frage, ob der Arzt bei der Achtung des Rechts auf Nichtwissen seine Hilfeleistungspflichten verletzt.

I. Strafbarkeit eines Verstoßes gegen das Recht auf Nichtwissen?

Das besondere Vertrauensverhältnis zwischen Arzt und Patient wird durch die ärztliche Schweigepflicht geschützt.[80] Sie folgt aus dem Recht auf informationelle Selbstbestimmung des Patienten[81] und soll ihn in die Lage versetzen, dem Arzt alle für die Behandlung erforderlichen Informationen mitteilen zu können, ohne Sorge haben zu müssen, diese könnten nach außen weitergetragen werden. Denn bei diesen Informationen handelt es sich regelmäßig um höchstpersönliche Details zu physischen und psychischen Beschwerden und den damit in Zusammenhang stehenden Lebens- und Verhaltensweisen des Patienten. Es drängt sich daher auf, dass der Patient dem Arzt nur dann alle – auch unangenehme oder peinliche – Informationen mitteilen wird, wenn er sich sicher sein kann, dass diese mit der notwendigen Diskretion behandelt werden. Gleichzeitig ist offensichtlich, dass die wahrheitsgemäße Mitteilung aller relevanten Informationen durch den Patienten notwendige Voraussetzung für das Stellen der richtigen Diagnose und die Wahl einer wirksamen Therapie durch den Arzt ist.

Um die Wirksamkeit des Schutzes der ärztlichen Schweigepflicht möglichst weitreichend zu gewährleisten, kann ein Verstoß unbeschadet zivil- oder berufsrechtlicher Regelungen mit strafrechtlichen Sanktionen geahndet werden. Daher wird nach § 203 Abs. 1 Nr. 1 StGB bestraft, wer unbefugt[82] ein fremdes[83] Ge-

---

[80] *Bieresborn*, in: Forgó/Helfrich/Schneider, Betrieblicher Datenschutz, Kapitel 1 Teil X Rn. 3; *Zuck/Gokel*, in: Quaas/Zuck/Clemens, Medizinrecht, § 72 Rn. 12; *Sommer/Tsambikakis*, in: Clausen/Schroeder-Printzen, Münchener Anwaltshandbuch Medizinrecht, § 3 Rn. 108.

[81] *Cierniak/Niehaus*, in: Münchener Kommentar zum StGB, Band 4, § 203 Rn. 6; *Eisele*, in: Schönke/Schröder, StGB, § 203 Rn. 3; *Heger*, in: Lackner/Kühl, StGB, § 203 Rn. 1; *Zuck/Gokel*, in: Quaas/Zuck/Clemens, Medizinrecht, § 72 Rn. 12; *Katzenmeier*, in: Laufs/Katzenmeier/Lipp, Arztrecht, IX. Rn. 11.

[82] Ob es sich bei dem Merkmal „unbefugt" dogmatisch um ein Tatbestandsmerkmal oder einen Rechtfertigungsgrund handelt, ist umstritten. Teilweise wird darin ein Blankettbegriff gesehen, der sich sowohl auf das Fehlen eines tatbestandsausschließenden Einverständnisses als auch auf die Rechtswidrigkeit bezieht, vgl. *Knauer/Brose*, in: Spickhoff, Medizinrecht, StGB §§ 203–205, Rn. 32 unter Verweis auf *Jakobs* JR 1982, 359, 359; *Eisele*, in: Schönke/Schröder/StGB, § 203 Rn. 29; *Cierniak/Niehaus*, in: Münchener Kommentar zum StGB, Band 4, § 203 Rn. 57 f.

heimnis,[84] namentlich ein zum persönlichen Lebensbereich gehörendes Geheimnis,[85] offenbart,[86] das ihm als Arzt anvertraut[87] worden oder sonst bekanntgeworden[88] ist. Gibt der Arzt also unbefugt Informationen an Dritte weiter, die Rückschlüsse auf den Patienten zulassen,[89] macht er sich strafbar. Nicht geklärt ist, ob die Konstellation, in der der Arzt dem Patienten die Diagnose mitteilt, obwohl dieser sie nicht erfahren wollte, vom Schutzzweck des § 203 StGB umfasst ist. Im medizinischen Kontext, in dem regelmäßig gravierende und das Leben nachhaltig verändernde Informationen zutage treten und deren einmal erfolgte Mitteilung nicht rückgängig gemacht werden kann, ist ein umfassender strafrechtlicher Schutz des Rechts auf Nichtwissen jedenfalls nicht von vornherein auszuschließen.

1. Ausgangslage

Durch die Ausübung seines Rechts auf Nichtwissen kann der Patient jedenfalls auf zivilrechtlicher Ebene die Informationsmitteilung durch den Arzt steuern. Darauf aufbauend stellt sich die Frage, ob der Patient den Informationsfluss sich selbst gegenüber durch die Ausübung seines Rechts auf Nichtwissen auch in strafrechtlich relevanter Weise begrenzen kann. Teilt der Arzt dem Patienten Informationen mit, die dieser ausdrücklich unter Ausübung seines Rechts auf

---

[83] Vgl. zur Fremdheit des Geheimnisses: *Weidemann*, in: BeckOK StGB, § 203 Rn. 8; *Eisele*, in: Schönke/Schröder, StGB, § 203 Rn. 8; *Knauer/Bose*, in: Spickhoff, Medizinrecht, §§ 203–205 Rn. 4; *Walter Kargl*, in: Kindhäuser/Neumann/Paeffgen, Strafgesetzbuch, § 203 Rn. 9; *Ulsenheimer*, in: Laufs/Kern/Rehborn, Handbuch des Arztrechts, § 140 Rn. 6; zur Problematik des Drittgeheimnisses innerhalb der ärztlichen Schweigepflicht bereits *Hackel*, NJW 1969, 2257.

[84] Vgl. zum Geheimnisbegriff: *Ulsenheimer*, in: Laufs/Kern/Rehborn, Handbuch des Arztrechts, § 140 Rn. 1; *Heger*, in: Lackner/Kühl, StGB, § 203 Rn. 14; *Knauer/Brose*, Spickhoff, Medizinrecht, StGB §§ 203–205 Rn. 2; *Cierniak/Niehaus*, in: Münchener Kommentar zum StGB, Band 4, § 203 Rn. 16; *Eisele*, in: Schönke/Schröder, StGB, § 203 Rn. 6; *Walter Kargl*, in: Kindhäuser/Neumann/Paeffgen, Strafgesetzbuch, § 203 Rn. 6.

[85] *Eisele*, in: Schönke/Schröder, StGB, § 203 Rn. 10; *Knauer/Brose*, in: Spickhoff, Medizinrecht, §§ 203–205 Rn. 5.

[86] Vgl. zur Tathandlung des Offenbarens: *Heger*, in: Lackner/Kühl, StGB, § 203 Rn. 17; *Kargl*, in: Kindhäuser/Neumann/Paeffgen, Strafgesetzbuch, § 203 Rn. 19 f.; *Cierniak/Niehaus*, in: Münchener Kommentar zum StGB, Band 4, § 203 Rn. 51; *Eisele*, in: Schönke/Schröder, StGB, § 203 Rn. 20; *Knauer/Brose*, in: Spickhoff, Medizinrecht, StGB § 203 Rn. 29 f.; *Weidemann*, in: BeckOK StGB, § 203 Rn. 32 f.

[87] OLG Köln NStZ 1983, 412 (hinsichtlich eines Amtsträgers); *Weidemann*, in: BeckOK StGB, § 203 Rn. 13; *Walter Kargl*, in: Kindhäuser/Neumann/Paeffgen, Strafgesetzbuch, § 203 Rn. 12 f.; *Ulsenheimer*, in: Laufs/Kern/Rehborn, Handbuch des Arztrechts, § 140 Rn. 8.

[88] *Ulsenheimer*, in: Laufs/Kern/Rehborn, Handbuch des Arztrechts, § 140 Rn. 10; *Eisele*, in: Schönke/Schröder, StGB, § 203 Rn. 15; *Cierniak/Niehaus*, in: Münchener Kommentar zum StGB, Band 4, § 203 Rn. 49; *Heger*, in: Lackner/Kühl, StGB, § 203 Rn. 16.

[89] *Cierniak/Niehaus*, in: Münchener Kommentar zum StGB, Band 4, § 203 Rn. 51.

Nichtwissen nicht zur Kenntnis nehmen wollte, ist zu untersuchen, ob darin ein Verstoß gegen die ärztliche Schweigepflicht liegt.

Die Schweigepflicht des Arztes umfasst einerseits die Erkenntnisse des Arztes über Identität des Patienten, Krankheitsbild und -verlauf, insbesondere Anamnese, Diagnose, Therapie sowie Laborbefunde, Therapieergebnisse und Ergebnisse sonstiger bildgebender Verfahren.[90] Andererseits umfasst die Schweigepflicht auch die Gesamtheit der Angaben, die der Patient gegenüber dem Arzt über seine persönliche, familiäre, wirtschaftliche, berufliche, finanzielle, kulturelle und sonstige soziale Situation macht.[91]

2. Schweigepflicht des Arztes gegenüber dem Patienten selbst?

Der Wortlaut des § 203 StGB stellt die unbefugte Offenbarung eines fremden Geheimnisses unter Strafe. Ob ein Geheimnis fremd ist, beurteilt sich aus der Sicht des Geheimnisträgers,[92] im vorliegenden Fall also aus Sicht des Arztes. Als Bestandteil der Gesundheitsinformationen des Patienten stellen Untersuchungsergebnisse oder Diagnosen ein für den Arzt fremdes Geheimnis dar. Trägt er diese dennoch nach außen, ohne dass Rechtfertigungs- oder Entschuldigungsgründe eingreifen, macht er sich strafbar.

Explizite Ausführungen zu der Frage, ob eine Offenbarung gegenüber der betroffenen Person selbst strafbar sein kann, wenn diese die Informationen ausdrücklich nicht zur Kenntnis nehmen möchte, finden sich in der Literatur kaum. Dennoch wird mehr oder weniger einhellig formuliert, dass die Tathandlung des Offenbarens die Mitteilung „an einen Dritten"[93] bedeutet. Nur ganz vereinzelt wird – ohne nähere Begründung – ausdrücklich vertreten, dass der Betroffene selbst niemals Dritter sei, auch wenn ihm das Geheimnis unbekannt ist.[94]

---

[90] *Katzenmeier*, in: Laufs/Katzenmeier/Lipp, Arztrecht, IX. Rn. 12; *Knauer/Brose*, in: Spickhoff, Medizinrecht, StGB §§ 203–205 Rn. 5; *Zuck/Gokel*, in: Quaas/Zuck/Clemens, Medizinrecht, § 72 Rn. 11; *Cierniak/Niehaus*, in: Münchener Kommentar zum StGB, Band 4, § 203 Rn. 43; *Sommer/Tsambikakis*, in: Clausen/Schroeder-Printzen, Münchener Anwaltshandbuch Medizinrecht, § 3 Rn. 110.

[91] *Katzenmeier*, in: Laufs/Katzenmeier/Lipp, Arztrecht, IX. Rn. 12; *Knauer/Brose*, in: Spickhoff, Medizinrecht, §§ 203–205, Rn. 2; *Sommer/Tsambikakis*, in: Clausen/Schroeder-Printzen, Münchener Anwaltshandbuch Medizinrecht, § 3 Rn. 110.

[92] *Eisele*, in: Schönke/Schröder, StGB, § 203 Rn. 8; *Kargl*, in: Kindhäuser/Neumann/Paeffgen, StGB, § 203 Rn. 9.

[93] So etwa: *Heger*, in: Lackner/Kühl, StGB, § 203 Rn. 17; *Knauer/Brose*, in: Spickhoff, Medizinrecht, § 203 Rn. 29; *Weidemann*, in: BeckOK StGB, § 203 Rn. 32; *Mörsberger*, in: Wiesner, SGB VIII, Kinder- und Jugendhilfe, StGB § 203 Rn. 11; *Ulsenheimer*, in: Laufs/Kern/Rehborn, Handbuch des Arztrechts, § 140 Rn. 12.

[94] *Cierniak/Niehaus*, in: Münchener Kommentar zum StGB, Band 4, § 203 Rn. 51.

3. Stellungnahme

Wenngleich die Einschätzung im Ergebnis richtig sein sollte, eine Mitteilung gegenüber dem Patienten auch bei ausdrücklicher Ausübung des Rechts auf Nichtwissen als tatbestandslos anzusehen, so bedarf es dennoch einer detaillierteren rechtlichen Fundierung. Denn der Wortlaut des § 203 StGB schließt eine strafbare Offenbarung gegenüber der Person, die das Geheimnis betrifft, zunächst nicht aus. Bei Gesundheitsinformationen handelt es sich um für den Arzt fremde Geheimnisse, deren unbefugte Offenbarung eine Strafbarkeit begründet.

§ 203 StGB soll einerseits die vertrauensvolle Basis der Arzt-Patienten-Beziehung schützen und gewährleisten.[95] Andererseits soll der Patient in die Lage versetzt werden, in Ausübung seines Rechts auf informationelle Selbstbestimmung darüber entscheiden zu können, wer die ihn betreffenden gesundheitsrelevanten Informationen zur Kenntnis nehmen darf – und wer nicht. Da das Recht auf Nichtwissen Teil des Rechts auf informationelle Selbstbestimmung ist, wäre denkbar, dem Patienten nicht nur die Möglichkeit der Entbindung, sondern auch der Ausweitung der Schweigepflicht des Arztes für bestimmte Aspekte gegenüber dem Patienten selbst zuzusprechen.

Dennoch sprechen gute Gründe dafür, den Schutz des § 203 StGB lediglich auf Außenstehende zu beziehen:

Bereits der Wortlaut des § 203 Abs. 1 StGB, der nach der Offenbarung eines fremden Geheimnisses verlangt, lässt darauf schließen, dass zur Begründung einer Strafbarkeit eine Offenbarung gegenüber Dritten, die gerade nicht Teil dieses besonderen und schutzwürdigen Vertrauensverhältnisses sind, erfolgen muss. Insoweit ist zuzustimmen, dass der Betroffene selbst nicht Dritter ist, auch wenn ihm das Geheimnis nicht bekannt ist. Grund dafür ist, dass ihm – ohne die Ausübung des Rechts auf Nichtwissen – das Geheimnis richtigerweise *noch* nicht bekannt ist, da den Arzt umfassende Aufklärungspflichten treffen. Entscheidet sich der Patient, eine ihn betreffende Gesundheitsinformation bzw. ein Geheimnis nicht zur Kenntnis nehmen zu wollen, macht diese Entscheidung die Information nicht zu einem fremden Geheimnis im strafrechtlichen Sinne.

Auch im Hinblick auf die Ratio der Norm ist anzumerken, dass die von § 203 Abs. 1 StGB umfassten Berufsgruppen einerseits bei Krankheit und andererseits bei Rechtsnot in Anspruch genommen werden[96] und für die Ausübung ihrer Tätigkeit sensibler Informationen bedürfen. Der strafrechtliche Schutz des § 203 StGB vor einer Weitergabe intimer Informationen soll dem Einzelnen ermöglichen, Hilfe in Anspruch zu nehmen, ohne sich wegen eines Bekanntwerdens der Informationen sorgen zu müssen, und gleichzeitig – hinsichtlich des Täterkreises

---

[95] *Bieresborn*, in: Forgó/Helfrich/Schneider, Betrieblicher Datenschutz, Kapitel 1 Teil X Rn. 3.

[96] *Heger*, in: Lackner/Kühl, StGB, § 203 Rn. 1.

nach § 203 Abs. 1 Nr. 1 StGB – das Vertrauen der Allgemeinheit in den Schutz des Vertrauensverhältnisses zwischen Arzt und Patient bestärken.[97] Nicht vom Sinn und Zweck der Vorschrift umfasst ist die Abwehr von Informationen, die die eigene Sphäre, hier die eigene Gesundheit, betreffen.

4. Fazit

Aufgrund von Wortlaut und Ratio ist die Subsumtion einer Verletzung des Rechts auf Nichtwissen eines Patienten durch den Arzt unter § 203 Abs. 1 Nr. 1 StGB nicht anzunehmen. Geschützt werden soll das Teilen sensibler Informationen, die – in Bezug auf das Arzt-Patienten-Verhältnis – zur Behandlung des Patienten benötigt werden. Der Patient soll sich sicher sein können, dass der Arzt die ihn und seine Gesundheit betreffenden Informationen nicht nach außen trägt und Dritten oder gar der Öffentlichkeit zugänglich macht. Dagegen soll die Vorschrift ihrem Sinn und Zweck nach nicht dazu dienen, dem Patienten die Abwehr von eigenen Gesundheitsinformationen mit strafrechtlichen Mitteln zu verfolgen.

II. Strafbarkeit bei Achtung des Rechts auf Nichtwissen?

Neben der Frage der Strafbarkeit des Arztes, der gegen das Recht auf Nichtwissens verstößt und dem Patienten gegen dessen Wunsch ihn betreffende Gesundheitsinformationen mitteilt, ist auch im umgekehrten Fall, in dem der Arzt das Recht auf Nichtwissen des Patienten achtet, zu untersuchen, ob dies eine Strafbarkeit des Arztes begründen könnte. Denkbar wäre einerseits die Konstellation, dass der Patient keine umfassende Aufklärung über einen durchzuführenden Eingriff wünscht. Hier stellt sich die Frage, ob eine auf Basis dieser eingeschränkten Aufklärung abgegebene Einwilligung des Patienten rechtfertigende Wirkung für die tatbestandliche Körperverletzung entfaltet. Andererseits käme auch die Frage nach einer Körperverletzung oder eines Totschlags durch Unterlassen in Betracht, sofern der Patient die Diagnose nicht zur Kenntnis nehmen möchte und sich sein Gesundheitszustand als Folge der unbehandelt gebliebenen Erkrankung verschlechtert oder er sogar verstirbt.

Sofern der Patient auf Teile der Aufklärung verzichtet, entfaltet die Einwilligung dennoch rechtfertigende Wirkung für die medizinische Maßnahme nach § 228 StGB.[98] Die Modifizierung und auch Beschränkung des Aufklärungsinhalts ist gerade Ausdruck des Selbstbestimmungsrechts des Patienten und insofern für den Arzt maßgeblich. Eine Strafbarkeit des Arztes für den Fall, dass dieser das Recht auf Nichtwissen des Patienten beachtet und ihn nicht oder teilweise

---

[97] BGH NJW 1968, 2288, 2290.

[98] § 228 StGB: „Wer eine Körperverletzung mit Einwilligung der verletzten Person vornimmt, handelt nur dann rechtswidrig, wenn die Tat trotz der Einwilligung gegen die guten Sitten verstößt."

nicht aufklärt, kommt daher nicht in Betracht, wenn der Patient sein Recht wirksam ausgeübt hat. Fehlt es hingegen an einem wirksam erklärten Aufklärungsverzicht, so ist die Einwilligung des Patienten in die Maßnahme unwirksam, da er unvollständig und somit mangelhaft aufgeklärt worden ist. In diesen Fällen kann für eine Rechtfertigung des Eingriffs die hypothetische Einwilligung[99] in Betracht kommen. Danach entfällt die Rechtswidrigkeit der Maßnahme, „wenn der Patient bei wahrheitsgemäßer Aufklärung in die tatsächlich durchgeführte Operation eingewilligt hätte. Der nachgewiesene Aufklärungsmangel kann nur dann zur Strafbarkeit wegen Körperverletzung und wegen der Akzessorietät auch nur dann zur Strafbarkeit der Anstiftung zu dieser Tat führen, wenn bei ordnungsgemäßer Aufklärung die Einwilligung unterblieben wäre [...]".[100] Ob der Patient bei wahrheitsgemäßer bzw. vollständiger Aufklärung tatsächlich in die jeweilige Maßnahme eingewilligt hätte, wird anhand der Umstände des Einzelfalls zu prüfen sein. Denkbar sind insoweit solche Fälle der hypothetischen Einwilligung, in denen der Patient – etwa bei notwendigen Maßnahmen zur Lebenserhaltung – in jedem Falle und auch bei vollständiger Aufklärung etwa über die Risiken eingewilligt hätte. Andererseits ist auch denkbar, dass die Informationen den Patienten derart belastet oder verunsichert hätten, dass er sich bei vollständiger Aufklärung gegen die Durchführung der Maßnahme entschieden hätte.

Betrifft die Ausübung des Rechts auf Nichtwissen keinen medizinischen Eingriff, sondern die Mitteilung der Diagnose, so könnte sich die Frage nach einer Körperverletzung oder – bei tödlichem Verlauf – eines Totschlags durch Unterlassen[101] des Arztes stellen. Da jedoch auch in diesen Fällen der Patient seinen informierten Verzicht auf die Diagnosemitteilung erklärt und insoweit eine selbstbestimmte Entscheidung getroffen hat, wird dogmatisch wohl eher von einer eigenverantwortlichen Selbstgefährdung[102] des Patienten auszugehen sein. Der Patient entscheidet sich bewusst gegen die Kenntnisnahme der Diagnose und für die Inkaufnahme des damit verbundenen Risikos der Verschlechterung seines Gesundheitszustandes oder des Eintritts des Todes. Die Achtung des Rechts auf Nichtwissen begründet daher in diesen Fällen keine Strafbarkeit des Arztes. An

---

[99] *Knauer/Brose*, in: Spickhoff, Medizinrecht, StGB § 223 Rn. 8; *Sternberg-Lieben*, in: Schönke/Schröder, StGB, § 223 Rn. 40g; ausführlich zur Frage des Strafunrechtsausschluss durch die hypothetische Einwilligung: *Schlehofer*, in: Münchener Kommentar zum StGB, Band 1, Vor § 32 Rn. 210 ff.

[100] BGH NStZ-RR 2004, 16, 17.

[101] Eine Garantenstellung des Arztes wird jedenfalls bei Übernahme der Behandlung angenommen: *Sommer/Tsambikakis*, in: Münchener Anwaltshandbuch Medizinrecht, § 3 Rn. 65; *Merkel*, in: Kindhäuser/Neumann/Paeffgen, Strafgesetzbuch, § 218 Rn. 115; *Eschelbach*, in: BeckOK StGB, § 222 Rn. 30; zu den Grenzen der ärztlichen Garantenstellung bei Suizidbegleitung BGH NJW 2019, 3089.

[102] Vgl. zur Problematik der eigenverantwortlichen Selbstgefährdung *Duttge*, in: Münchener Kommentar zum StGB, Band 1, § 15 Rn. 152; *Sternberg-Lieben/Schuster*, in: Schönke/Schröder, StGB, § 15 Rn. 164; *Heuchemer*, in: BeckOK StGB, § 13 Rn. 28 mit Verweis auf BGHSt 32, 262.

dieser Stelle ist jedoch noch einmal hervorzuheben, dass die Fallgestaltung eher hypothetischer Natur ist und der Arzt im praktischen Umgang mit dem Patienten wohl versuchen wird, diesem die relevanten Informationen näher zu bringen.

Irrt der Arzt über die Wirksamkeit der Verzichtserklärung und ihre damit einhergehende rechtfertigende Wirkung, könnte er einem Erlaubnistatbestandsirrtum[103] unterliegen und das Zurückhalten der Diagnose aus diesem Grund straffrei sein. Gleichwohl muss im Strafrecht erst recht gelten, was im Zivilrecht gilt: Eine Umgehung der weitreichenden Aufklärungspflichten darf nicht durch eine „Flucht in den Verzicht" ermöglicht werden, sodass insbesondere an den Nachweis des konkreten Willens des Patienten hohe Anforderungen zu stellen sein werden.

III. Zusammenfassung

Der strafbewährte Verstoß gegen die ärztliche Schweigepflicht nach § 203 StGB ist nicht auf einen Verstoß des Arztes gegen das Recht auf Nichtwissen des Patienten anwendbar. Sinn und Zweck der Vorschrift ist es, dem Patienten die Möglichkeit zu geben, sich dem Arzt anzuvertrauen und auch unangenehme Details zu erzählen, ohne Sorge tragen zu müssen, die Informationen könnten nach außen gelangen. Dagegen soll die Norm dem Patienten keinen strafrechtlichen Schutz vor der Mitteilung unerwünschter eigener Gesundheitsinformationen bieten.

Im entgegengesetzten Fall, in dem der Arzt dem Wunsch des Patienten entspricht und ihm auf dessen Verlangen hin bestimmte Gesundheitsinformationen vorenthält, etwa die Diagnose einer Erkrankung, so wird in jeder darauffolgenden Verschlechterung des Gesundheitszustandes des Patienten eine eigenverantwortliche Selbstgefährdung zu sehen sein, die den Arzt straffrei sein lässt. Im Falle eines Irrtums über die Wirksamkeit der Verzichtserklärung käme eine Straffreiheit aufgrund eines Erlaubnistatbestandsirrtums in Betracht. In jedem Falle ist eine sorgfältige Prüfung des erklärten Patientenwillens erforderlich, um eine „Flucht in den Verzicht" des Arztes auszuschließen.

E. Fazit

In der Gesamtschau ist im Zusammenhang mit ärztlichen Verstößen gegen das Recht auf Nichtwissen sowohl mit berufs- als auch mit zivilrechtlichen Konsequenzen zu rechnen – nicht jedoch mit einer strafrechtlichen Ahndung. Auf berufsrechtlicher Ebene kommt je nach Schwere des Verstoßes eine Ahndung von

---

[103] Vgl. allgemein zur Problematik des Erlaubnistatbestandsirrtums: *Joecks*, in: Münchener Kommentar zum StGB, Band 1, § 16 Rn. 119 ff.; *Sternberg-Lieben/Schuster*, in: Schönke/Schröder, StGB, § 16 Rn. 14 ff.; *Kudlich*, in: BeckOK StGB, § 16 Rn. 21 ff.; *Paeffgen/Zabel*, in: Kindhäuser/Neumann/Paeffgen, StGB, Vor §§ 32 ff. Rn. 103 ff.

einer Mahnung oder Rüge bis hin zum Ausspruch berufsgerichtlicher Maßnahmen in Betracht. Auch in zivilrechtlicher Hinsicht kommt bei Vorliegen aller
Voraussetzungen eine Schadensersatzpflicht des Arztes, der gegen das Recht auf
Nichtwissen des Patienten verstößt, in Betracht. Für die Beantwortung der Frage,
ob Ansprüche Dritter gegen die unerwünschte Mitteilung einer Diagnose des
Patienten durch den Arzt bestehen, kann es auf die Art der Erkrankung und die
damit verbundenen oder fehlenden Handlungsmöglichkeiten ankommen. Deliktsrechtliche Ansprüche Dritter gegen den Patienten sind denkbar, jedoch kommt es
hier maßgeblich auf die Interessenabwägung zwischen dem Recht auf Nichtwissen der dritten Person und dem möglicherweise berechtigten Mitteilungsbedürfnis des Patienten an. Nicht herzuleiten ist hingegen eine strafrechtliche Sanktionierung wegen eines Verstoßes des Arztes gegen das Recht auf Nichtwissen des
Patienten oder andersherum wegen der Achtung des Rechts auf Nichtwissen –
hier im Kontext von daraus resultierenden Verschlechterungen des Gesundheitszustandes.

Kapitel 10

Zusammenfassung der Ergebnisse

A. Ergebnisse Kapitel 2:
Biomedizinische Herleitung des Rechts auf Nichtwissen

1. Durch die dynamische Bezugnahme in Nr. 10 der Deklaration von Helsinki, die die Berücksichtigung der ethischen, rechtlichen und behördlichen Normen und Standards für Forschung am Menschen ihrer eigenen Länder sowie der maßgeblichen internationalen Normen und Standards anordnet, werden die jeweiligen nationalen und internationalen Regelungen bezüglich des Rechts auf Nichtwissen in den Geltungsbereich der Deklaration einbezogen. Je ausführlicher die Regelungen zum Umgang mit dem Recht auf Nichtwissen sind, desto mehr wächst seine Bedeutung auch im Kontext der Deklaration.

2. Die „Declaration on the Promotion of Patients' Rights in Europe" normiert zwar ausdrücklich ein Recht des Patienten, nicht informiert zu werden. Da eine umfassende Einbeziehung des Patienten in seine Behandlung als Grundsatz angestrebt wird, bedarf es einer ausdrücklichen Geltendmachung des Rechts auf Nichtwissen. Die ausdrückliche Geltendmachung stellt gleichzeitig einen Missbrauchsschutz dar, denn der Arzt kann sich bei Aufklärungsfehlern nicht auf ein konkludent ausgeübtes Recht auf Nichtwissen berufen.

3. In Art. 10 Abs. 2 S. 2 Biomedizin-Übereinkommens wird eine geschützte Rechtsposition des Patienten hinsichtlich seines „Rechts auf Nicht-Wissen" normiert. Obgleich der Wortlaut lediglich den „Wunsch, keine Kenntnis zu erlangen" umfasst, führt die Auswertung des Explanatory Reports zu dem Ergebnis, dass Art. 10 Abs. 2 S. 2 BMÜ mehr als eine faktische Verzichtsmöglichkeit darstellt.

4. Ein vollumfängliches Nichtwissen ist in Bezug auf die Kenntnisnahme jeglicher eigener Gesundheitsdaten durch das BMÜ nicht vorgesehen, sondern bezieht sich lediglich auf Teilinformationen und niemals auf die Gesundheitsdaten im Ganzen.

5. Das BMÜ selbst sieht drei Grundlagen zur Einschränkung des Rechts auf Nichtwissen vor, namentlich die „therapeutische Notwendigkeit", den Präventionsgedanken sowie eine Gefahr für Dritte.

Die „therapeutische Notwendigkeit" stellt einen Bruch mit dem grundsätzlich im Arzt-Patienten-Verhältnis geltenden Autonomieprinzip dar, kann in seltensten Fällen gleichwohl angezeigt sein.

Der Präventionsgedanke, der einen Eingriff in das Recht auf Nichtwissen des Patienten durch den Arzt dann vorsieht, wenn die Mitteilung das einzige Mittel ist, den Patienten in die Lage zu versetzen, wirksame vorbeugende Maßnahmen zu treffen, ist mit dem Autonomieprinzip nicht in Einklang zu bringen, denn die Information als solche führt nicht zwingend zu einer Einwilligung des Patienten in (präventive) Maßnahmen.

6. Bei dem Verweis in Art. 26 Abs. 1 3. BMÜ-ZP 3 auf Art. 10 BMÜ handelt es sich um einen umfassenden Verweis mit der Folge, dass dem Probanden auch im Forschungskontext ein Recht auf Nichtwissen zusteht. Gleichzeitig wird das Recht auf Nichtwissen des Probanden aufgrund der Verweisung jedoch ebenfalls durch die Ausnahmefälle des Art. 10 Abs. 3 BMÜ eingeschränkt.

B. Ergebnisse Kapitel 3:
Dogmatische Herleitung des Rechts auf Nichtwissen

7. Ein Recht auf Nichtwissen im Bereich der personenbezogenen Gesundheitsdaten umfasst auch das Recht auf Nichtkenntnis der Abstammung, da es sich dabei um die Eruierung und das In-den-Zusammenhang-Setzen genetischer Informationen des Einzelnen handelt.

8. Die Einschätzung des Bundesverfassungsgericht, eine genetisch beweisbare Vaterschaft, die möglicherweise ohne emotionale Verbundenheit zu dem Kind und vielleicht sogar ohne jeglichen sozialen Bezug zur Sphäre des Kindes, sei grundsätzlich über das Interesse des Kindes am Erhalt der zwar biologisch „fehlerhaften", aber dennoch nicht minder identitätsprägenden Vorstellung über eine soziale Vaterschaft zu stellen, entspricht nicht der Vielschichtigkeit der Lebenswirklichkeit und den aktuellen gesellschaftspolitischen Entwicklungen.

Vielmehr ist ein weitaus differenzierender Ansatz geboten, der soziale und gesellschaftliche Strukturen einbezieht und nicht von vornherein einen grundrechtlichen Schutz der „fehlerhaften" Vorstellung über die Abstammung versagt. Denn das „vermeintliche Wissen" über die eigene Abstammung stellt ein Nichtwissen in Bezug auf die genetisch korrekten Tatsachen dar und ist in dieser Funktion als negative Ausprägung des Rechts auf Kenntnis, hier Nichtkenntnis, der Abstammung in dessen Schutzbereich einbezogen.

9. Das Recht auf Nichtwissen der eigenen Gesundheitsdaten ist dogmatisch im Recht auf informationelle Selbstbestimmung verankert. Es umfasst nicht nur die Abwehr fremder Kenntnis, sondern auch das Recht, sich selbst kein Wissen bzw. keine Kenntnis zu verschaffen und schützt vor der Aufdrängung fremden Wissens. Dies ergibt sich aus der herkömmlichen Definition des Schutzbereichs als Recht, eigenständig über die Erhebung, Speicherung und Verwendung personenbezogener Daten sowie über ihre Weitergabe und Veröffentlichung zu entschei-

den, der die Entscheidung über die Kenntnisnahme der Informationen oder ihren Verzicht zwingend vorgelagert sein muss.

Andernfalls könnte das Recht auf informationelle Selbstbestimmung nicht umfassend ausgeübt werden, da es lediglich den unvollständigen Bereich der Informationsdisposition *nach* Kenntniserlangung umfassen würde.

10. Der Begriff der informationellen Selbstbestimmung darf nicht mit dem Begriff der Kenntnis gleichgesetzt werden. Denn Selbstbestimmung bedeutet, dass der Einzelne echte Entscheidungsfreiheit besitzt, die sowohl die bewusste Kenntnisnahme als auch die bewusste „Nicht-Kenntnisnahme" umfasst.

C. Ergebnisse Kapitel 4:
Weitere verfassungsrechtliche Güter des Patienten

11. Die Ausübung des Rechts auf Nichtwissen stellt keine Verletzung der Menschenwürde aus Art. 1 Abs. 1 GG dar. Die Wahrnehmung seiner Persönlichkeitsrechte im sensiblen Bereich von Leben und Gesundheit ist gerade Ausdruck der Individualisierung der höchstpersönlichen Menschenwürde des Patienten. Der Diskurs mit sich selbst bezüglich solch höchstpersönlicher Entscheidungen entspricht gerade der Ausübung der Bestimmungsbefugnis über den Inhalt der Menschenwürde des Individuums.

12. Eine staatliche Schutzpflicht für den Fall, dass ein Patient die Kenntnisnahme seiner Diagnose ablehnt und seine körperliche Unversehrtheit als Folge des unbehandelten Krankheitsverlaufs (weiter) beeinträchtigt wird, existiert im Hinblick auf einfache Erkrankungen nicht. Denn das Recht auf körperliche Unversehrtheit aus Art. 2 Abs. 2 S. 1 GG, welches in weiten Teilen eine „Freiheit zur Krankheit" des psychisch Kranken umfasst, gewährleistet im Wege des Erstrecht-Schlusses eine „Freiheit zur Krankheit" des psychisch Gesunden. Insoweit geht die Annahme einer Schutz- und Interventionspflicht des Staates bei einfachen Krankheiten, für die eine Therapie existiert, der Patient sich jedoch gegen sie entscheidet, fehl.

13. Bejahte man ein verfassungsrechtlich geschütztes und gewährleistetes Recht, nicht mehr leben zu müssen, so hätte dies in Bezug auf das Recht auf Nichtwissen zur Folge, dass es zu keinerlei Widersprüchen hinsichtlich der Schutzgüter käme. Die selbstbestimmte Ablehnung der Information über eine Diagnose mit der Konsequenz, dass eine möglicherweise schwere oder gar tödlich verlaufende Krankheit unbehandelt bliebe, stünde im Gleichlauf mit einer negativen Ausprägung des Rechts auf Leben.

14. Ungeachtet der Frage, ob ein Recht zur Selbsttötung bejaht oder verneint wird, ist in der Ablehnung der Kenntnisnahme der Diagnose keine Selbsttötung zu sehen. Wenn bereits die Verweigerung der Einwilligung in eine medizinische

Maßnahme vom Selbstbestimmungsrecht des Patienten umfasst ist und dadurch eine positive Einwirkung auf den Krankheitsverlauf mittels einer Therapie ausgeschlossen werden kann, muss auch die Ablehnung der Kenntnisnahme einer Diagnose zulässig sein.

15. Eine zwangsweise Mitteilung einer Diagnose kann bei gleichzeitiger Ablehnung einer Behandlung durch den Patienten über die diagnostizierte Krankheit hinaus zu einer Verschlechterung seines Gesundheitszustands führen. Die Diagnosemitteilung im Rahmen einer „staatlichen Schutzpflicht" würde dann einen zusätzlichen Eingriff in das Recht auf körperliche Unversehrtheit des Patienten darstellen.

16. Gleiches gilt bei einer zwangsweisen Mitteilung der Diagnose einer letalen Erkrankung, für die keine wirksame Therapie zur Verfügung steht, da die Kenntnis der Diagnose eine große psychische Belastung darstellt. In diesen besonders gelagerten Fällen kann daher sogar von einem Gleichlauf der Schutzrichtungen des Rechts auf Nichtwissen und des Rechts auf Leben und körperliche Unversehrtheit die Rede sein, da die Unkenntnis den Patienten vor den psychischen Folgen seiner Diagnose bewahrt.

17. Im Hinblick auf die verfassungsrechtlichen Rechtspositionen des Patienten führt auch die Diagnose einer genetischen Erkrankung nicht zu einem anderen Ergebnis im Hinblick auf das Recht auf Nichtwissen, und zwar unabhängig davon, ob es sich um eine therapierbare oder letale genetisch bedingte Erkrankung handelt. Hinsichtlich der Diagnose einer letalen genetischen Erkrankung schützt die Ausübung des Rechts auf Nichtwissen den Patienten vor weiteren psychischen oder auch physischen Beeinträchtigungen. Bei therapierbaren genetischen Erkrankungen bleibt dem Patienten aufgrund seiner „Freiheit zur Krankheit" die Ausübung seines Rechts auf Nichtwissen erhalten. Gleiches gilt bei der Feststellung einer Infektionskrankheit.

18. Hinsichtlich einer isoliert zu betrachtenden Erkrankung des Einzelnen besteht kein Widerspruch zwischen seinem Recht auf Leben und körperliche Unversehrtheit und seinem Recht auf Nichtwissen.

D. Ergebnisse Kapitel 5:
Recht auf Nichtwissen und die Grundrechte Dritter

19. Die Diagnose einer genetischen Disposition ist Gesundheitsinformation des Patienten, über die er verfügen darf und die er im Rahmen seines Rechts auf Nichtwissen nicht zur Kenntnis nehmen muss. Jedoch lässt die Diagnose Rückschlüsse auf die genetische Konstitution genetisch verwandter Personen zu, sodass sie mittelbar auch eine Gesundheitsinformation dieser darstellt. Eine Einschränkung des Rechts auf Nichtwissen im Rahmen einer staatlichen Schutzpflicht

kann ausnahmsweise dann gerechtfertigt sein, wenn das Recht auf Leben und körperliche Unversehrtheit genetisch verwandter Personen gefährdet ist und es sich um eine schwere genetische Erkrankung handelt, für deren Therapie ein sofortiger Behandlungsbeginn erforderlich ist.

20. Im Zusammenhang mit Infektionskrankheiten bedarf die Abwägung von Recht auf Nichtwissen des Patienten und Recht auf Leben und körperliche Unversehrtheit Dritter einer sorgfältigen Differenzierung zwischen „sozial-adäquaten", hoch ansteckenden sowie nicht therapierbaren Infektionskrankheiten. Gerade im Hinblick auf „sozial-adäquate" Infektionskrankheiten, so beispielsweise die Grippe, kann ein Recht auf Nichtwissen des Patienten neben dem Recht auf Leben und körperliche Unversehrtheit Dritter noch bestehen bleiben, wenn es sich im Regelfall um schnell vorübergehende und teils nach außen erkennbare Erkrankungen handelt.

21. Bei hoch ansteckenden Infektionskrankheiten, z. B. dem neuartigen Coronavirus, ist das Wissen um die Diagnose oft maßgeblich, um eine schnelle Ausbreitung der Erkrankung zu verhindern. Bei einer Überlastung des Gesundheitssystems mit einer Vielzahl an Fällen drohte andernfalls auch eine Gefahr für Leben und körperliche Unversehrtheit der nicht konkret betroffenen Bevölkerung, da auch die medizinische Versorgung in allen anderen Bereichen zusammenbräche. Der Patient muss in diesem Falle damit rechnen, sich zum Schutz der Allgemeinheit Präventionsmaßnahmen, beispielsweise einer Beobachtung oder Quarantäne, unterziehen zu müssen.

22. Im Fall der nicht therapierbaren Infektionskrankheiten und dem konkreten Beispiel der HIV-Infektion besteht eine konkrete Gesundheitsgefahr zwar „nur" für die Sexualpartner der infizierten Person, diese Gefahr ist jedoch lebensbedrohlich, sodass in diesen Fällen das Recht auf Nichtwissen des Patienten hinter dem Recht auf Leben und körperliche Unversehrtheit der gefährdeten Person zurücktreten muss.

23. Das Recht auf Nichtwissen des Patienten ist mit dem Recht auf Nichtwissen Dritter vereinbar, da beide Rechte darauf gerichtet sind, die eigene Gesundheit betreffende Informationen abzuwehren und nicht zur Kenntnis nehmen zu wollen. Dies gilt unabhängig von der Art der Erkrankung. Einschränkungen können sich gleichwohl aus Erwägungen des Gesundheitsschutzes der Allgemeinheit ergeben.

24. Das Recht auf Wissen Dritter ist hinsichtlich einfacher Erkrankungen des Patienten, deren Diagnose er nicht zur Kenntnis nehmen möchte, nicht betroffen.

25. Die Diagnose einer Erbkrankheit bei dem Patienten lässt Rückschlüsse auf die Wahrscheinlichkeit ihres Vorliegens bei genetisch verwandten Personen zu. Bei diesem Rückschluss handelt es sich um eine gesundheitliche Information, bezüglich derer die verwandte Person ein Recht auf Wissen haben kann.

Die potentielle Betroffenheit genetisch verwandter Personen führt nicht zwingend zu einer Einschränkung des Rechts auf Nichtwissen des Patienten. Grundrechtsschonender ist der Verweis auf das Selbstbestimmungsrecht eben jener genetisch verwandter Personen, die aufgrund dessen eine eigene gendiagnostische Untersuchung durchführen und sich das Ergebnis mitteilen lassen können.

26. Der Ausübung des Rechts auf Nichtwissen steht nicht entgegen, dass der Patient gleichzeitig elterliche Fürsorgepflichten wahrzunehmen hat, sofern es sich um eine einfache Erkrankung handelt.

27. Im Hinblick auf genetische Dispositionen ist eine Differenzierung zwischen therapierbaren und nicht therapierbaren, letalen Erkrankungen erforderlich Im Falle einer therapierbaren genetischen Erkrankung stellt zwar die Mitteilung der Diagnose zunächst eine psychische Belastung für den Patienten dar. Die Existenz einer Therapie ermöglicht dem Patienten jedoch ein aktives Vorgehen gegen die Erkrankung. Gleichzeitig kann das Diagnoseergebnis des Elternteils die Basis für eine frühe Diagnose des Kindes darstellen. Eine Kenntnis des Patienten über die eigene Diagnose mit dem Hinweis auf die Vererblichkeit der Veranlagung hat zur Folge, dass ihm als Elternteil alle Informationen zur Verfügung steht, um die Gesundheit des Kindes wiederherzustellen oder zu erhalten. Das Recht auf Nichtwissen des Elternteils tritt in diesen Fällen hinter seine Fürsorgepflicht gegenüber dem Kind zurück.

28. Bei schwerwiegenden, nicht therapierbaren genetischen Erkrankungen, die mit hoher Wahrscheinlichkeit an das Kind weitergegeben wurden, würde die Kenntnis hierüber kein wirksames Alternativverhalten in der Personenfürsorge der Eltern bedingen. Die Ausübung des Rechts auf Nichtwissen des Elternteils bezüglich der eigenen Diagnose ist in diesen Fällen gleichläufig mit der elterlichen Fürsorgepflicht aus Art. 6 Abs. 2 S. 1 GG.

29. In Anbetracht der weitreichenden psychischen Belastungen, die ein Kind treffen, das weiß, dass es an einer unheilbaren und tödlich verlaufenden genetischen Erkrankung leidet, könnte sogar eine Pflicht der Eltern denkbar sein, das Recht auf Nichtwissen des Kindes in seinem Namen und zu seinem Wohl auszuüben.

30. Aufgrund der überwältigend großen Vielzahl an möglichen Fallgestaltungen muss eine Abwägung der grundrechtlich relevanten Positionen anhand des Einzelfalls getroffen werden. Als Anhaltspunkte können die Wahrscheinlichkeit einer Vererbung, die Schwere der Erkrankung sowie die Existenz oder Nicht-Existenz einer Therapie dienen.

31. Parallel zu genetischen Dispositionen tritt auch im Falle der Feststellung einer therapierbaren Infektionskrankheit bei einem Elternteil deren Recht auf Nichtwissen zum Schutz des Kindeswohls zurück. Die psychische Belastung der Kenntnisnahme der Diagnose ist im Hinblick auf die Gewährleistung oder

Wiederherstellung der Gesundheit sowohl des Elternteils als auch des Kindes zumutbar.

32. Anders als bei letal verlaufenden und nicht therapierbaren genetischen Erkrankungen tritt auch bei nicht therapierbaren Infektionskrankheiten des Rechts auf Nichtwissen des Elternteils hinter seine elterliche Fürsorgepflicht zurück. Da Infektionskrankheiten durch das Eindringen von Erregern ausgelöst werden und ihre Ursache gerade nicht unabänderlich in der genetischen Konstitution des Einzelnen begründet liegt, muss insbesondere bei schwerwiegenden Krankheiten zweifellos der Gedanke einer Prävention einer Erkrankung des Kindes überwiegen.

33. Der Arzt wird in seiner Berufsausübung durch das Selbstbestimmungsrecht des Patienten eingeschränkt, dessen Einwilligung Voraussetzung für jede medizinische Maßnahme ist. Auch die Ausübung des Rechts auf Nichtwissen stellt eine Beschränkung der Berufsausübung des Arztes dar.

34. Dem Recht auf Nichtwissen des Patienten kann in bestimmten Konstellationen die Gewissensfreiheit des Arztes entgegenstehen. Zwar kommt es auf die Situation im Einzelfall an, jedoch ist grundsätzlich denkbar, dass es für den Arzt unerträglich und mit seinem Gewissen nicht zu vereinbaren wäre, einen Menschen „sehenden Auges" sterben zu lassen, wenn die Mitteilung der Diagnose eine vollständige Genesung ermöglichen könnte.

35. Auch das Forscher-Probanden-Verhältnis im medizinischen Kontext wird vom Recht auf Nichtwissen des Patienten beeinflusst. Eine ausreichende Wahrung des Rechts kann durch präventive Befragungen des Patienten zum gewünschten Umgang mit der Mitteilung von Forschungsergebnissen oder auch sogenannten Zufallsfunden erreicht werden.

E. Ergebnisse Kapitel 6:
Recht auf Nichtwissen und Behandlungsvertragsrecht

36. Der im Behandlungsvertragsrecht normierte Aufklärungsverzicht im Hinblick auf die Kenntnisnahme der Vielzahl an Risiken und Nebenwirkungen einer Maßnahme ist die einfachgesetzliche Ausprägung des verfassungsrechtlich gewährleisteten Rechts auf Nichtwissen und stellt eine selbstbestimmte und schützenswerte Entscheidung des Patienten dar.

37. Das Recht auf Nichtwissen des Patienten ist abzugrenzen vom therapeutischen Privileg des Arztes, wonach es früher im Ermessen des Arztes stand, von einer umfänglichen Aufklärung des Patienten abzusehen, wenn er darin eine Gefährdung des Patientenwohls sah. Im Gegensatz dazu ist die Eingrenzung oder der Verzicht auf die Aufklärung heute auf Patientenseite zu verorten. Dieser darf auch unvernünftige Entscheidungen treffen, die vom behandelnden Arzt zu respektieren sind.

38. Ein Aufklärungsverzicht über die Diagnose muss im Hinblick auf Infektionskrankheiten dann ausgeschlossen sein, wenn anders kein wirksamer Schutz für Dritte gewährleistet werden kann. Denkbar bleibt weiterhin der wirksame Ausschluss der Aufklärung über besondere Risiken oder die Wahrscheinlichkeit eines letalen Verlaufs.

39. Für die wirksame Erklärung des Aufklärungsverzichts, den „informierten Verzicht", bietet es sich an, die Erklärung schriftlich in einem von den übrigen Behandlungsunterlagen abgetrennten Dokument festzuhalten und den Inhalt mit einer eigenhändigen Unterschrift zu bestätigen. Gegebenenfalls und gerade bei der mündlichen Abgabe einer Verzichtserklärung bietet sich die genaue Protokollierung des Patientenwillens sowie die Anwesenheit eines Zeugen an.

Dem Problem, die Erklärung inhaltlich möglichst umfassend und weit, jedoch gleichzeitig präzise genug zu formulieren, kann durch eine Anlehnung an den Aufbau von Patientenverfügungen abgeholfen werden. Durch die Aufnahme vorformulierter oder eigenhändig ergänzter exemplarischer Situationen, in denen der Patient von seinem Recht auf Nichtwissen Gebrauch machen möchte, in die Erklärung, wird der Patient bei der Artikulierung seines Willens unterstützt.

Darüber hinaus sollte die Erklärung Aussagen zur Verbindlichkeit, zur Auslegung und zur Durchsetzung der Verzichtserklärung sowie Hinweise auf Konsequenzen und Widerrufsmöglichkeiten enthalten.

Vor Abgabe der Verzichtserklärung soll dem Patienten – in einer Parallele zur Einwilligungserklärung – ausreichende Bedenkzeit gewährt werden, deren Länge einzelfallabhängig und in Anbetracht der konkreten Situation, unter Berücksichtigung der potentiellen Diagnosen oder medizinischen Maßnahmen, zu bemessen ist.

F. Ergebnisse Kapitel 7:
Recht auf Nichtwissen im Gendiagnostikgesetz

40. In § 9 Abs. 2 Nr. 2 GenDG bringt der Gesetzgeber – soweit ersichtlich – erstmals zum Ausdruck, dass mit der Kenntnis des Ergebnisses einer genetischen Untersuchung gesundheitliche Risiken für die betroffene Person einhergehen. Die weite Formulierung verursacht zwar Unsicherheiten über den Aufklärungsinhalt im Einzelfall, ist insgesamt jedoch zweckmäßig. Der auf diese Weise geschaffene ärztliche Freiraum ermöglicht eine auf die Bedürfnisse des einzelnen Patienten ausgerichtete Aufklärung.

41. Während § 9 Abs. 2 Nr. 5 GenDG mit dem Recht auf Nichtwissen eine Rechtsposition der betroffenen Person normiert, auf deren Existenz er im Rahmen der Aufklärung hingewiesen wird, so handelt es sich bei der Widerrufsmöglichkeit nach § 9 Abs. 2 Nr. 4 GenDG um das zugehörige Mittel, das Recht auf

Nichtwissen nach einer zunächst erteilten Einwilligung wirksam und schnell auszuüben.

42. Das Recht auf Nichtwissen gemäß § 9 Abs. 2 Nr. 5 GenDG ist inhaltlicher Bestandteil der Aufklärung vor einer genetischen Untersuchung und kann daher nicht als dogmatische Grundlage für einen allgemeinen Aufklärungsverzicht herangezogen werden. Da sich auch genetische Untersuchungen im Rahmen eines Behandlungsverhältnisses bewegen, ist auch auf diese das allgemeine Behandlungsvertragsrecht anwendbar und Rechtsgrundlage für einen Aufklärungsverzicht.

43. Eine Erschwerung der Ausübung des Aufklärungsverzichts durch eine Verengung des Anwendungsbereichs ist unter Berücksichtigung des oftmals lebensverändernden Potentials diagnostizierter genetischer Dispositionen nicht zu rechtfertigen. Auch im Rahmen von gendiagnostischen Untersuchungen bleibt ein Aufklärungsverzicht entsprechend der ausgeführten Grundsätze des informierten Verzichts möglich.

44. Aus der doppelten Empfehlung des § 10 Abs. 3 S. 4 GenDG, nach der der betroffenen Person im Rahmen der genetischen Beratung empfohlen wird, genetischen Verwandten eine gendiagnostische Untersuchung zu empfehlen, wenn anzunehmen ist, dass genetisch Verwandte der betroffenen Person Träger der zu untersuchenden genetischen Eigenschaften mit Bedeutung für eine vermeidbare oder behandelbare Erkrankung oder gesundheitliche Störung sind, ergibt sich weder ein Recht noch eine Pflicht des Arztes, genetisch verwandte Personen des Patienten selbst zu informieren. Eine Mitteilung gegenüber den genetischen Verwandten stellt einen Verstoß gegen die ärztliche Schweigepflicht dar.

Teilt der Arzt mit Einwilligung der betroffenen Person den genetischen Verwandten dessen Untersuchungsergebnisse mit oder empfiehlt er ihnen eine gendiagnostische Untersuchung, so kann dies einen Eingriff in das Recht auf Nichtwissen dieser Verwandten darstellen.

45. Die Möglichkeit eines späteren Meinungswechsels des Patienten, der zunächst die Untersuchungsergebnisse nicht zur Kenntnis nehmen möchte und sich zu einem späteren Zeitpunkt umentscheidet, bedarf keiner gesetzlichen Kodifizierung. Die geltenden Aufbewahrungsfristen sind ausreichend. Die betreffende Person kann die genetische Untersuchung oder Analyse im Falle eines Sinneswandels erneut durchführen lassen und sich dieses Mal für die Mitteilung der Ergebnisse entscheiden.

46. Die Entscheidung über die Ausübung des Rechts auf Nichtwissen bei genetischen Untersuchungen an nicht einwilligungsfähigen Personen trifft regelmäßig ihr Vertreter. Handelt es sich bei dem Vertreter um eine genetisch verwandte Person, kann es zu einer Interessenkollision zwischen dem Patienten und seinem Vertreter hinsichtlich der Kenntniserlangung oder des Verzichts auf Kenntnis

kommen. Ist die gegensätzliche Interessenlage nicht anders aufzulösen, ist im Zweifelsfall die Entscheidung des Familiengerichts maßgeblich.

47. Sowohl im Versicherungsbereich als hinsichtlich des Arbeitslebens wird das Recht auf Nichtwissen umfänglich geschützt. Die Regelungen des GenDG stellen klar, dass die Vornahme eines Gentests unter keinen Umständen Voraussetzung für den Abschluss eines Versicherungs- oder Arbeitsvertrags sein darf. Neben dem Schutz des Rechts auf Nichtwissen wird auf diese Weise gleichzeitig einer Benachteiligung der betroffenen Person entgegengewirkt.

G. Ergebnisse Kapitel 8:
Ärztliches Berufsrecht und Recht auf Nichtwissen

48. Obgleich die Achtung des Rechts auf Nichtwissen des Patienten nicht ausdrücklich in der Musterberufsordnung der Ärztinnen und Ärzte erwähnt wird, so ist der Arzt gemäß § 7 Abs. 1 S. 1 MBO-Ä zur Achtung des Willens und der Rechte des Patienten verpflichtet. Da das Recht auf Nichtwissen Teil der Patientenrechte ist, beansprucht es über § 7 Abs. 1 S. 1 MBO-Ä auch berufsrechtliche Geltung.

49. Eine Mitteilung der Diagnose trotz der erklärten Ausübung des Nichtwissens durch den Patienten stellt auch dann einen berufsrechtlichen Verstoß dar, wenn der Arzt einem Gewissenskonflikt hinsichtlich der Achtung dieses Rechts einerseits und seiner Helfenspflicht andererseits unterliegt, so beispielsweise bei der Diagnose einer schweren, aber leicht therapierbaren Erkrankung.

H. Ergebnisse Kapitel 9:
Verstöße gegen das Recht auf Nichtwissen
und ihre Sanktionierung

50. Eine berufsrechtliche Sanktionierung von Verstößen des Arztes gegen das erklärte Recht auf Nichtwissen ist grundsätzlich denkbar. Die möglichen Sanktionen reichen von Rügen oder Mahnungen der Ärztekammer bis hin zur Einleitung eines berufsgerichtlichen Verfahrens, dessen Ausgang wiederum von einem Verweis über eine Geldbuße bis hin zur Feststellung der Unwürdigkeit zur Ausübung des Berufs reicht.

51. Bei einem Verstoß gegen das Recht auf Nichtwissen kann es sich um einen Verstoß mit geringer Schuld handeln, wenn der Arzt auf diese Weise schweren Schaden von seinem Patienten abwenden wollte. In diesen Fällen kann von der Einleitung eines berufsgerichtlichen Verfahrens abgesehen werden. In diesem Fall verstieße er zwar gegen seine Pflicht, die Rechte des Patienten zu achten. Gleichzeitig entspräche er jedoch seiner Pflicht, das Leben des Patienten zu erhalten und seine Gesundheit zu schützen und wiederherzustellen.

52. Im Behandlungsvertragsrecht ist die Achtung des Rechts auf Nichtwissen als Nebenpflicht des Arztes einzuordnen. Ein Verstoß gegen dieses Recht kann eine Schadensersatzpflicht des Arztes gemäß §§ 280 Abs. 1, 241 Abs. 2 BGB begründen.

53. Im deliktsrechtlichen Kontext ist das Recht auf Nichtwissen als Teil der „sonstigen Rechte" geschütztes Rechtsgut im Sinne des § 823 Abs. 1 BGB. Ein Eingriff in dieses Recht durch den Arzt wird im Rahmen der Interessenabwägung mit dem Recht auf Nichtwissen des Patienten regelmäßig nicht zu rechtfertigen sein.

54. Ein Schadensersatz in Form eines Schmerzensgeldes wegen Verletzung des Rechts auf Nichtwissen nach § 253 Abs. 2 S. 1 BGB ist aufgrund des eindeutigen Wortlauts ausgeschlossen. Bei besonders schwerwiegenden Eingriffen und dem Fehlen einer anderweitigen Kompensationsmöglichkeit kann der Geschädigte jedoch ausnahmsweise einen Anspruch aus § 253 Abs. 1 BGB i. V. m. dem Schutzanspruch aus Art. 2 Abs. 1 i. V. m. Art. 1 Abs. 1 GG haben.

55. Hinsichtlich der Mitteilung eines Arztes an die geschiedene Ehefrau eines Patienten, dieser leide an einer unheilbaren genetischen Erkrankung und auch die gemeinsamen Kinder trügen die genetische Veranlagung mit einer Wahrscheinlichkeit von 50 Prozent, wird sie – falls man ein eigenes Recht auf Nichtwissen der genetischen Konstitution der Ehefrau verneinte – jedenfalls in ihrer elterlichen Fürsorgepflicht verletzt. Anders kann es sich bei therapierbaren genetischen Erkrankungen verhalten; hier kommt es maßgeblich auf den Einzelfall an.

56. Ob eine dritte Person Schadensersatzansprüche gegen den Patienten geltend machen kann, der mit seiner tödlichen und nicht therapierbaren Erkrankung offen umgehen möchte, ist nicht geklärt. Maßgebliche Faktoren für die Interessenabwägung im konkreten Fall können die „Nähe" des Dritten zur Information sowie eine genetische Verwandtschaft und – im Hinblick auf das Recht auf Nichtwissen von Kindern – die elterliche Fürsorgepflicht des Patienten sein.

57. Aufgrund von Wortlaut und Ratio ist die Subsumtion einer Verletzung des Rechts auf Nichtwissen eines Patienten durch den Arzt unter § 203 Abs. 1 Nr. 1 StGB nicht anzunehmen. Geschützt werden soll das Teilen sensibler Informationen, die – in Bezug auf das Arzt-Patienten-Verhältnis – zur Behandlung des Patienten benötigt werden. Der Patient soll sich sicher sein können, dass der Arzt die ihn und seine Gesundheit betreffenden Informationen nicht nach außen trägt und Dritten oder gar der Öffentlichkeit zugänglich macht.

58. Die bei wirksam erklärtem Aufklärungsverzicht erteilte Einwilligung in eine medizinische Maßnahme entfaltet rechtfertigende Wirkung gemäß § 228 StGB. Fehlt es an einem wirksam erklärten Aufklärungsverzicht und folglich an einer wirksamen Einwilligung des Patienten, so kommt für eine Rechtfertigung die hypothetische Einwilligung in Betracht.

59. Betrifft die Ausübung des Rechts auf Nichtwissen die Mitteilung der Diagnose, so wird eine eigenverantwortliche Selbstgefährdung des Patienten anzunehmen sein. Ist der Verzicht tatsächlich unwirksam erklärt worden und geht der Arzt irrig von seiner Wirksamkeit aus, so könnte er einem Erlaubnistatbestandsirrtum unterliegen und die fehlende Mitteilung aus diesem Grund straffrei sein. Gleichwohl darf eine Umgehung der weitreichenden Aufklärungspflichten nicht durch eine „Flucht in den Aufklärungsverzicht" ermöglicht werden.

Literaturverzeichnis

Adam, Margaret P. [Editor-in-Chief], GeneReviews, Seattle, USA, 1993–2020, online verfügbar unter https://www.ncbi.nlm.nih.gov/books/NBK1116/

Albers, Marion, Die rechtlichen Standards der Biomedizin-Konvention des Europarates, in: Europarecht, 2002, S. 801–830

Aligbe, Patrick, Einstellungs- und Eignungsuntersuchungen, 1. Auflage 2015

Amelung, Knut, Einwilligungsfähigkeit und Rationalität, in: Juristische Rundschau, 1999, S. 45–47

Amhaouach, Lamia/*Kießling*, Andrea, Die Steigerung der Masernimpfraten von Kindern – Möglichkeiten und Grenzen des Rechts, in: Medizinrecht, 2019, S. 853–861

Armbrüster, Christian, Das Gendiagnostikgesetz in der Versicherungspraxis, in: Versicherungswirtschaft, 2010, S. 1309–1310

Bamberger, Georg/*Roth*, Herbert/*Hau*, Wolfgang/*Poseck*, Roman [Hrsg.], Beck'scher Online-Kommentar BGB, München, 55. Edition, Stand: 01.08.2020

Barton, James C./*Edwards*, Corwin Q., Hemochromatosis – Genetics, pathophysiology, diagnosis, and treatment, Cambridge University Press, 2000

Bates, Gillian P., The molecular genetics of Huntington disease – a history, in: Nature Reviews Genetics, Volume 6, Oktober 2005, S. 766–773

Beauchamp, Tom L./*Childress*, James F., Principles of Biomedical Ethics, 8. Edition 2019

Beck, Susanne/*Barnikol*, Utalo Birgit/*Birnbacher*, Dieter/*Langenberg*, Ulrich/*Steinert*, Jessica/*Schulenburg*, Dirk/*Fangerau*, Heiner, Prädiktive Medizin – eine rechtliche Perspektive, in: Medizinrecht, 2016, S. 753–757

Begemann, Judith, Der Zufallsfund im Medizin- und Gendiagnostikrecht – ein rechtliches, medizinisches und moralisches Problem, Schriften zum Gesundheitsrecht (SGR), Band 35, 2015, 260 S.

Bender, Albrecht W., Zur Rechtfertigung des Bruches der ärztlichen Schweigepflicht gegenüber der Lebenspartnerin eines aidsinfizierten Patienten, in: Versicherungsrecht, 2000, S. 322–323

Berchtold, Christina, Der Wandel genetischer Information – Personalisierte Medizin zwischen Informations- und Verschwiegenheitsinteressen, Schriften zum Gesundheitsrecht (SGR), Band 40, 2016, 389 S.

Bergmann, Karl Otto/*Pauge*, Burkhard/*Steinmeyer*, Heinz-Dietrich [Hrsg.], Gesamtes Medizinrecht, Kommentar, 3. Auflage 2018

Boecken, Winfried/*Düwell*, Franz Josef/*Diller*, Martin/*Hanau*, Hans [Hrsg.], Gesamtes Arbeitsrecht, 1. Auflage 2016

Bohnert, Cornelia, Zur Zulässigkeit privater Vaterschaftstest, in: Familie Partnerschaft Recht, 2002, S. 383–389

Brand, Oliver, Grenzen der vorvertraglichen Anzeigepflichten des Versicherungsnehmers, in: Versicherungsrecht, 2009, S. 715–721.

Braun, Stefan, Das neue Gendiagnostikgesetz, in: Humboldt Forum Recht, 2010, S. 149–159

Braun, Stefan, Überblick über das neue Gendiagnostikgesetz, in: Zeitschrift für die Anwaltspraxis, 2010, S. 549–558

Brink, Stefan/*Wolff*, Heinrich Amadeus [Hrsg.], Beck'scher Online-Kommentar Datenschutzrecht, 33. Edition, Stand: 01.08.2020

Brost, Lucas/*Hassel*, Dominik, Der Anspruch auf Geldentschädigung bei Persönlichkeitsrechtsverletzungen, in: Neue Juristische Wochenschrift, 2020, S. 2214–2220

Brühl, Rebecca, Zufallsfunde in der Medizin, in: rescriptum 2016, S. 119–126

Bruns, Manfred, Aids, Alltag und Recht, in: Monatsschrift für Deutsches Recht, 1987, S. 353–358

Bundesärztekammer, Richtlinien zur prädiktiven genetischen Diagnostik, verabschiedet vom Vorstand der Bundesärztekammer am 14.2.2003, in: Deutsches Ärzteblatt, Jahrgang 100, Heft 19, 9. Mai 2003, S. A 1297–1305

Bundesrat, Gesetzentwurf der Bundesregierung, Entwurf eines Gesetzes über genetische Untersuchungen bei Menschen (Gendiagnostikgesetz – GenDG), 29.08.2008, Bundesrats-Drucksache 633/08

Bundesregierung, Gesetzentwurf der Bundesregierung, Entwurf eines Gesetzes zur Klärung der Vaterschaft unabhängig vom Anfechtungsverfahren, 16. Wahlperiode, 4. Oktober 2007, Bundestags-Drucksache 16/6561

Bundesregierung/Bundesministerium für Gesundheit, Gesetzentwurf der Bundesregierung: Entwurf eines Gesetzes über genetische Untersuchungen bei Menschen (Gendiagnostikgesetz – GenDG), 16. Wahlperiode, 13. Oktober 2008, Bundestags-Drucksache 16/10532

Clausen, Tilman/*Schroeder-Printzen*, Jörn [Hrsg.], Münchener Anwaltshandbuch Medizinrecht, München, 3. Auflage 2020

Cohen, Shlomo, The Nocebo Effect of Informed Consent, in: Bioethics, Volume 28, Nummer 3, 2014, S. 147–154

Cramer, Regine, Sechs Jahre Gendiagnostikgesetz: Zur Bedeutung des Gesetzes in der ärztlichen Praxis für die Erkennung und Behandlung genetisch-bedingter Erkrankungen unter Bezugnahme auf die Aufgabe der Gendiagnostikkommission, in: Medizinrecht, 2016, S. 512–516

Van den Daele, Wolfgang, Mensch nach Maß? Ethische Probleme der Genmanipulation und Gentherapie, 1985

Van den Daele, Wolfgang, Personalisierte Medizin und Patientenrechte – Medizinische Optionen und medizinrechtliche Bewertung, in: Medizinrecht, 2011, S. 7–17

Van den Daele, Wolfgang, Prädiktive Gendiagnostik im Familienverband und Haftungsrecht, in: Medizinrecht, 2012, S. 705–709

Van den Daele, Wolfgang, Imperfekte Autonomie und Neopaternalismus – Medizinrechtliche Probleme der Selbstbestimmung in der modernen Medizin, in: Medizinrecht, 2002, S. 375–387

Dennin, Reinhard H./*Lafrenz*, Michael/*Sinn*, Arndt, Die Prävention der HIV-Infektion: Ethik und Recht sind nicht mehr gefragt?, in: Medizinrecht, 2009, S. 457–463

Deutsch, Erwin, Klinische Forschung International: Die Deklaration von Helsinki des Weltärztebundes in neuem Gewand, in: Neue Juristische Wochenschrift, 2001, S. 857–860.

Deutsch, Erwin, Schweigepflicht und Infektiosität, in: Versicherungsrecht, 2001, S. 1471–1475

Deutsch, Erwin, Das therapeutische Privileg des Arztes: Nichtaufklärung zugunsten des Patienten, in: Neue Juristische Wochenschrift, 1980, S. 1305–1309

Deutsch, Erwin, Anmerkung (OLG Köln: Mitteilung der Diagnose Aids), in: Neue Juristische Wochenschrift, 1988, S. 2306–2307

Deutsch, Erwin/*Spickhoff*, Andreas, Medizinrecht: Arztrecht, Arzneimittelrecht, Medizinprodukterecht und Transfusionsrecht, 7. Auflage 2014

Deutsche Akademie der Naturforscher Leopoldina – Nationale Akademie der Wissenschaften, acatech – Deutsche Akademie der Technikwissenschaften, Berlin-Brandenburgische Akademie der Wissenschaften, Stellungnahme: Prädiktive genetische Diagnostik als Instrument der Krankheitsprävention, November 2010

Deutsche Gesellschaft für Humangenetik e. V. (GfH)/Berufsverband Deutscher Humangenetiker e. V. (BVDH), S2-Leitlinie Humangenetische Diagnostik und genetische Beratung, in: medizinischegenetik, 2011, S. 281–323

Deutscher Bundestag, Gesetzentwurf der Abgeordneten Birgitt Bender, Volker Beck (Köln), Markus Kurth, Hans-Josef Fell, Cornelia Behm, Matthias Berninger, Kai Gehring, Katrin Göring-Eckardt, Britta Haßelmann, Priska Hinz (Herborn), Dr. Anton Hofreiter, Renate Künast, Dr. Reinhard Loske, Jerzy Montag, Omid Nouripour, Krista Sager, Elisabeth Scharfenberg, Christine Scheel, Irmingard Schewe-Gerigk, Rainder Steenblock, Wolfgang Wieland, Josef Philip Winkler und der Fraktion BÜNDNIS 90/DIE GRÜNEN, Entwurf eines Gesetzes über genetische Untersuchungen bei Menschen (Gendiagnostikgesetz – GenDG), 16. Wahlperiode, 03.11. 2006, Bundestags-Drucksache 16/3233

Deutscher Bundestag, Beschlussempfehlung und Bericht des Ausschusses für Gesundheit (14. Ausschuss) a) zu dem Gesetzentwurf der Bundesregierung – Drucksachen 16/10532, 16/10582 – Entwurf eines Gesetzes über genetische Untersuchungen bei Menschen (Gendiagnostikgesetz – GenDG) b) zu dem Gesetzentwurf der Abgeordneten Brigitt Bender, Volker Beck (Köln), Markus Kurth, weiterer Abgeordneter und der Fraktion BÜNDNIS 90/DIE GRÜNEN – Drucksache 16/3233 – Entwurf eines Gesetzes über genetische Untersuchungen bei Menschen (Gendiagnostikgesetz – GenDG), 16. Wahlperiode, 22. April 2009, Bundestags-Drucksache 16/12713

Deutscher Bundestag, Gesetzentwurf eines Gesetzes zum Schutz von Embryonen (Embryonenschutzgesetz – ESchG), 11. Wahlperiode, 25. Oktober 1989, Bundestags-Drucksache 11/5460

Deutscher Bundestag, Entwurf eines Gesetzes zur Verbesserung der Rechte von Patientinnen und Patienten, 17. Wahlperiode, 15. August 2012, Bundestags-Drucksache 17/10488

Deutscher Ethikrat, Die Zukunft der genetischen Diagnostik – von der Forschung in die klinische Anwendung, Stellungnahme, 30. April 2013

Dieners, Peter/*Reese*, Ulrich [Hrsg.], Handbuch des Pharmarechts, Grundlagen und Praxis, 1. Auflage 2010

Dierks, Christian/*Wienke*, Albrecht/*Eberbach*, Wolfram/*Schmidtke*, Jörg/*Lippert*, Hans-Dieter, Genetische Untersuchungen und Persönlichkeitsrecht, Schriftenreihe Medizinrecht, 2003

Dive, Lisa, Autonomy, Information, and Paternalism in Clinical Communication, in: The American Journal of Bioethics, 2017, S. 50–52

Donner, Hartwig/*Simon*, Jürgen, Genomanalyse und Verfassung, in: Die Öffentliche Verwaltung, 1990, S. 907–918

Dornbusch, Gregor/*Fischermeier*, Ernst/*Löwisch*, Manfred [Hrsg.], AR, Kommentar zum gesamten Arbeitsrecht, 9. Auflage 2019

Dreier, Horst [Hrsg.], Grundgesetz-Kommentar, Band 1, 3. Auflage 2013

Duttge, Gunnar, Das Recht auf Nichtwissen in einer informationell vernetzten Gesundheitsversorgung, in: Medizinrecht, 2016, S. 664–669

Duttge, Gunnar/*Engel*, Wolfgang/*Zoll*, Barbara [Hrsg.], Das Gendiagnostikgesetz im Spannungsfeld von Humangenetik und Recht, Göttinger Schriften zum Medizinrecht, Band 11, 2011

Duttge, Gunnar/*Engel*, Wolfgang/*Zoll*, Barbara/*Schulze*, Thomas/*Poser*, Wolfgang/*Lenk*, Christian (BMBF-Projektgruppe „Recht auf Nichtwissen"), Empfehlungen zum anwendungspraktischen Umgang mit dem „Recht auf Nichtwissen" – Ergebnisse einer rechtsethischen Grundlagenanalyse auf erfahrungswissenschaftlicher Basis in den Anwendungsfeldern von Humangenetik und Psychiatrie –, in: Medizinrecht, 2016, S. 399–405

Eberbach, Wolfram H., Das neue Gendiagnostikgesetz – Ein Überblick aus juristischer Sicht –, in: Medizinrecht, 2010, S. 155–163

Enders, Christoph, Das Recht auf Kenntnis der eigenen Abstammung, in: Neue Juristische Wochenschrift, 1989, S. 881–884

Engeler, Malte/*Quiel*, Philipp, Recht auf Kopie und Auskunftsanspruch im Datenschutzrecht, in: Neue Juristische Wochenschrift, 2019, S. 2201–2206

Enquete-Kommission „Recht und Ethik der modernen Medizin", Schlussbericht, 14. Mai 2002, Bundestags-Drucksache 14/9020

Epping, Volker/*Hillgruber*, Christian [Hrsg.], Beck'scher Online-Kommentar Grundgesetz, 43. Edition, Stand: 15. Mai 2020

Erbs, Georg [Begr.]/*Kohlhaas*, Max [vormals Hrsg.], Strafrechtliche Nebengesetze, 231. Ergänzungslieferung, Juli 2020

Europarat, Übereinkommen zum Schutz der Menschenrechte und der Menschenwürde im Hinblick auf die Anwendung von Biologie und Medizin: Übereinkommen über Menschenrechte und Biomedizin, Oviedo, 4. April 1997, Sammlung Europäischer Verträge – Nr. 164

Europarat, Explanatory Report to the Convention for the protection of Human Rights and Dignity of the Human Being with regard to the Application of Biology and Medicine: Convention on Human Rights and Biomedicine, Oviedo, 4. April 1997, European Treaty Series – No. 164

Europarat, Additional Protocol to the Convention on Human Rights and Biomedicine, concerning Biomedical Research, Straßburg, 25. Januar 2005, Council of Europe Treaty Series – No. 195

Europarat, Additional Protocol to the Convention on Human Rights and Biomedicine, concerning Genetic Testing for Health Purposes, Straßburg, 27. November 2008, Council of Europe Treaty Series – No. 203

Feigin, Andrew S./*Anderson*, Karen E., Huntington Disease, Handbook of Clinical Neurology, Volume 144, 2017, 297 S.

Fenger, Hermann, Das neue Gendiagnostikgesetz (GenDG), in: Gesundheitsrecht, 2010, S. 57–60

Fenger, Hermann/*Schöffski*, Oliver, Gentests und Lebensversicherung: Juristische und ökonomische Aspekte, in: Neue Zeitschrift für Versicherung und Recht, 2000, S. 449–454

Fischinger, Philipp S., Die arbeitsrechtlichen Regelungen des Gendiagnostikgesetzes, in: Neue Zeitschrift für Arbeitsrecht, 2010, S. 65–70

Forgó, Nikolaus/*Helfrich*, Marcus/*Schneider*, Jochen [Hrsg.], Betrieblicher Datenschutz, Rechtshandbuch, 3. Auflage 2019

Fuhrmann, Stefan/*Klein*, Bodo/*Fleischfresser*, Andreas, Arzneimittelrecht: Handbuch für die pharmazeutische Rechtspraxis, 3. Auflage 2020

Fündling, Caroline, Recht auf Wissen vs. Recht auf Nichtwissen in der Gendiagnostik, in: Schriften zum Bio-, Gesundheits- und Medizinrecht, Band 25, 1. Auflage 2017, 456 S.

Gassner, Ulrich M., Arzthaftung: „Chorea Huntington" III, in: GesundheitsRecht, 2014, S. 558–559

Gehrmann, Ludwig, Der Arzt und die Fahreignungsmängel seines Patienten – Vertrauensverhältnis kontra Verkehrssicherheit –, in: Neue Zeitschrift für Verkehrsrecht, 2005, S. 1–9

Geiß, Karlmann [Begr.]/*Greiner*, Hans-Peter, Arzthaftpflichtrecht, 7. Auflage 2014

Gelfand, Scott, The Nocebo Effect and Informed Consent – Taking Autonomy Seriously, in: Cambridge Quarterly of Healthcare Ethics, Nr. 29, 2020, S. 223–235

Gendiagnostik-Kommission, Richtlinie der Gendiagnostik-Kommission (GEKO) für die Anforderungen an die Inhalte der Aufklärung bei genetischen Untersuchungen zu medizinischen Zwecken gemäß § 23 Abs. 2 Nr. 3 GenDG, revidierte Fassung vom 28.4.2017, veröffentlicht und in Kraft getreten am 17.5.2017, ersetzt die Fassung vom 27.4.2012, zuletzt geändert am 16.11.2012, Bundesgesundheitsblatt 2017, S. 923–927

Genenger, Angie, Das neue Gendiagnostikgesetz, in: Neue Juristische Wochenschrift, 2010, S. 113–117

Goldworth, Amnon, Informed Consent in the Genetic Age, in: Cambridge Quarterly of Healthcare Ethics, Nr. 8, 1999, S. 393–400

Gretter, Bettina, Gesetzlich geregelte Informationspflicht gegenüber Risikoträgern von genetisch bedingten, heilbaren Krankheiten?, in: Zeitschrift für Rechtspolitik, 1994, S. 24–28

Grobys, Isabella/*Panzer-Heemeier*, Andrea [Hrsg.], Arbeitsrecht, Alphabetische Gesamtdarstellung: Individualarbeitsrecht, Kollektives Arbeitsrecht, Prozessrecht, 3. Auflage, Edition 13, 2020

Groß, Marisa/*Joschko*, Annabel, Wie frei ist die „freie Einwilligung"?, in: Gesundheit und Pflege – Rechtszeitschrift für das gesamte Gesundheitswesen, 2019, S. 91–95

Guckelberger, Annette, Die Drittwirkung der Grundrechte, in: Juristische Schulung, 2003, S. 1151–1157

Haag, Kurt [Hrsg.], Geigel, Der Haftpflichtprozess mit Einschluss des materiellen Haftpflichtrechts, 28. Auflage 2020

Hachenberg, Wolfgang, Arzthaftung für psychische Folgen der unverwünschten Mitteilung einer Erbkrankheit, in: Familienrecht und Familienverfahrensrecht, 2013, S. 521–522

Hackel, Wolfgang, Drittgeheimnisse innerhalb der ärztlichen Schweigepflicht, in: Neue Juristische Wochenschrift, 1969, S. 2257–2259

Hanau, Peter/*Lorenz*, Egon/*Matthes*, Hans C. [Hrsg.], Festschrift für Günter Wiese zum 70. Geburtstag, 1998, 693 S.

Harmann, Lena, Das Recht des Patienten auf Aufklärungsverzicht, in: Neue Juristische Online-Zeitschrift, 2010, S. 819–825

Harris, John/*Keyood*, Kirsty, Ignorance, Information and Autonomy, in: Theoretical Medicine, Issue 22, 2001, S. 415–436

Hart, Dieter, Patientensicherheit nach dem Patientenrechtegesetz, in: Medizinrecht, 2013, S. 159–165

Häuser, Winfried/*Hansen*, Ernil/*Enck*, Paul, Nocebophänomene in der Medizin, Bedeutung im klinischen Alltag, in: Deutsches Ärzteblatt, Jahrgang 109, Heft 26, 19. Juni 2012, S. 459–465

Hebecker, Raphael/*Lutzi*, Tobias, Anmerkung zu BGH, Urt. V. 20.5.2014 – VI ZR 381/13 (OLG Koblenz), in: Medizinrecht, 2015, S. 189–195

von Heintschel-Heinegg, Bernd, Beck'scher Online-Kommentar Strafgesetzbuch, 48. Edition, Stand: 01.08.2020

Herdegen, Matthias, Gewissensfreiheit und Normativität des positiven Rechts, Beiträge zum ausländischen öffentlichen Recht und Völkerrecht, Band 99, 1989

Herdegen, Matthias, Die Menschenwürde im Fluß des bioethischen Diskurses, in: JuristenZeitung, 2001, S. 773–779

Herdegen, Matthias, Die Erforschung des Humangenoms als Herausforderung für das Recht, in: JuristenZeitung, 2000, S. 633–641

Hermes, Georg, Das Grundrecht auf Schutz von Leben und Gesundheit: Schutzpflicht und Schutzanspruch aus Art. 2 Abs. 2 Satz 1 GG, 1987, 307 S.

Heyers, Johannes, Prädiktive Gesundheitsinformationen – Persönlichkeitsrechte und Drittinteressen – insbesondere am Beispiel der Gendiagnostik bei Abschluß von Privatversicherungen, in: Medizinrecht, 2009, S. 507–512

Ho, Dien, Commentary: Harm, Truth, and the Nocebo Effect, in: Cambridge Quarterly of Healthcare Ethics, Nr. 29, 2020, S. 236–245

Howick, Jeremy, The relativity of „placebos": defending a modified version of Grünbaum's definition, in: Synthese: An International Journal for Epistemology, Methodology and Philosophy of Science, Nr. 194, 2017, S. 1363–1396

Hübner, Marlis/*Pühler*, Wiebke, Das Gendiagnostikgesetz – neue Herausforderungen im ärztlichen Alltag, in: Medizinrecht, 2010, S. 676–682

Hufen, Friedhelm, In dubio pro dignitate – Selbstbestimmung und Grundrechtsschutz am Ende des Lebens, in: Neue Juristische Wochenschrift, 2001, S. 849–857

Huster, Stefan/*Kaltenborn*, Markus [Hrsg.], Krankenhausrecht, Praxishandbuch zum Recht des Krankenhauswesens, München, 2. Auflage 2017

Jaeger, Lothar, Keine Mitteilung einer möglichen Erbkrankheit an die geschiedene Ehefrau (Kindesmutter) seines Patienten. Mit Anmerkung von Lothar Jaeger, in: Versicherungsrecht, 2012, S. 861–863

Jakobs, Michael, Ermittlungsverfahren wegen Verstoßes gegen das Betäubungsmittelgesetz, Auskunftverweigerungsrecht des Gesundheitsamtes bei Auskunftsersuchen der Staatsanwaltschaft, in: Juristische Rundschau, 1982, S. 359–364

Jarass, Hans D./*Pieroth*, Bodo [Begr.], Grundgesetz für die Bundesrepublik Deutschland, GG, Kommentar, 16. Auflage 2020

Jayme, Erik/*Laufs*, Adolf/*Misera*, Karlheinz/*Reinhart*, Gert/*Serick*, Rolf [Hrsg.], Festschrift für Hubert Niederländer zum siebzigsten Geburtstag am 10. Februar 1991, Heidelberg 1991, 495 S.

Jestaedt, Matthias, Staatliche Rollen in der Eltern-Kind-Beziehung, in: Deutsches Verwaltungsblatt, 1997, S. 693–697

Jewett, Don L./*Fein*, George/*Greenberg*, Martin H., A Double-Blind Study of Symptom Provocation to Determine Food Sensitivity, in: The New England Journal of Medicine, 1990, S. 429–433

Joecks, Wolfgang/*Miebach*, Klaus [Hrsg.], Münchener Kommentar zum Strafgesetzbuch, Band 1, 4. Auflage 2020

Joecks, Wolfgang/*Miebach*, Klaus [Hrsg.], Münchener Kommentar zum Strafgesetzbuch, Band 4, 3. Auflage 2017

John, David Alexander, Kein deliktischer Schutz eines sorgeberechtigten Elternteils vor psychischen Belastungen durch Kenntniserlangung über mögliche genetische Disposition der gemeinsamen Kinder (Anmerkung), in: Versicherungsrecht, 2014, S. 1139–1141

Joschko, Annabel, Das Bonus-System als Ausweg aus dem Organmangel?, in: Wege zur Sozialversicherung, 2019, S. 3–6

Joschko, Annabel/*Rödiger*, Caroline, Freier Wille und psychiatrische Neurochirurgie, in: ArztRecht, 2018, S. 229–234

Joschko, Annabel/*Spranger*, Tade Matthias, Patientenrechtegesetz bringt nur in Teilen Verbesserungen, in: Sozialrecht und Praxis, 2015, S. 121–126

Katzenmeier, Christian, Mammographie-Screening, Rechtsfragen weitgehend ungeklärt – Ein „informed consent" zur Mammographie ist auf jeden Fall erforderlich, im jetzt anlaufenden Screening-Programm aber nicht eingelöst., in: Deutsches Ärzteblatt, Jg. 103, Heft 16, 21. April 2006, S. A 1054–1058

Katzenmeier, Christian, Grundrechte in Zeiten von Corona – Zugleich Anmerkung zu BVerfG, Beschl. V. 7.4.2020 – 1 BvR 755/20, in: Medizinrecht, 2020, S. 461–465

Katzenmeier, Christian/*Voigt*, Tobias, Anmerkung [zu BGH, Urt. V. 20.5.2014 – VI ZR 381/13 (OLG Koblenz)], in: Juristenzeitung, S. 900–902

Keil, Miriam, BGH: Haftung eines Arztes für psychische Folgen der unterwünschten Mitteilung einer Erbkrankheit des anderen Elternteils, Anmerkung, in: Lindenmaier-Möhring Kommentierte BGH-Rechtsprechung, 2014, 361941

Kern, Bernd-Rüdiger [Hrsg.], Gendiagnostikgesetz: GenDG, Kommentar, 1. Auflage 2012

Kersten, Jens, Gendiagnostik im Öffentlichen Dienst, 1. Teil: Gendiagnostik und Arbeitsverfassungsrecht, in: Die Personalvertretung, 2011, S. 4–14

Kiel, Heinrich/*Lunk*, Stefan/*Oetker*, Hartmut [Hrsg.], Münchener Handbuch zum Arbeitsrecht, Band 2, Individualarbeitsrecht II, 4. Auflage 2018

Kießling, Andrea [Hrsg.], Infektionsschutzgesetz, Kommentar, 1. Auflage 2020

Kindhäuser, Urs/*Neumann*, Ulfried/*Paeffgen*, Hans-Ullrich [Hrsg.], Strafgesetzbuch, Baden-Baden, 5. Auflage 2017

Köhler, Michael, Europäische Bioethikkonvention – Beitritt unter Vorbehalt?, in: Zeitschrift für Rechtspolitik, 2000, S. 8–10

Kratz, Ernst Jürgen, Die Abgrenzung der Arzneimittelstudie nach dem AMG von der Behandlung, in: Versicherungsrecht, 2007, S. 1448–1455

Kreß, Hartmut, Forschung an pluripotenten Stammzellen: Klärungsbedarf zu induzierten pluripotenten Stammzellen – Öffnungsbedarf beim Stammzellgesetz, in: Medizinrecht, 2015, S. 387–392

Kröger, Sebastian, Das neue Gendiagnostikgesetz und seine Auswirkungen auf den rechtlichen Rahmen beim Abschluss von Versicherungsverträgen, in: Medizinrecht, 2010, S. 751–756

Kügel, Wilfried/*Müller*, Rolf-Georg/*Hofmann*, Hans-Peter [Hrsg.], Arzneimittelgesetz, Kommentar, 2. Auflage 2016

Kunz-Schmidt, Susanne, Überblick über die Entwicklung des zivilrechtlichen Arzthaftungsrechts im Jahr 2012, in: Neue Justiz – Zeitschrift für Rechtsentwicklung und Rechtsprechung, 2013, S. 133–142

Künzler, Ingrid, Macht der Technik – Ohnmacht des Rechts? Regelungsbedarf und Regelungsmöglichkeiten im Bereich Gentechnologie, Frankfurt a. M. u. a., 1990, 205 S.

Lackie, John/*Nation*, Brian, A Dictionary of Biomedicine, 2. Edition, Oxford University Press, 2019

Lackner, Karl/*Kühl*, Kristian, Strafgesetzbuch Kommentar, 29. Auflage 2018

Laufhütte, Heinrich Wilhelm/*Rissing-van Saan*, Ruth/*Tiedemann*, Klaus [Hrsg.], Strafgesetzbuch, Leipziger Kommentar, Großkommentar, Online, 13. Auflage 2019

Laufs, Adolf, Das Menschenrechtsübereinkommen zur Biomedizin und das deutsche Recht, in: Neue Juristische Wochenschrift, 1997, S. 776–777

Laufs, Adolf [Begr.]/*Katzenmeier*, Christian/*Lipp*, Volker, Arztrecht, 7. Auflage 2015

Laufs, Adolf [Begr.]/*Kern*, Bernd-Rüdiger/*Rehborn*, Martin [Hrsg.], Handbuch des Arztrechts, 5. Auflage 2019

Law, Jonathan/*Martin*, Elizabeth [Hrsg.], Concise Medical Dictionary, 10. Edition 2020

Lensing, Burkard, Gendiagnostik in der Versicherungswirtschaft: Persönlichkeitsrecht versus unternehmerische Freiheit, in: Verbraucher und Recht, 2009, S. 411–419

Lindner, Josef Franz, Grundrechtsfragen prädiktiver Gendiagnostik, in: Medizinrecht, 2007, S. 286–295

Lorenz, Bernd, Datenschutzrechtliche Informationspflichten, in: Verbraucher und Recht, 2019, S. 213–221

Lorenz, Dieter, Allgemeines Persönlichkeitsrecht und Gentechnologie, in: JuristenZeitung, 2005, S. 1121–1129

Magnus, Dorothea, Patientenautonomie im Strafrecht, 2015, 663 S.

Makowsky, Mark, Grundzüge des Behandlungsvertragsrechts, in: Juristische Schulung, 2019, S. 332–337

Malekpour, Mahdi/*Esfandbod*, Mohsen, Huntington's Chorea, in: The New England Journal of Medicine, 2010, S. e24

Maunz, Theodor/*Dürig*, Günter [Begr.], Grundgesetz Kommentar, 90. Ergänzungslieferung, Februar 2020

Maunz, Theodor [Begr.]/*Schmidt-Bleibtreu*, Bruno/*Klein*, Frank/*Bethge*, Herbert, Bundesverfassungsgerichtsgesetz Kommentar, 59. Ergänzungslieferung, April 2020

Menzel, Hans-Joachim, Datenschutzrechtliche Einwilligungen in medizinische Forschung – Selbstbestimmung oder Überforderung der Patienten?, in: Medizinrecht, 2006, S. 702–707

Menzel, Hans-Joachim, Genomanalyse im Arbeitsverhältnis und Datenschutz, in: Neue Juristische Wochenschrift, 1989, S. 2041–2043

Meyer, Evelyn, Persönlichkeitsschutz durch „Recht auf Nichtwissen" am Beispiel der Genomanalyse – Aktuelle und zukünftige Rechtsprobleme, in: ArztRecht, 2001, S. 172–179

Middendorf, Max, Aktuelle Entwicklungen in der Rechtsprechung zur Arzt- und Krankenhaushaftung, in: Zeitschrift für das gesamte Medizin- und Gesundheitsrecht, 2015, S. 175–180

Muckel, Stefan, Verfassungswidrigkeit des Verbots der geschäftsmäßigen Förderung der Selbsttötung, in: Juristische Arbeitsblätter, 2020, S. 473–476

Müller-Glöge, Rudi/*Preis*, Ulrich/*Schmidt*, Ingrid [Hrsg.], Erfurter Kommentar zum Arbeitsrecht, Beck'sche Kurzkommentare, Band 51, 20. Auflage 2020

Müller-Terpitz, Ralf, Das Recht der Biomedizin – Textsammlung mit Einführung, 2006

von Münch, Ingo [Begr.]/*Kunig*, Philip [Hrsg.], Grundgesetz Kommentar, Band 1: Präambel bis Art. 69, 6. Auflage 2012

Musielak, Hans-Joachim/*Voit*, Wolfgang [Hrsg.], Zivilprozessordnung mit Gerichtsverfassungsgesetz, Kommentar, 17. Auflage 2020

Nassall, Wendt, Ärztliche Sorgfaltspflicht bei Zufallsbefunden, Anmerkung zu BGH, 6. Zivilsenat, Urteil vom 21.12.2010 – VI ZR 284/09, 08.04.2011, abrufbar bei Juris unter jurisPR-BGHZivilR 7/2011 Anm. 1

Neuhaus, Kai-Jochen, Berufsunfähigkeitsversicherung, 4. Auflage 2020

Neuner, Jörg, Das Recht auf Uninformiertheit – Zum privatrechtlichen Schutz der negativen Informationsfreiheit, in: Zeitschrift für die gesamte Privatrechtswissenschaft, 2015, S. 257–281

O Walker, Francis, Huntington's disease, in: The Lancet, Volume 369, 20. Januar 2007, S. 218–228

Paal, Boris P./*Pauly*, Daniel A. [Hrsg.], Datenschutz-Grundverordnung, Bundesdatenschutzgesetz, Beck'sche Kompakt-Kommentare, 2. Auflage 2018

Palandt, Otto [ehem. Hrsg.], Bürgerliches Gesetzbuch mit Nebengesetzen, 79. Auflage 2020

Plagemann, Hermann/*Radtke-Schwenzer*, Kerstin, Grundrecht auf Gesundheit – Der Nikolaus-Beschluss des BVerfG und seine Folgen, in: Zeitschrift für die Anwaltspraxis, 2009, S. 501–514

Präve, Peter, Das Gendiagnostikgesetz aus versicherungsrechtlicher Sicht, in: Versicherungsrecht, 2009, S. 857–862

Prütting, Dorothea [Hrsg.], Medizinrecht, Kommentar, 5. Auflage 2019

Quaas, Michael/*Zuck*, Rüdiger/*Clemens*, Thomas/*Gokel*, Julia Maria, Medizinrecht: Öffentliches Medizinrecht – Pflegeversicherungsrecht – Arzthaftpflichtrecht – Arztstrafrecht, 4. Auflage 2018

Ratzel, Rudolf/*Lippert*, Hans-Dieter/*Prütting*, Jens, Kommentar zur (Muster-)Berufsordnung für die in Deutschland tätigen Ärztinnen und Ärzte – MBO-Ä 1997, 7. Aufl. 2018

Rixen, Stephan, Die Impfpflicht nach dem Masernschutzgesetz, in: Neue Juristische Wochenschrift, 2020, S. 647–651

Roth, Andreas, Die Verbindlichkeit der Patientenverfügung und der Schutz des Selbstbestimmungsrechts, in: JuristenZeitung, 1999, S. 494–502

Ruffert, Matthias, Privatrechtswirkung der Grundrechte, Von Lüth zum Stadionverbot – und darüber hinaus?, in: Juristische Schulung, 2020, S. 1–6

Saalfrank, Valentin, Handbuch des Medizin- und Gesundheitsrechts, 8. Ergänzungslieferung, Januar 2019

Sachs, Michael [Hrsg.], Grundgesetz, Kommentar, 8. Auflage 2018

Sachs, Michael [Hrsg.], Grundrechte: Recht auf selbstbestimmtes Sterben – Verbot der geschäftsmäßigen Förderung der Selbsttötung als mittelbare Grundrechtsverletzung, in: Juristische Schulung, 2020, S. 580–582

Säcker, Franz Jürgen/*Rixecker*, Roland/*Oetker*, Hartmut/*Limperg*, Bettina, Münchener Kommentar zum Bürgerlichen Gesetzbuch, Band 1, 8. Auflage 2018

Säcker, Franz Jürgen/*Rixecker*, Roland/*Oetker*, Hartmut/*Limperg*, Bettina, Münchener Kommentar zum Bürgerlichen Gesetzbuch, Band 2, 8. Auflage 2019

Säcker, Franz Jürgen/*Rixecker*, Roland/*Oetker*, Hartmut/*Limperg*, Bettina, Münchener Kommentar zum Bürgerlichen Gesetzbuch, Band 5, 8. Auflage 2020

Säcker, Franz Jürgen/*Rixecker*, Roland/*Oetker*, Hartmut/*Limperg*, Bettina, Münchener Kommentar zum Bürgerlichen Gesetzbuch, Band 7, 8. Auflage 2020

Säcker, Franz Jürgen/*Rixecker*, Roland/*Oetker*, Hartmut/*Limperg*, Bettina, Münchener Kommentar zum Bürgerlichen Gesetzbuch, Band 10, 8. Auflage 2020

Saenger, Ingo [Hrsg.], Zivilprozessordnung, Familienverfahren, Gerichtsverfassung, Europäisches Verfahrensrecht, Handkommentar, 8. Auflage 2019

Sarres, Ernst, Recht auf Nichtwissen von Erkrankheit des anderen Elternteils, in: FamilienRechtsberater, 2014, S. 305–306

Schaks, Nils, Die Pflicht zur Verwendung von Kombinationsimpfstoffen gegen Masern – Zur Verfassungsmäßigkeit des § 20 Abs. 8 S. 3 IfSG, in: Medizinrecht, 2020, S. 201–206

Schaks, Nils/*Krahnert*, Sebastian, Die Einführung einer Impfpflicht zur Bekämpfung der Masern. Eine zulässige staatliche Handlungsoption, in: Medizinrecht, 2015, S. 860–866

Schantz, Peter/*Wolff*, Heinrich Amadeus, Das neue Datenschutzrecht, Datenschutz-Grundverordnung und Bundesdatenschutzgesetz in der Praxis, 1. Auflage 2017

Schmidt-Bleibtreu, Bruni/*Klein*, Franz [Begr.]/*Hofmann*, Hans/*Henneke*, Hans-Günter [Hrsg.], Kommentar zum Grundgesetz, 14. Auflage 2017

Schmitz, Holger/*Neubert*, Carl-Wendelin, Praktische Konkordanz in der Covid-Krise – Vorübergehende Zulässigkeit schwerster Grundrechtseingriffe zum Schutz kollidierenden Verfassungsrechts am Beispiel von Covid-19-Schutzmaßnahmen, in: Neue Zeitschrift für Verwaltungsrecht, 2020, S. 666–671

Schneider, Angie, Umfang und Grenzen des Rechts auf Nichtwissen der eigenen genetischen Veranlagung, in: Neue Juristische Wochenschrift, 2014, S. 3133–3135

Schönke, Adolf [Begr.]/*Schröder*, Horst [fortgeführt], Strafgesetzbuch Kommentar, 30. Auflage 2019

Schulze, Reiner [Schriftleitung], Bürgerliches Gesetzbuch, Handkommentar, 10. Auflage 2019

Schwarz, Kyrill-A., Das Infektionsschutzgesetz und die Grundrechte – ein Lehrstück zum verfassungsrechtlichen Freiheitsverständnis bei drohenden Gefahren, in: Juristische Arbeitsblätter, 2020, S. 321–326

Schweiger, Avraham/*Parducci*, Allen, Nocebo: The psychologic induction of pain, in: The Pavlovian journal of biological science: official journal of the Pavlovian, 1981, S. 140–143

Schwill, Florian, Aufklärungsverzicht und Patientenautonomie: Das Recht des Patienten zum Verzicht auf die ärztliche Aufklärung, 2007; zugl.: Augsburg, Univ. Diss. 2006, 397 S.

Simitis, Spiros/*Hornung*, Gerrit/*Spiecker genannt Döhmann*, Indra [Hrsg.], Datenschutzrecht, DSGVO mit BDSG, 1. Auflage 2019

Simon, J., Genomanalyse – Anwendungsmöglichkeiten und rechtlicher Regelungsbedarf, in: Monatsschrift für Deutsches Recht, 1991, S. 5–14

Snowden, Julie S., The Neuropsychology of Huntington's Disease, in: Archives of Clinical Neuropsychology, Nr. 32, 2017, S. 876–887

Spickhoff, Andreas [Hrsg.], Medizinrecht, 3. Auflage 2018

Spickhoff, Andreas [Hrsg.], Die Grundstruktur der deliktischen Verschuldenshaftung, in: Juristische Schulung, 2016, S. 865–872

Spickhoff, Andreas [Hrsg.], Anmerkung zur Entscheidung des BGH, Urteil vom 20.05.2014, VI ZR 381/13 – Zur Haftung des Arztes bei psychischen Folgen für die Mutter durch eine unerwünschte Mitteilung einer Erberkrankung des anderen Elternteils der gemeinsamen Kinder, in: Zeitschrift für das gesamte Familienrecht, 2014, S. 1291

Spickhoff, Andreas [Hrsg.], Patientenrechte und Patientenpflichten – Die medizinische Behandlung als kodifizierter Vertragstypus, in: Versicherungsrecht, 2013, S. 267–282

Spickhoff, Andreas [Hrsg.], Patientenrechte und Gesetzgebung – Rechtspolitische Anmerkungen zum geplanten Patientenrechtegesetz, in: Zeitschrift für Rechtspolitik, 2012, S. 65–69

Spickhoff, Andreas [Hrsg.], Erfolgszurechnung und „Pflicht zum Bruch der Schweigepflicht", in: Neue Juristische Wochenschrift, 2000, S. 848–849

Spilker, Bettina, Das Recht auf Kenntnis der Abstammung im Verfassungsrecht, in: Juristische Schulung, 2016, S. 988–992

Spranger, Tade Matthias, Recht und Bioethik – Verweisungszusammenhänge bei der Normierung der Lebenswissenschaften, Jus Publicum, Band 190, 2010, 445 S.

Spranger, Tade Matthias, Die datenschutzrechtliche Einwilligung im Gesundheitskontext: zum Umgang mit genetischen, biometrischen und Gesundheitsdaten, in: Medizinrecht, 2017, S. 864–866

Spranger, Tade Matthias, Der Einsatz neurowissenschaftlicher Instrumente im Lichte der Grundrechtsordnung, in: JuristenZeitung, 2009, S. 1033–1040

Spranger, Tade Matthias, Fremdnützige Forschung an Einwilligungsunfähigen, Bioethik und klinische Arzneimittelprüfung, in: Medizinrecht, 2001, S. 238–247

Spranger, Tade Matthias, Prädiktive genetische Tests und genetische Diskriminierung im Versicherungswesen, in: Versicherungsrecht, 2000, S. 815–821

Staake, Marco/*von Bressensdorf*, Tobias, Grundfälle zum deliktischen Schutz des allgemeinen Persönlichkeitsrechts, in: Juristische Schulung, 2015, S. 777–781

von Stein, Jürgen/*Rothe*, Isabel/*Schlegel*, Rainer [Hrsg.], Gesundheitsmanagement und Krankheit im Arbeitsverhältnis, Handbuch, 1. Auflage 2016

Sternberg-Lieben, Detlev/*Reichmann*, Philipp, Die gesetzliche Regelung der Patientenverfügung und das medizinische Selbstbestimmungsrecht Minderjähriger, in: Neue Juristische Wochenschrift, 2012, S. 257–262.

Stevenson, Angus/*Lindberg*, Christine [Hrsg.], New Oxford American Dictionary, 3. Edition, 2010

Straßburger, Jana, Die Inkorporation der Deklaration von Helsinki in das ärztliche Berufs- und Standesrecht – Verfassungsrechtliche Aspekte, in: Medizinrecht, 2006, S. 462–471

Stremmel, Wolfgang/*Gehrke*, Sven, Hämochromatose – invasive oder nichtinvasive Diagnostik?, in: Deutsches Ärzteblatt, Heft 46, 13. November 1998, S. A 2909–2910

Strücker-Pitz, Helga, Keine Haftung des Arztes wegen Information über Erbkrankheit des geschiedenen Ehepartners, in: Gesundheit und Pflege – Rechtszeitschrift für das gesamte Gesundheitswesen, 2014, S. 237–238

Stürner, Rolf [Hrsg.], Jauernig, Bürgerliches Gesetzbuch Kommentar, 17. Auflage 2018

Taupitz, Jochen, Genetische Untersuchungen zur Klärung der Abstammung, in: Medizinrecht, 2013, S. 1–6

Teufel, Andreas, BASICS Humangenetik, 2. Auflage 2013

Thurn, Peter, Das Patientenrechtegesetz – Sicht der Rechtsprechung, in: Medizinrecht, 2013, S. 153–157

Tinnefeld, Marie-Theres, Menschenwürde, Biomedizin und Datenschutz – Zur Aufklärung neuer Risiken im Arbeits- und Versicherungswesen, in: Zeitschrift für Rechtspolitik, 2000, S. 10–13

Tinnefeld, Marie-Theres/*Böhm*, Ingolf, Genomanalyse und Persönlichkeitsrecht – Chancen und Gefährdungen, in: Datenschutz und Datensicherung, 1992, S. 62–65

Trapp, Dan Bastian, Impfzwang – Verfassungsrechtliche Grenzen staatlicher Gesundheitsvorsorgemaßnahmen, in: Deutsches Verwaltungsblatt, 2015, S. 11–19

Ulsenheimer, Klaus, Arztstrafrecht in der Praxis, 5. Auflage 2015

De Wall, Heinrich/*Wagner*, Roland, Die sogenannte Drittwirkung der Grundrechte, in: Juristische Arbeitsblätter, 2011, S. 734–740

Wehling, Peter, Reflexive Wissenspolitik: das Aufbrechen tradierter Wissensordnungen der Moderne. Anmerkungen zu Werner Rammerts „Zwei Paradoxien einer innovationsorientierten Wissenspolitik", in: Soziale Welt, 2003, S. 509–518

Wellbrock, Rita, Genomanalysen und das informationelle Selbstbestimmungsrecht, in: Computer und Recht, 1989, S. 204–210

Wellenhofer, Marina, Schuldrecht BT: Keine Arzthaftung wegen unerwünschter Information über Erbkrankheit, in: Juristische Schulung, 2015, S. 651–652

Wellenhofer, Marina, Die prozessuale Verwertbarkeit privater Abstammungsgutachten, in: Zeitschrift für das gesamte Familienrecht, 2005, S. 665–668

West, Christian, Der genetische Fingerabdruck als erkennungsdienstliche Standardmaßnahme der Strafverfolgungsvorsorge und die Verwendung des genetischen Phantombildes im Strafverfahren – Eine verfassungsrechtliche Analyse von molekulargenetischen Untersuchungen, in: Schriften zum Recht der Inneren Sicherheit, Band 8, 2007, 317 S.

Westermann, Harm Peter [Hrsg.], Erman BGB, Kommentar, 16. Auflage 2020

Weth, Stephan/*Herberger*, Maximilian/*Wächter*, Michael/*Sorge*, Christoph [Hrsg.], Daten- und Persönlichkeitsschutz im Arbeitsverhältnis, 2. Auflage 2019

Wiese, Günther, Gendiagnostikgesetz und Arbeitsleben, in: BetriebsBerater, 2009, S. 2198–2207

Wiese, Günther, Genetische Untersuchungen und Analysen zum Arbeitsschutz und Rechtsfolgen bei deren Verweigerung oder Durchführung, in: BetriebsBerater, 2011, S. 313–317

Wiese, Günther, Zu einer gesetzlichen Regelung genetischer Untersuchungen im Arbeitsleben, in: BetriebsBerater, 2005, S. 2073–2083

Wiesner, Reinhard, SGB VIII, Kinder- und Jugendhilfe, Kommentar, 5. Auflage 2015

Willems, Herbert, Das Verfahren vor den Heilberufsgerichten, 2009

Winkler, Eva C., Big Data in Forschung und Versorgung – ethische Überlegungen und Lösungsansätze, Digitales Gesundheitswesen – Chancen, Nutzen, Risiken, in: Frankfurter Forum, 2017, Heft 16, S. 22–31

Winkler, Markus, Die Gendiagnostik-Kommission und der Vorbehalt des Gesetzes, in: Neue Juristische Wochenschrift, 2011, S. 889–892

Wolfslast, Gabriele, Anmerkung zu OLG Frankfurt a. M.: Aufklärung über Aids-Erkrankung, in: Neue Zeitschrift für Strafrecht, 2001, S. 151–152

Wollenschläger, Ferdinand, Der Drittbezug prädiktiver Gendiagnostik im Spannungsfeld der Grundrechte auf Wissen, Nichtwissen und Geheimhaltung: Krankheitsverlagerungen im Familienverbund und das neue Gendiagnostikgesetz, in: Archiv des öffentlichen Rechts, Jahrgang 138, 2013, S. 161–203

Zoglauer, Thomas, Konstruiertes Leben – Ethische Probleme der Humangenetik, 2002

Zuck, Rüdiger, Gesetzlicher Masern-Impfzwang, in: Zeitschrift für Rechtspolitik, 2017, S. 118–121

Sachwortverzeichnis